非酒精性脂肪性肝病的临床困境

Clinical Dilemmas in Non-Alcoholic Fatty Liver Disease

原　著　［英］Roger Williams

　　　　　　Simon D. Taylor-Robinson

主　译　王全楚

译　者　（按姓氏笔画排序）

王全楚　王兴榆　王雅迪　闫宇涛　买三月

李生鹏　李青上　李茂巍　步子恒　初　霞

张晓琦　张海宇　张霄汉　呼敬雷　梁　栋

梁志楠　程　龙　谢亚榧　谢利芳

世界图书出版公司

西安　北京　广州　上海

图书在版编目（CIP）数据

非酒精性脂肪性肝病的临床困境/（英）罗杰·威廉姆斯（Roger Williams），西蒙·D·泰勒-罗宾逊（Simon D. Taylor-Robinson）编著；王全楚主译. —西安：世界图书出版西安有限公司，2020.1

书名原文：Clinical Dilemmas in Non-Alcoholic Fatty Liver Disease

ISBN 978-7-5192-5945-7

Ⅰ.①非… Ⅱ.①罗…②西…③王… Ⅲ.①脂肪肝—研究

Ⅳ.①R575.5

中国版本图书馆 CIP 数据核字（2019）第 258709 号

Clinical Dilemmas in Non-Alcoholic Fatty Liver Disease by Roger Williams and Simon D. Taylor-Robinson,

ISBN:9781118912034

This edition first published 2016 © 2016 by John Wiley & Sons, Ltd.

All Rights Reserved. Authorised translation from the English language edition published by John Wiley & Sons Limited. Responsibility for the accuracy of the translation rests solely with World Publishing Xi'an Corporation Limited and is not the responsibility of John Wiley & Sons Limited. No part of this book may be reproduced in any form without the written permission of the original copyright holder, John Wiley & Sons Limited.

本书中文简体中文字版专有翻译出版权由 John Wiley & Sons, Ltd. 授予世界图书出版西安有限公司。未经许可，不得以任何手段和形式复制或抄袭本书内容。

书　　名	非酒精性脂肪性肝病的临床困境	
	FEIJIUJINGXING ZHIFANGXING GANBING DE LINCHUANG KUNJING	
原　　著	〔英〕Roger Williams, Simon D. Taylor-Robinson	
主　　译	王全楚	
责任编辑	杨　菲　胡玉平	
装帧设计	绝色设计	
出版发行	世界图书出版西安有限公司	
地　　址	西安市高新区锦业路 1 号都市之门 C 座	
邮　　编	710065	
电　　话	029 - 87214941　029 - 87233647（市场营销部）	
	029 - 87234767（总编室）	
网　　址	http://www.wpcxa.com	
邮　　箱	xast@ wpcxa.com	
经　　销	新华书店	
印　　刷	西安牵井印务有限公司	
开　　本	787mm×1092mm　1/16	
印　　张	19.75　插页 12	
字　　数	360 千字	
版　　次	2020 年 1 月第 1 版	
印　　次	2020 年 1 月第 1 次印刷	
版权登记	25 - 2017 - 0090	
国际书号	ISBN 978 - 7 - 5192 - 5945 - 7	
定　　价	138.00 元	

医学投稿　xastyx@163.com ‖ 029 - 87279745　029 - 87284035

（版权所有　翻印必究）

（如有印装错误，请寄回本公司更换）

原著作者
Contributors

Dr Quentin M. Anstee

Institute of Cellular Medicine, Newcastle University, Newcastle upon Tyne, UK; Liver Unit, Freeman Hospital, Newcastle upon Tyne, UK

Professor Curtis K. Argo

Division of Gastroenterology and Hepatology, University of Virginia, Charlottesville, VA, USA

Professor Elizabeth M. Brunt

Department of Pathology and Immunology, Washington University School of Medicine, St. Louis, MO, USA

Professor Stephen H. Caldwell

Division of Gastroenterology and Hepatology, University of Virginia, Charlottesville, VA, USA

Dr Jeremy F. L. Cobbold

Oxford University Hospitals NHS Trust Oxford, UK

Dr Paul Cordero

Institute for Liver and Digestive Health University College London, London, UK

Professor Christopher P. Day

Institute of cellular Medicine, Newcastle University, Newcastle upon Tyne, UK; Liver Unit, Freeman Hospital, Newcastle upon Tyne, UK

Professor Anil Dhawan

Paediatric Liver Centre, King's College London School of Medicine, King's College Hospital, London, UK

Professor Anna Mae Diehl

Division of Gastroenterology, Department of Medicine, Duke University, Durham, NC, USA

Dr Joanna K. Dowman

Department of Gastroenterology and Hepatology, Queen Alexandra Hospital, Portsmouth, UK

Professor Jean-François Dufour

University Clinic for Visceral Surgery and Medicine, Inselspital University of Berne Bern, Switzerland

Dr Jonathan Fallowfield

MRC/University of Edinburgh Centre for Inflammation Research, Queen's Medical Research
Institute University of Edinburgh, Edinburgh, UK

Professor Geoffrey C. Farrell

The Canberra Hospital, Australian Capital Territory, Australia; Department of Hepatic Medi-
cine, Australian National University, Canberra, Australia

Professor Nicholas Finer

Centre for Weight Loss, Metabolic and Endocrine Surgery, University College London Hospi-
tals, London, UK; National Centre for Cardiovascular Prevention and Outcomes, UCL Insti-
tute of Cardiovascular Science, London, UK

Dr Emer Fitzpatrick

Paediatric Liver Centre, King's College London School of Medicine, King's College Hospital,
London, UK

Dr Shareen Forbes

Endocrionology Unit, University/BHF Centre for Cardiovascular Science, Queen's Medical Re-
search Institute, University of Edinburgh, Edinburgh, UK

Dr Ian F. Godsland

Division of Diabetes Endocrinology and Metabolism, Department of Medicine, Faculty of Medi-
cine, Imperial College London, London, UK

Dr Stephen A. Harrison

Division of Gastroenterology, Department of Medicine, San Antonio Military Medical Center,
Fort Sam Houston, San Antonio, TX, USA

Dr Jonathan M. Hazlehurst

Centre for Diabetes, Endocrinology and Metabolism, School of Clinical and Experimental Medi-
cine, University of Birmingham, Birmingham, UK

Professor Hero K. Hussain

Department of Radiology and MRI, University of Michigan Health System, Ann Arbor,
MI, USA

Mr Andrew Jenkinson

Clinical Lead Department of Metabolic and Bariatric Surgery, University College London Hospi-
tal, London, UK

Professor Desmond G. Johnston

Department of Medicine, Faculty of Medicine Imperial College London, London, UK

Dr David E. Kleiner

Laboratory of Pathology, National Cancer Instiute, National Institutes of Health, Bethesda,

MD, USA

Professor Jay H. Lefkowitch

Department of Pathology and Cell Biology, College of Physicians and Surgeons, Columbia University, New York, NY, USA

Dr Nader Lessan

Imperial College London Diabetes Centre, Abu Dhabi, United Arab Emirates, Imperial college London, United Kingdom

Ms Jiawei Li

Institute for Liver and Digestive Health, University College London, London, UK

Dr Soo Lim

Department of Internal Medicine, Seoul National University College of Medicine, Seoul National University Bundang Hospital, Seoul, Korea

Dr Yang-Lin Liu

Institute of Cellular Medicine, Newcastle University, Nescastle upon tyne, UK

Dr Haripriya Maddur

Division of Gastroenterology and Hepatology, Saint Louis University, St. Louis, MO, USA

Dr Cristina Margini

Hepatology, Department of Clinical Research University of Bern, Bern, Switzerland

Dr Natasha McDonald

MRC/University of Edinburgh Centre for Inflammation Research, Queen's Medical Research Institute, University of Edinburgh, Edinburgh, UK

Dr Sanjeev Mehta

London North West Healthcare NHS Trust and Department of Diabetes and Endocrinology, Imperical College London, Ealing Hospital London, UK

Dr Fabian Meienberg

Department of Diabetology, Endocrinology and Metabolism, University Hospital Basel, Basel, Switzerland

Dr Brent A. Neuschwander-Tetri

Division of Gastroenterology and Hepatology, Saint Louis University, St. Louis, MO, USA

Professor Philip Newsome

Institute of Biomedical Research, The Medical School, University of Birmingham, Birmingham, UK

Dr Jude A. Oben

Institute for Liver and Digestive Health, University College London, London, UK; Department of Gastroenterology and Hepatology, Guy's and St Thomas' Hospital, NHS Foundation Trust, London, UK

Professor Massimo Pinzani

Institute for Liverand Digestive Health, University College London, Royal Free Hospital, London, UK

Professor Vlad Ratziu

Service d'hépatogastroentérologie, Hôpital Pitié salpêtrière, Institute for Cardiometabolism and Nutrition, Université Pierre et Marie Curie, Paris, France

Dr Arun J. Sanyal

Virginia Commonwealth University, Richmond, VA, USA

Dr Mohammad Bilal Siddiqui

Department of Internal Medicine University of Texas Medical School Houston, Texas, USA

Mohammad Shadab Siddiqui

Virginia Commonwealth University Richmond, VA, USA

Dr Wing-Kin Syn

Foundation for Liver Research, Institute of Hepatology London, UK

Professor Simon D. Taylor-Robinson

Digestive Diseases Division Imperial College London, London, UK

Professor Jeremy W. Tomlinson

Oxford Centre for Diabetes, Endocrinology and metabolism University of Oxford Churchill Hospital, Headington, UK

Dr Dawn M. Torres

Division of Gastroenterology, Department of Medicine, Walter Reed National Military Medical Center, Bethesda, MD, USA

Dr Emmanuel A. Tsochatzis

Institute for Liver and Digestive Health University College London, Royal Free Hospital, London, UK

Professor Roger Williams, CBE

The Institute of Hepatology Foundation for Liver Research, London, UK

Dr Michael Yee

Metabolic Medicine Unit, St Mary's Hospital, London, UK

Professor Yusuf Yilmaz

Department of Gastroenterology, School of Medicine, Marmara University, Istanbul, Turkey

Professor Hannele Yki-Järvinen

Department of Medicine, University of Helsinki, Helsinki, Finland

译者序

近年来,脂肪肝已成为全球重要的公共健康问题。在我国,非酒精性脂肪性肝病(NAFLD)已经超越病毒性肝炎成为第一大肝脏疾病,但该病目前尚未引起足够的重视,其患病率和严重性被严重低估。NAFLD 是指除过量饮酒和其他已知因素外其他因素所致的肝细胞内脂肪沉积,其疾病进展可以介于单纯的肝脂肪变性到非酒精性脂肪性肝炎(NASH)之间,部分可发展为肝硬化甚至演变为肝癌。

流行病学筛查发现,全球普通成人的 NAFLD 患病率为 6.3% ~45.0%,其中,10% ~30% 为 NASH。中国 NAFLD 患病率大于 25%。上海、北京等地的调查研究显示,10 年间超声检查诊断的 NAFLD 患病率从 15% 增加到 31% 以上。1996 年至 2002 年上海职工健康查体中,谷丙转氨酶(ALT)升高者 NAFLD 的检出率从 26% 增至 50% 以上,NAFLD 目前已成为健康查体者血清 ALT 和 γ-谷氨酰转移酶(GGT)升高的主要原因。浙江省报告 NAFLD 患者中 NASH 占41.4%、肝硬化占 2%;另一项纳入 101 例经肝活检证实的 NAFLD 患者的研究中,NASH 和肝硬化分别占 54% 和 3%。

尽管 NAFLD 的发病率逐年上升,但广大群众和临床医生的认识并没有随之提高,连专业人士也普遍认为 NAFLD 是一种良性疾病,预后良好,主要基于以下 3 个原因:非酒精性脂肪肝(NAFL)在 NAFLD 中占多数,预后一般比较好;NASH 患者纤维化进展比较慢,平均每年纤维化进展等级 0.09,约为慢性丙型肝炎患者的一半;NAFLD 的死亡原因中肝脏相关疾病仅占 10% 左右。

其实,NAFLD 是肥胖和代谢综合征累及肝脏的表现。中国 NAFLD 患病率的变化趋势、2 型糖尿病和代谢综合征的流行趋势相平行。NAFLD 患者通常合并肥胖症、高脂血症、高血压、2 型糖尿病和代谢综合征。NAFLD 患者起病隐匿且肝病进展缓慢,NASH 患者肝纤维化平均 7 ~10 年进展一个等级,间隔纤维化和肝硬化是 NAFLD 患者肝病不良结局的独立预测因子。全因死亡特别是肝病死亡风险随着纤维化的出现及程度加重而显著增加。

NAFLD 的诊断需要有弥漫性肝细胞脂肪变的影像学或组织学证据,并且要排除酒精滥用等可以导致肝脂肪变的相关病因。NAFLD 的评估包括定量肝脂肪变和纤维化程度,判断有无代谢和心血管疾病危险因素及并发症、有无肝脏炎症损伤以及是否合并其他原因肝病。

NAFLD 治疗的首要目标为降低体重和改善胰岛素抵抗,预防和治疗代谢综合征、2 型糖尿病及其相关并发症,从而减轻疾病负担,改善患者生活质量并延长寿命;次要目标为减少肝脏脂肪沉积,避免因"附加打击"而导致 NASH 和急性肝衰竭;对于 NASH 和脂肪肝纤维化患者还需阻止肝病进展,减少肝硬化、肝癌及其并发症的发生。

鉴于当前迫切需要加强医务人员和广大群众相关 NAFLD 防治知识的普及教育,我们组织相关人员翻译了这本最新专著,及时介绍国外 NAFLD 研究方面的最新进展。令人欣慰的是,国内 2018 年版非酒精性脂肪性肝病诊疗指南也已经发布。该指南历时 2 年多经国内数十位专家多次讨论,在参考国内外最新研究成果和相关诊疗指南(共识)的基础上,对 2010 年版非酒精性脂肪性肝病诊疗指南进行了修改和更新。希望我国临床医生能够结合自己的临床经验以及患者的具体情况,合理诊断、治疗 NAFLD 患者。

总之,我国 NAFLD 的有效防治任重而道远,在各级政府机构支持以及医药企业参与下,级医院多学科联合诊疗与一级医疗机构紧密合作,力争创建中国特色的 NAFLD 防治和管理模式。

王全楚

2019 年 10 月

原　序

　　作为《临床困境》系列著作中的一员，本书试图提供有关非酒精性脂肪性肝病进展的最新和最关键信息。如何评估疾病的严重程度以及当前各种治疗方法的效果，包括减肥手术的作用及其对糖尿病的显著疗效，均有单独的章节介绍。本书最后一个章节是对未来的展望，包括目前处于 I 期试验的新型分子靶向药物。

　　随着肥胖症的流行，一些西方国家30% ~40%的人口罹患非酒精性脂肪性肝病，针对这一情况，目前尚无有效的公共卫生措施。一些器官和系统与心脏、呼吸系统不良事件以及各种器官癌症的发生密切相关，了解这一点至关重要。希望本书可以促进在预防、诊断和治疗设备等方面的必要的投资，也希望人们能够改变生活方式并采取预防措施以降低非酒精性脂肪性肝病对人类健康的不良影响。

　　作为主编，我们要对那些来自世界各地的用自己的专业知识和理念持续写作的编委表示感谢。感谢执行编辑 Jasmine Chang 的无私帮助，感谢高级执行编辑 Jon Peacock，感谢 Wiley-Blackwell 公司的 Oliver Walter；另外也要感谢伦敦肝病研究所的助理编辑 Enda O'Sullivan。

Roger Williams 教授,CBE

Simon D. Taylor-Robinson 教授

郑重声明

本书的内容旨在进一步促进科学研究,并不为特定患者推荐或推广特定的诊断、治疗方法。出版商、作者、译者没有就本书内容的精确性和完整性作任何保证,并且明确否认任何负责任的保证,例如针对特定目的健康和疗效的保证。针对正在进行的研究、设备升级、仪器更新换代、政府法规的变化、设备和用药等信息的不断完善,有读者要求审查和评估其包含的详尽信息,例如每种药物、设备和装置的各种信息,并希望对部分问题提供详细的指示、警告和预防措施,对于这种情况读者应适当咨询专家。任何组织或网站在本书中被引用时,并不意味着作者或出版商认可该组织或网站提供或建议的任何信息。读者还应意识到,本书所列的互联网网站在著书和阅读时可能发生变化甚至消失,本作品的任何推广声明,不为其提供任何担保。无论是出版商还是作者,都不对由此产生的任何损害负责。

目　录

第一部分
基础篇

第1章 非酒精性脂肪性肝病：过度宣传还是确有其害？

Stephen H. Caldwell, Curtis K. Argo

摘 要

- 非酒精性脂肪肝(NAFL)的重要性的确定对临床医生而言通常是个难题。

- 目前已普遍认识到，非酒精性脂肪性肝炎(NASH)可以进展为晚期肝病，出现明显的肝硬化及其所有的并发症，包括门静脉高压、肝癌，有时这种进展与脂肪性肝炎前期进程中令人困惑的组织学特征的缺失有关。

- 临床医生面临的挑战是如何从那些大量相对稳定的、我们称之为非 NASH 的脂肪肝(NNFL)中辨别 NASH。

- NASH 的治疗不断发展，除了运动、控制饮食等常规的保守措施，还可进行药物治疗，但药物治疗可能存在潜在的副作用。因此改善预后和权衡利弊十分重要。

- 一些被称作"BASH"[存在如肥胖、胰岛素抵抗等代谢风险，酒精摄入介于安全水平和显著增加酒精性脂肪性肝炎(ASH)风险之间的水平]的特殊情况需要进一步研究。

很少有一种潜在致死性疾病能在一篇严肃的评论性文章中被说成是"无关紧要"[1]，或者在一次旨在关闭某动物食品生产的失败的法律诉讼中成为主角(Caldwell S，个人经验)。更准确地说，人们曾用"大"和"小"两个词汇来描述对其严重性的早期认识，即它可以是无关紧要的轻度改变，也可以是潜在的致死性疾病(McCullough AJ，个人通信)。然而，所有这些属性都适用于非酒精性脂肪性肝病(NAFLD)及其潜在的更严重形式——非酒精性脂肪性肝炎(NASH)。

自病理学家 Jurgen Ludwig 首次将一个"未命名的"脂肪性肝炎命名为 NASH[2] 之后的 30 多年，NASH 在许多方面仍然是一个非常具有挑战性的疾病。Ludwig 及其同事引领了各种形式非酒精性相关脂肪肝的现代临床和基础研究——从每年发表几篇论文发展到每周或每月均有很多成果发表。然而实际上，无论是脂肪肝单发还是与其他肝病并发，很多持续的挑战来源于脂肪肝在特定个体中遇到的自然病史和预后问题，而这是目前许多门诊中几乎每天都发生的。患者通常无症状，伴有轻至中度的肝酶异常，其他检查阴性以及超声检查提示肝脂肪变性。这就提出了一个常见的临床问题：脂肪肝是良性生理表现(可能是长期以来形成的对饱餐或饥饿的适应，现在饱餐远多于饥饿），那么，它究竟是一种需要肝活检和定向干预的疾病，还是一种超越了脂肪肝本身意义而包括了糖尿病、血管疾病、致癌风险的代谢紊乱连带现象[3]？所有这些假说在 NAFLD/NASH 中都有一些证据，因此让人们很难说清对 NAFLD/NASH 是过度宣传了，还是该病确有其害。

"大"NASH 和"小"NASH 是曾被用来探讨早期自然病史的用语，现在已经逐渐被遗忘，这表明了临床进程的二分法，即很多患者肝脏状况长期稳定，而较少但却是相当比例的患者会进展为肝硬化和肝脏相关死亡[4]。随着对潜在进展性"大"NASH 认知的深入，这一术语已经出现了明显的演变，"大"NASH 以细胞损伤和纤维化为特征，并且是 NAFLD 这一内涵更广泛的术语的一部分，后者用以表示肝内三酰甘油超重 5% ～ 10%。随后，有关 NAFLD 的长期自然病史的研究均显示了这种二分性：非 NASH 脂肪肝趋向于常年稳定，肝脏相关性死亡率低；而 NASH 则伴随显著、真正的肝硬化进展及肝脏相关性死亡风险[5-8]。此类研究大多聚焦于死亡率而不是发病率，并且总体而言死亡主要是由心血管疾病和非肝脏恶性肿瘤引起的。这些发现表明，对肝脏疾病本身的强调可能有点错位。然而这忽视了一个事实，即大量的患者，特别是那些组织学符合 NASH 的患者将进展到肝硬化并患上许多典型的肝硬化相关并发症。此外，肝硬化和心血管疾病或肿瘤的并存发展会使疾病的控制复杂化。因此，一些患者需要进行肝脏方面的特异性治疗，但是必须对患者进行仔细选择，并且确保治疗安全且花费少（例如饮食和运动），许多 NAFLD 患者仅需要保守的管理。更具风险性的干预应该针对那些具有组织学 NASH，特别是进展到更晚期的纤维化分期的患者。

脂肪变性是否具有生理适应性？在特定环境下，在某种程度上可以这样认为[9]。最典型的例子莫过于那些需要长途迁徙的水禽，其肝内脂肪沉积是正常的迁徙前的准备过程，为在长时间跋涉却几乎没有热量摄入的情况提供能量来源。很久以前人们就认识了这一过程，数千年来，"鹅肝"的生产就依赖于此。然而，与法国人合作的研究表明，水禽只产生非 NASH 脂肪肝。因此，善待动物组织（PETA）声称肉制品是病态的，并借以阻止美国鹅肝的生产，但最终由于不存在 NASH 的问题而宣告失败。毫无疑问，他们之所以会试图采取法律手段是由于一些媒体宣传相关动物肝脏会存在NAFLD。

另一方面，组织学表现为 NASH 的患者具有从纤维化进展至肝硬化的风险。连续的活检研究表明，这一进展是一个缓慢渐进的过程[10]。但是关于该进展是否随时间匀速发展仍不清楚，可以想象，NASH 的进展应该是在亚临床断断续续的进程中具有疾病活动的波峰和波谷，而并非缓慢稳定的过程。也有事实表明一些非 NASH 脂肪肝患者可能转变为组织学 NASH[11]。可以推测，在活动、饮食或体重等方面的变化可能会导致胰岛素抵抗恶化而引发这种转变。一旦 NASH 患者发生肝硬化门静脉高压，其并发症就会以稳定的速度发展，但比丙型肝炎导致的肝硬化发展得慢[12]。通常患者患肝细胞癌的风险也会显著增加，但可能并不总是与肝硬化并存[13]。

当 NASH 发生肝硬化时，NASH 的标志性脂肪变性趋于显著减少，特别是在此前没有明确诊断为 NASH 的患者中有时会留下"隐源性肝硬化"的印象，这给临床诊断增加了困难[14-16]。这样的患者通常存在细微的表现，例如无症状的和先前无法解释的血小板减少症，在前期就诊中常常被诊断为免疫性血小板减少症（既往称为"特发性血小板减少性紫癜"）或伴有肝硬化，特别是疑诊为胆囊疾病，在择期手术时才偶然发现。肝脏脂肪减少的机制仍不清楚，但可能涉及由于血流量的变化造成的胰岛素水平改变，或是干细胞的生理学改变和脂代谢能力的改变造成的肝脏再生。当然隐源性肝硬化还存在其他原因，包括隐性自身免疫性肝炎，隐性乙醇滥用或尚未被识别的病毒感染，但在世界许多地区 NASH 仍然是主要病因[17]。

虽然已经确定，基于初始的组织学表现，NAFLD 大致具有两种自然病史，即 NASH 和非 NASH 脂肪肝；但令人困惑的是，NASH 组织学的某些特征仍然具有挑战性。许多特征性的组织学表现常用于定义 NASH 的关键特征，如脂肪变性、炎症、细胞气球样变和纤维化；前三种特征构成了常用的 NAFLD 活动评分（NAS）[18-19]。组织学纤维化在不同观察者之间是一个变异率较小的指标，且能可靠判定预后，这一点并不令人感到意外。然而评分系统和个体参数之间的一致性仍然是一个潜在的重要问题，它可能会干扰临床试验和自然病史的研究[20-22]。尽管角蛋白染色可以用来描述气球样变细胞内部病变过程的特征，从而有益于细化组织学标准[23-26]，但对气球样变细胞的定义标准仍然存在很多问题。

多年来，各类脂肪性肝炎的命名层出不穷[27]，出现了 ASH、NASH、BASH（表明既有酒精暴露又有代谢性脂肪肝的风险）、化学相关脂肪性肝炎（CASH）和药物相关性脂肪性肝炎（DASH）等。虽然并没有被一致认可，但是"BASH"（其中的"B"即 Both，表示酒精性和代谢性脂肪肝）可能是其中最重要的，因为它表明 NASH 代谢性风险的存在，例如肥胖、糖尿病、缺乏锻炼以及介于安全线与 ASH 风险之间的酒精摄入量[28]。这代表了一个重要的潜在灰色区域并强调了一个事实，即"NASH"的诊断是真正基于临床和病理的，且界定并不总是十分明确[29-30]。

在临床上见到的以转氨酶升高为主诉、其他检查正常而超声检查提示脂肪肝的患者是什么样的情况？这是一个同时存在血管疾病和癌症风险的良性疾病，还是一种需要进行肝穿刺活检诊断并开展比饮食和运动更严格治疗管控的疾病？有关遗传风险的最新进展有助于我们判断是否过度宣传了 NAFLD 的危害。*PNPLLA3* 和 *TM6SF2* 多态性编码的基因产物似乎与微小脂肪滴和脂蛋白代谢密切相关，并导致脂肪变性和相关器官损伤的风险显著升高[31-34]。虽然远不能作为临床工具，但这项工作指出了家族史在 NASH/NAFLD 中持续的临床重要性[35]。事实上我们建议早期考虑活检，因为通常情况下就算是亲属被诊断为酒精相关性肝病，其亲属也会受到显著影响。此外，我们团队的初步工作也表明 *PNPLA3* 的多态性可以预测对温和的药物如 ω-3 脂肪酸补充剂的反应。

显然，NASH 进展到纤维化晚期阶段、肝硬化和肝细胞癌的情况相当常见，并且它可能在该过程中释放一些组织学标记使诊断更加复杂。认清这种现象可以让临床医生避免出现 Ludwig 博士那样的"尴尬"，即在实际面对 NASH 时试图寻找隐藏的酒精因素。毫无疑问，这一领域存在一定程度的过度炒作，很可能是由于伴随的肥胖的增多而被放大。但更重要的是在现有文献的基础上，去伪寻真，以最好地考量现行的药物治疗策略，权衡收益和风险。

参考文献

[1] Cassiman D, Jaeken J. NASH may be trash. Gut, 2008, 57：141 – 144

[2] Ludwig J, Viggiano TR, McGill DB, et al. Nonalcoholic steatohepatitis：Mayo Clinic experiences with a hitherto unnamed disease. Mayo Clin Proc, 1980, 55：434 – 438

[3] Anstee QM, Targher G, Day CP. Progression of NAFLD to diabetes mellitus, cardiovascular disease or cirrhosis. Nat Rev Gastroenterol Hepatol, 2013, 10：330 – 344

[4] Matteoni CA, Younossi ZM, Gramlich T, et al. Nonalcoholic fatty liver disease：a spectrum of clinical and pathological severity. Gastroenterology, 1999, 116：1413 – 1419

[5] Adams LA, Lymp JF, St Sauver J, et al. The natural history of nonalcoholic fatty liver disease：a population-based cohort study. Gastroenterology, 2005, 129：113 – 121

[6] Ekstedt M, Franzen LE, Mathiesen UL, et al. Long-term follow-up of patients with NAFLD and elevated liver enzymes. Hepatology, 2006, 44：865 – 873

[7] Ong JP, Pitts A, Younossi ZM. Increased overall mortality and liver-related mortality in non-alcoholic fatty liver disease. J Hepatol, 2008, 49：608 – 612

[8] Rafiq N, Bai C, Fang Y, et al. Long-term follow-up of patients with nonalcoholic fatty liver. Clin Gastroenterol Hepatol, 2009, 7：234 – 238

[9] Caldwell SH, Ikura Y, Iezzoni JC, et al. Has natural selection in human populations produced two types of metabolic syndrome (with and without fatty liver)？J Gastroenterol Hepatol, 2007, 22 Suppl 1：S11 – 19

[10] Argo CK, Northup PG, Al-Osaimi AM, et al. Systematic review of risk factors for fibrosis progression in non-alcoholic steatohepatitis. J Hepatol, 2009, 51：371 – 379

[11] Pais R, Charlotte F, Fedchuk L, et al. A systematic review of follow-up biopsies reveals disease progression in patients with non-alcoholic fatty liver. J Hepatol, 2013, 59：550 – 556

[12] Sanyal AJ, Banas C, Sargeant C, et al. Similarities and differences in outcomes of cirrhosis due to nonalcoholic steatohepatitis and hepatitis C. Hepatology, 2006, 43：682 – 689

[13] Baffy G, Brunt EM, Caldwell SH. Hepatocellular carcinoma in non-alcoholic fatty liver disease：an emerging menace. J Hepatol, 2012, 56：1384 – 1391

[14] Powell EE, Cooksley WG, Hanson R, et al. The natural history of nonalcoholic steatohepatitis：a follow-up study of forty-two patients for up to 21 years. Hepatology, 1990,

11: 74 – 80

[15] Caldwell SH, Oelsner DH, lezzoni JC, et al. Cryptogenic cirrhosis: Clinical character-ization and risk factors for underlying disease. Hepatology, 1999, 29: 664 – 669

[16] Caldwell SH, Lee VD, Kleiner DE, et al. NASH and cryptogenic cirrhosis: a histologi-cal analysis. Ann Hepatol, 2009, 8: 346 – 357

[17] Ayata G, Gordon FD, Lewis WD, et al. Cryptogenic cirrhosis: clinicopathologic find-ings at and after liver transplantation. Hum Pathol, 2002, 33: 1098 – 1104

[18] Kleiner DE, Brunt EM, Van Natta ML, et al. Nonalcoholic Steatohepatitis Clinical Re-search Network. Design and validation of a histologic scoring system for NAFLD. Hepa-tology, 2005, 41: 1313 – 1321

[19] Brunt EM, Kleiner DE, Wilson LA, et al. NASH Clinical Research Network (CRN). Nonalcoholic fattyliver disease (NAFLD) activity score and the histopathologic diagnosis in NAFLD: distinct clinicopathologic meanings. Hepatology, 2011, 53: 810 – 820

[20] Younossi ZM, Stepanova M, Rafiq N, et al. Pathologic criteria for nonalcoholic steato-hepatitis: interprotocol agreement and ability to predict liver-related mortality. Hepatolo-gy, 2011, 53: 1874 – 1882

[21] Juluri R, Vuppalanchi R, Olson J, et al. Generalizability of the NASH-CRN histologic scoring system for nonalcoholic fatty liver disease. J Clin Gastroenterol, 2011, 45: 55 – 58

[22] Gawrieh S, Knoedler DM, Saeian K, et al. Effects of interventions on intra-and inter observer agreement on interpretation of nonalcoholic fatty liver disease histology. Ann Di-agn Pathol, 2011, 15: 19 – 24

[23] Lackner C, Gogg-Kamerer M, Zatloukal K, et al. Ballooned hepatocytes in steatohepatitis: the value of keratin immunohistochemistry for diagnosis. J Hepatol, 2008, 48: 821 – 828

[24] Guy CD, Suzuki A, Burchette JL, et al. Nonalcoholic Steatohepatitis Clinical Research Network. Costaining for keratins 8/18 plus ubiquitin improves detection of hepatocyte in-jury in nonalcoholic fatty liver disease. Hum Pathol, 2012, 43: 790 – 800

[25] Caldwell S, Ikura Y, Dias D, et al. Hepatocellular ballooning in NASH. J Hepatol, 2010, 53: 719 – 723

[26] Kakisaka K, Cazanave SC, Werneburg NW, et al. A hedgehog survival pathway in 'un-dead' lipotoxic hepatocytes. J Hepatol, 2012, 57: 844 – 851

[27] Brunt EM. What's in a NAme? Hepatology, 2009, 50: 663 – 667

[28] Becker U, Deis A, Sorensen TI, et al. Prediction of risk of liver disease by alcohol in-take, sex, and age: a prospective population study. Hepatology, 1996, 23: 1025 – 1029

[29] Tiniakos DG. Liver biopsy in alcoholic and non-alcoholic steatohepatitis patients. Gas-troenterol Clin Biol, 2009, 33, 930 – 939

［30］Tannapfel A，Denk H，Dienes HP，et al. Histopathological diagnosis of non-alcoholic and alcoholic fatty liver disease. Virchows Arch，2011，458：511 – 523

［31］Valenti L，Al-Serri A，Daly AK，et al. Homozygosity for the patatin-like phospholipase-3/adiponutrin I148M polymorphism influences liver fibrosis in patients with nonalcoholic fatty liver disease. Hepatology，2010，51：1209 – 1217

［32］Kozlitina J，Smagris E，Stender S，et al. Exome-wide association study identifies a TM6SF2 variant that confers susceptibility to nonalcoholic fatty liver disease. Nat Genet，2014，46：352 – 356

［33］Mahdessian H，Taxiarchis A，Popov S，et al. TM6SF2 is a regulator of liver fat metabolism influencing triglyceride secretion and hepatic lipid droplet content. Proc Natl Acad Sci USA，2014，111：8913 – 8918

［34］Liu YL，Reeves HL，Burt AD，et al. TM6SF2 rs58542926 influences hepatic fibrosis progression in patients with non-alcoholic fatty liver disease. Nat Commun，2014，5：4309

［35］Struben VMD，Hespenheide EE，Caldwell SH. Nonalcoholic steatohepatitis and cryptogenic cirrhosis within kindreds. Am J Med，2000，108：9 – 13

（李生鹏　译，王全楚　审校）

第2章 非酒精性脂肪性肝病：一个全球性问题

Joanna K. Dowman, *Geoffrey C. Farrell*, *Philip Newsome*

摘 要

- 自1980年以来全球范围内的肥胖患病率几乎翻了一番，目前在一些地区已经超过总人口的半数。儿童肥胖患病率也在增加，超重和肥胖儿童所占比例在发达国家和发展中国家分别达到了约23%和13%。
- 肥胖与非酒精性脂肪性肝病（NAFLD）之间的密切关系导致其成为西方国家肝脏疾病最常见的原因，20%~30%的成人受累。
- 由于城市化日益加深、生活方式不断西化，NAFLD在亚洲、拉丁美洲和加勒比海地区的患病率有所上升。
- 在亚洲，体力劳动繁重、收入较少、体型偏瘦的农村地区人群NAFLD患病率最低。
- 活检评估表明，在美国总体非酒精性脂肪性肝炎（NASH）的发病率更高，约为3%~5%，在个别人群中高达12%。
- 在欧洲和美国，NAFLD通常与肥胖症和胰岛素抵抗相关。然而在亚洲国家，相对较低的体重指数（BMI）也可以出现该病。因此，种族特异性BMI阈值的应用对于准确识别高风险个体十分重要。
- 非酒精性脂肪性肝炎（NASH）相关性肝癌的发病率迅速升高，现在NASH已经是美国肝细胞癌相关性肝移植的第二大主要病因，也是亚洲肝细胞癌日益增多的原因。
- NAFLD存在倾向性的显著种族差异，这主要是由遗传因素决定的。NAFLD的广泛研究确认的遗传修饰剂是*PNPLA3*基因的多态位点，其增加了NAFLD的患病倾向、病情严重程度和肝细胞癌风险。
- NAFLD常作为病毒性肝炎、酒精性肝病和其他肝脏疾病的协同因素，造成更严重的肝损伤。

引 言

非酒精性脂肪性肝病（NAFLD）是营养过剩的并发症，它与肥胖、糖尿病及胰岛素抵抗（IR）、血脂异常和高血压密切相关，因此被认为是代谢综合征的肝脏表现。随着后工业化国家城市化和安逸生活方式的出现以及廉价加工类食品的增多，造成了全球性的肥胖、IR 和代谢综合征的增加，自 1983 年以来，NAFLD 患病率增长了约 20 倍[1]。如今 NAFLD 已经成为西方国家肝脏异常和慢性肝病最常见的原因[2-4]，预计到 2030 年将成为美国肝硬化的主要病因和肝移植最常见的适应证[5]。研究资料表明，许多过去数十年不太发达的国家近年来也呈现出城市化和生活方式西化的趋势，这导致 NAFLD 在亚洲、拉丁美洲以及加勒比海地区同样十分常见，成为一种真正的全球性疾病。

虽然 NAFLD 在世界范围内广泛流行，但其流行病学和人口统计学特征在不同人群中仍然存在差异。在欧洲和美国，NAFLD 多数情况下与肥胖和 IR 相关；然而在亚洲国家，尽管 NAFLD 最常见于体重增加后和中心性肥胖，但也可以出现在 BMI 较低的患者中。NAFLD 还经常作为其他肝脏疾病的辅助因子，因此其危害性受不同人群中其他有害因素（例如病毒性肝炎和酒精）的影响。

NAFLD 的全球性流行

已经有多种方法来研究不同群体中 NAFLD 的患病率（表 2.1）。虽然组织学能够提供最明确的数据，但是肝组织活检是有创性检查，不适合开展人群研究。

最常用的诊断方式是超声检查和（或）肝酶水平测定，有时也通过尸检和磁共振（MRI）获得数据。

表 2.1　不同地区非酒精性脂肪性肝病的估计患病率

地区	估计患病率
美国	20% ~46%
欧洲	20% ~30%
南亚/东南亚	5% ~32%
东亚	11% ~45%
澳大利亚、新西兰及邻近的太平洋岛屿	20% ~30%

欧　洲

意大利和西班牙人群中的超声研究表明，欧洲 NAFLD 的患病率在 20% ~30%。营养和肝脏研究表明，在意大利人群中，NAFLD 在有疑似肝病和无肝病人群中的患病率分别为 25% 和 20%[6]。一项西班牙多中心人群研究显示，男性 NAFLD 患病率为 33%，而女性 NAFLD 患病率为 20%[7]。

美　国

使用质子磁共振波谱（MRS）测量肝内三酰甘油含量的研究表明，约 1/3 的美国成年人存在 NAFLD[8]。在布鲁克陆军医学中心开展的一项纳入 300 余例中年患者的研究证实，超声下 NAFLD 的发病率高达 46%。其中，30% 的 NAFLD 患者通过肝活检证实具有非酒精性脂肪性肝炎（NASH）[9]。重要的是，这些数字掩盖了患病率的种族差异，患病率从高到低排序依次为西班牙裔人、白人、非裔美国人[8-9]。黑人肝脏脂肪变性较少，不能用不同种族体重指数（BMI）或岛素抵抗（IR）的差异解释[8]，而是完全由遗传因素导致（详见后文）。这些研究和成年人大于 30% 的肥胖率表明，在美国 NAFLD 患病率估计至少为 30%。

尽管来自拉丁美洲的数据有限，但据报道 NAFLD 在该区域的患病率为 17% ～ 35%[10]。一项 2007 年的研究报道在巴西社区居住的中老年人中超声诊断的 NAFLD 患病率为 35%，其中大部分人患有代谢综合征[11]。根据约 30% 的肥胖率推断，墨西哥 NAFLD 的患病率估计为 20% ～ 30%[12]，在一项纳入 198 例代谢综合征受试者的墨西哥队列研究中，83% 的受试者存在脂肪变性[13]。

亚　洲

NAFLD 最初被认为是在高度工业化的西方国家中存在的、由长期久坐和大量高热量食物引起的疾病。然而由于城市化和工业化的进展，随着最近几十年许多亚洲国家生活方式和饮食结构的改变，NAFLD 的患病率显著增加，最近的研究发现这些国家的 NAFLD 的患病率与欧美国家类似[1,14]。此外，许多亚洲人群 2 型糖尿病的遗传易感性较高，可能与 NAFLD 的患病率和严重程度密切相关[15-17]。NAFLD 在日本的患病率从 1989 年的 13% 增长到 1998 年的 30%，到 2008 年约 32% 的男性和 17% 的女性患病[18]。与这种增长密切相关的因素包括脂肪摄入、机动车数量、城市化水平、GDP、来自亚洲外部软饮料和加工食品的进口，以及快餐消费的增加等[1,18]。在韩国和中国，NAFLD 患病率同样高达 11% ～ 45%[1,19-21]。

据报道，NAFLD 在南亚和东南亚国家的患病率为 5% ～ 32%[1,22-25]。基于超声检查和代谢危险因素评估，印度南部农村地区人群的 NAFLD 患病率为 32%[24]。

在亚洲，体力劳动繁重、收入较少的农村贫困地区人群 NAFLD 患病率最低。一项样本量超过 11 000 的印度铁路聚居地人群的大型研究表明，超声检查证实的人群 NAFLD 的整体患病率为 17%，20 岁以上的个体患病率为 19%[26]，而在西孟加拉邦的农村社区研究中其患病率仅为 8.7%[22]。

澳大利亚、新西兰及邻近的太平洋岛屿

据报道澳大利亚和新西兰的 NAFLD 患病率与北欧相似，均为 20% ～ 30%[27]。虽然太平洋岛屿的数据很少，但是在包括汤加、瑙鲁、密克罗尼西亚联邦以及萨摩亚在内的一些人群中，肥胖和糖尿病的患病率高达 50% 以上[28]，预示着这些地区 NAFLD 的高负担。

非　洲

关于非洲地区 NAFLD 的患病率数据很少，有待进一步研究。一项研究报道尼日利

亚 NAFLD 的患病率约为 9%[29]，但很可能存在类似于在亚洲观察到的城乡差异。考虑到埃及丙型肝炎相关性脂肪肝和糖尿病的高发病率(详见后文)，NAFLD 在埃及可能也很常见，但需要进一步研究。

疾病严重程度

NAFLD 包含了从单纯脂肪变性到脂肪性肝炎的疾病谱，后者以肝小叶炎症和肝细胞气球样变为特征，存在肝纤维化进展为肝硬化伴肝细胞肝癌(HCC)的风险。长达 20 年的随访研究表明，单纯脂肪变性通常预后相对良好，而 NASH 特别是进展为纤维化时，会增加肝脏和心血管相关疾病的发病率和死亡率[30-31]。

尽管 NAFLD 的无创性诊断取得了一些进展，但肝穿刺活检仍然是 NASH 确诊的必要手段。这限制了 NASH 患病率的人群筛查，但最近一些小型研究显示 NAFLD 患者中 NASH 的患病率高达 10% ~ 25%。组织活检发现，美国 NASH 的总体患病率为 3% ~ 5%，但在部分人群中可达到 12%[9]。在欧洲和美国的研究中，组织学 NASH 的检出率在超声检查诊断为脂肪变性的患者中占 30%[9]，在转氨酶升高患者中占 20% ~ 33%[32-33]，在病态肥胖患者中占 32% ~ 37%[34-35]，在外表健康的肝移植供者中占 3% ~ 16%[36-37]。目前缺乏亚洲和非洲 NAFLD 患者 NASH 患病率的数据，需要进一步研究。

NAFLD 相关肝硬化目前是美国第三大常见的肝移植指征，而且预计在未来数十年内将超过酒精性肝病和丙型肝炎病毒(HCV)感染肝损伤成为最主要的肝移植指征。肝硬化进展通常需要数十年的时间，因此目前在亚洲，晚期疾病的患病率还比较低，NAFLD 患病率的上升现象更是近期才出现的。然而，随着人口的老龄化，以及 NAFLD 在儿童和青少年人群中的增加，预计 NAFLD 患病率将在未来几十年中不断增长[1]。继发于 NASH 的 HCC 发病率也在增加，因此在美国 NASH 是 HCC 相关性肝移植的第二大病因[5]。在亚洲也观察到 NAFLD 相关 HCC 的显著增加，一项包括 329 例韩国患者的研究表明，NAFLD 相关性 HCC 病例比例从 2001—2005 年的 3.8% 增加到了 2006—2010 年的 12.2%，与此同时，乙型肝炎病毒(HBV)诱发的 HCC 在减少[38]。在日本，NAFLD 占 HCC 病因的 2%[1, 18, 39]。尽管 NASH 中发生 HCC 的预估风险为每年 2% ~ 3%，低于 HBV 或 HCV 相关肝硬化所存在的风险，但 NASH 患者数量激增使得 NASH 相关 HCC 的绝对数量随之增加。虽然肝癌最常见于肝硬化，但在非肝硬化 NASH 中也越来越多[40-41]。如果通过前瞻性研究进行仔细的组织学评估，这一发现将会对疾病筛查和未来疾病负担的研究产生重要影响。

肥胖和代谢综合征

肥　胖

肥胖与 NAFLD 密切相关，BMI 升高是肝病进展的危险因素。自 20 世纪 80 年代以来，全世界肥胖症的患病率几乎翻了一番，到 2008 年，全球超过 14 亿成年人超重，其中 2 亿多男性和近 3 亿女性肥胖[42]。最近一份全球性超重和肥胖率变化的系统分析报告称，从 1980 年到 2013 年，全球成年人中 BMI 大于 $25kg/m^2$ 的人群所占比例，男性从 28.8% 上升至 36.9%，女性从 29.8% 上升至 38.0%[28]。在包括数个太平洋岛屿、科威特、利比亚和卡塔尔在内的一些地区，肥胖患病率预计超过 50%。儿童和青少年的患病率也显著增加，2013 年发达国家儿童约 23% 超重或肥胖，发展中国家儿童约 13% 超重或肥胖。尽管肥胖对全球健康构成重大挑战，但在过去的 33 年里所有国家在解决这一问题上都没有成功的办法[28]。除非在逆转这一趋势方面取得前所未有的进展，否则 NAFLD 及其并发症的流行趋势预计将在全世界继续扩散。

代谢综合征

南亚和东亚人患 NAFLD、胰岛素抵抗、2 型糖尿病和代谢综合征的风险似乎更高，并且倾向于在比其他种族群体更低的 BMI 水平上出现这些疾病。BMI 相同的条件下，欧洲和南亚、东亚人之间，脂肪所占百分比及其在皮下和内脏之间的分布存在差异[1]。对 IR 和代谢综合征的易感性的种族差异导致了这样一个经常被引用的观察结果：在南亚和东亚中患 NAFLD 的"瘦"人比在其他种族更多见，像这样身体瘦弱但存在胰岛素抵抗被定义为"代谢性肥胖"。在南亚、东亚人群中，在较低 BMI 水平下发生的胰岛素抵抗、糖尿病和 NAFLD 导致了对亚洲人肥胖的 BMI 阈值的修正[43]，事实上仅有约 15% 的 NAFLD 亚洲患者根据种族特异性人体测量指数被归类到瘦人行列[1, 22, 44-45]。提高对种族特异性 BMI 阈值的认识和应用对于确保精准识别高风险个体至关重要。

遗传倾向

包括几项大型全基因组关联研究（GWAS）在内的遗传研究，已经识别出了越来越多可能与不同人群中 NAFLD 和（或）疾病严重性的风险增加相关的单核苷酸多态性位点（SNP）。迄今为止，NALFD 最广泛研究和确认的遗传修饰剂是在脂肪滋养蛋白或 PNPLA3 基因中的多态位点。多项研究发现，PNPLA3 变异增加了 NASH 的患病率和严重性，或者更进一步增加了 HCC 的风险（在 NASH 和酒精性肝病中均如此）[46]。在 GWAS 的一项大型研究中，这种多态性充分解释了居住在美国的西班牙裔人、白人和非裔美国人之间 NAFLD 患病率的种族差异[47]。

其他几种已经明确的遗传多态位点，也可能有助于对 NAFLD 易感性种族差异的研究。一项美国人群的 GWAS 报道了 NAFLD 与非西班牙裔女性体内法尼基 - 二磷酸法尼基转移酶 1（FDFT1）基因型之间的密切关联[48]。其他与 NAFLD 相关的 SNP 包括 Kruppel 样因子 6（KLF6）[49]、PPARα[50]、PPARγ[51] 和 APOC3（这些结果不太一致）[52]，所有这些因子在胰岛素灵敏度和（或）脂质代谢调节中都具有重要作用。正在进行的研究无疑将确定更多的遗传修饰因子，并增加我们对个体和人群 NAFLD 易感性差异的理解，有助于高风险个体的识别，并可能促进新兴治疗方法的发展。

NAFLD 作为协同因子

　　NAFLD 和代谢综合征有时也作为其他肝脏疾病的协同因子促进疾病的进展，这对许多病毒性肝炎高发的亚洲国家尤其重要。乙型肝炎发病率最高的地区包括东南亚、中国、撒哈拉以南非洲地区和亚马孙盆地等，上述地区人口中 8% 以上是 HBV 携带者[53]。尽管在亚洲 HBV 感染患者中脂肪变性概率并不比普通人群更高，HBV 感染合并脂肪变性通常与 NAFLD 相同的代谢因素有关[54-56]同时患乙型肝炎和代谢综合征的"胖子"患肝硬化风险明显高于仅患乙型肝炎的"瘦子"[57]。此外，HBV 感染患者中代谢综合征患者也比那些未患者更容易进展为肝硬化[58]，表明脂肪肝和乙型肝炎之间的相互作用可以加速疾病进展。

　　丙型肝炎的患病率在中亚、东亚以及北非/中东地区最高（>3.5%），在南亚和东南亚、撒哈拉以南非洲地区、拉丁美洲、加勒比地区、大洋洲和欧洲等地区患病率中等（1.5%~3.5%）[59]。脂肪肝、肥胖和糖尿病对慢性 HCV 感染肝病的影响表现为肝硬化进展加快、HCC 发病率升高以及对以干扰素为基础的治疗的应答降低。此外，慢性 HCV 感染会导致 2 型糖尿病的发病率成倍增加，并且与主要归因于心血管和肝脏疾病的全因死亡率增加相关[60]。因此可以预见 NAFLD 与 HCV 的共患率将显著增加未来慢性肝病和 HCC 治疗的负担。

　　NAFLD 还可加重由其他肝脏疾病，包括血色素沉着病和酒精性肝病引起的损害[55]，其患病率在不同地区也有差异。

结　论

　　由于代谢综合征和肥胖的流行，NAFLD 的发病率和患病率在全球范围内增加。随着人们对 NAFLD 及其并发症（门静脉高压、肝衰竭和 HCC）重要性认识的不断深入，各个国家及机构的 NAFLD 临床指南也在不断修订，包括美国[4]和欧洲[61]肝病学会、NAFLD 亚太工作组[62]、世界胃肠病学会[63]和中国肝病学会[19]等。NAFLD 在某些种族群体中更普遍，而且识别遗传多态性位点有助于促进我们对易感性差异的认识。目前尚未完全了解 NAFLD 明确的发病和进展机制，并且遗传学、饮食、肝内脂代谢、微生物组和环境之间复杂的相互作用可能导致不同群体之间存在差异[64]。

　　目前针对 NAFLD 仍缺乏有效的治疗，现有的治疗策略主要是改变生活方式和控制代谢危险因素。正在进行的关于种族和遗传易感性差异的研究可以帮助我们进一步了解 NAFLD 的发病机制，并促进新型治疗策略的发展。有必要通过纵向研究，描述不同种族群体的自然病程，并更准确地记录发展中国家不断变化的流行情况。在未来应研究改进无创性检查，用其替代肝穿刺活检来诊断 NAFLD 和确定分期。然而，最急迫的任务仍然是扭转那些促使 NAFLD 发病率迅速增长的不良现象：全球性增长的肥胖水平、久坐以及不健康的饮食习惯。以上这些都需要在个人和群体层面进行教育和公共卫生干预。

参考文献

[1] Farrell GC, Wong VW, Chitturi S. NAFLD in Asia-as common and important as in the West. Nat Rev Gastroenterol Hepatol, 2013, 10(5): 307 – 318

[2] Vernon G, Baranova A, Younossi ZM. Systematic review: the epidemiology and natural history of non-alcoholic fatty liver disease and non-alcoholic steatohepatitis in adults. Aliment Pharmacol Ther, 2011, 34(3): 274 – 285

[3] Younossi ZM, Stepanova M, Afendy M, et al. Changes in the prevalence of the most common causes of chronic liver diseases in the United States from 1988 to 2008. Clin Gastroenterol Hepatol, 2011, 9(6): 524 – 530

[4] Chalasani N, Younossi Z, Lavine JE, et al. The diagnosis and management of non-alcoholic fatty liver disease: practice guideline by the American Gastroenterological Association, American Association for the Study of Liver Diseases, and American College of Gastroenterology. Gastroenterology, 2012, 142(7): 1592 – 1609

[5] Wong RJ, Cheung R, Ahmed A. Nonalcoholic steatohepatitis is the most rapidly growing indication for liver transplantation in patients with hepatocellular carcinoma in the U. S. Hepatology, 2014, 59(6): 2188 – 2195

[6] Bedogni G, Miglioli L, Masutti F, et al. Prevalence of and risk factors for nonalcoholic fatty liver disease: the Dionysos nutrition and liver study. Hepatology, 2005, 42(1): 44 – 52

[7] Caballeria L, Pera G, Auladell MA, et al. Prevalence and factors associated with the presence of nonalcoholic fatty liver disease in an adult population in Spain. Eur J Gastroenterol Hepatol, 2010, 22(1): 24 – 32

[8] Browning JD, Szczepaniak LS, Dobbins R, et al. Prevalence of hepatic steatosis in an urban population in the United States: impact of ethnicity. Hepatology, 2004, 40(6): 1387 – 1395

[9] Williams CD, Stengel J, Asike MI, et al. Prevalence of nonalcoholic fatty liver disease and nonalcoholic steatohepatitis among a largely middle-aged population utilizing ultrasound and liverbiopsy: a prospective study. Gastroenterology, 2011, 140(1): 124 – 131

[10] Mendez-Sanchez N. Nonalcoholic fatty liver disease. Ann Hepatol, 2009, 8(Suppl I): S3

[11] Karnikowski M, Cordova C, Oliveira RJ, et al. Nonalcoholic fatty liver disease and met-

abolic syndrome in Brazilian middle-aged and older adults. Sao Paulo Med J, 2007, 125(6): 333 – 337

[12] Almeda-Valdes P, Cuevas-Ramos D, Aguilar-Salinas CA. Metabolic syndrome and non-alcoholic fatty liver disease. Ann Hepato J, 2009, 8(Suppl 1): S18 – S24

[13] Castro-Martinez MG, Banderas-Lares DZ, Ramirez-Martinez JC, et al. Prevalence of nonalcoholic fatty liver disease in subjects with metabolic syndrome. Cir Cir, 2012, 80 (2): 128 – 133

[14] Eguchi Y, Hyogo H, Ono M, et al. Prevalence and associated metabolic factors of non-alcoholic fatty liver disease in the general population from 2009 to 2010 in Japan: a mul-ticenter large retrospective study. J Gastroenterol, 2012, 47(5): 586 – 595

[15] Chitturi S, Abeygunasekera S, Farrell GC, et al. NASH and insulin resistance: insulin hypersecretion and specific association with the insulin resistance syndrome. Hepatolo-gy, 2002, 35(2): 373 – 379

[16] Anjana RM, Lakshminarayanan S, Deepa M, et al. Parental history of type 2 diabetes mellitus, metabolic syndrome, and cardiometabolic risk factors in Asian Indian adoles-cents. Metabolism, 2009, 58(3): 344 – 350

[17] Loomba R, Abraham M, Unalp A, et al. Association between diabetes, family history of diabetes, and risk of nonalcoholic steatohepatitis and fibrosis. Hepatology, 2012, 56 (3): 943 – 951

[18] Okanoue T, Umemura A, Yasui K, et al. Nonalcoholic fatty liver disease and nonalcohol-ic steatohepatitis in Japan. J Gastroenterol Hepatol, 2011, 26(Suppl 1): 153 – 162

[19] Gao X, Fan JG. Diagnosis and management of nonalcoholic fatty liver disease and relat-ed metabolic disorders: consensus statement from the Study Group of Liver and Metabo-lism, Chinese Society of Endocrinology. J Diabetes, 2013, 5(4): 406 – 415

[20] Park SH, Jeon WK, Kim SH, et al. Prevalence and risk factors of non-alcoholic fatty liver disease among Korean adults. J Gastroenterol Hepatol, 2006, 21(1 Pt 1): 138 – 143

[21] Tsai CH, Li TC, Lin CC. Metabolic syndrome as a risk factor for non alcoholic fatty liv-er disease. South Med J, 2008, 101(9): 900 – 905

[22] Das K, Das K, Mukherjee PS, et al. Nonobese population in a developing country has a high prevalence of nonalcoholic fatty liver and significant liver disease. Hepatology, 2010, 51(5): 1593 – 1602

[23] Dassanayake AS, Kasturiratne A, Rajindrajith S, et al. Prevalence and risk factors for non-alcoholic fatty liver disease among adults in an urban Sri Lankan population. J Gas-troenterol Hepatol, 2009, 24(7): 1284 – 1288

[24] Mohan V, Farooq S, Deepa M, et al. Prevalence of nonalcoholic fatty liver disease in urban south Indians in relation to different grades of glucose intolerance and metabolic

syndrome. Diabetes Res Clin Pract, 2009, 84(1): 84 – 91

[25] Amarapurkar DN, Hashimoto E, Lesmana LA, et al. How common is non-alcoholic fatty liver disease in the Asia-Pacific region and are there local differences? J Gastroenterol Hepatol, 2007, 22(6): 788 – 793

[26] Amarapurkar D, Kamani P, Patel N, et al. Prevalence of non alcoholic fatty liver disease: population based study. Ann Hepatol, 2007, 6(3): 161 – 163

[27] Chitturi S, Farrell GC, Hashimoto E, et al. Non-alcoholic fatty liver disease in the Asia-Pacific region: definitions and overview of proposed guidelines. J Gastroenterol Hepatol, 2007, 22(6): 778 – 787

[28] Ng M, Fleming T, Robinson M, et al. Global, regional, and national prevalence of overweight and obesity in children and adults during 1980 – 2013: a systematic analysis for the Global Burden of Disease Study 2013. Lancet, 2014, 384: 766 – 781

[29] Onyekwere CA, Ogbera AO, Balogun BO. Non-alcoholic fatty liver disease and the metabolic syndrome in an urban hospital serving an African community. Ann Hepatol, 2011, 10(2): 119 – 124

[30] Younossi ZM, Stepanova M, Rafiq N, et al. Pathologic criteria for nonalcoholic steatohepatitis: interprotocol agreement and ability to predict liver-related mortality. Hepatology, 2011, 53(6): 1874 – 1882

[31] Ekstedt M, Franzen LE, Mathiesen UL, et al. Long-term follow-up of patients with NAFLD and elevated liver enzymes. Hepatology, 2006, 44(4): 865 – 873

[32] Lédinghen V de, Ratziu V, Causse X, et al. Diagnostic and predictive factors of significant liver fibrosis and minimal lesions in patients with persistent unexplained elevated transaminases. A prospective multicenter study. J Hepatol, 2006, 45(4): 592 – 599

[33] Soderberg C, Stal P, Askling J, et al. Decreased survival of subjects with elevated liver function tests during a 28-year follow-up. Hepatology, 2010, 51(2): 595 – 602

[34] Machado M, Marques-Vidal P, Cortez-Pinto H. Hepatic histology in obese patients undergoing bariatric surgery. J Hepatol, 2006, 45(4): 600 – 606

[35] Campos GM, Bambha K, Vittinghoff E, et al. A clinical scoring system for predicting nonalcoholic steatohepatitis in morbidly obese patients. Hepatology, 2008, 47(6): 1916 – 1923

[36] Minervini MI, Ruppert K, Fontes P, et al. Liver biopsy findings from healthy potential living liver donors: reasons for disqualification, silent diseases and correlation with liver injury tests. J Hepatol, 2009, 50(3): 501 – 510

[37] Nadalin S, Malago M, Valentin-Gamazo C, et al. Preoperative donor liver biopsy for adult living donor liver transplantation: risks and benefits. Liver Transpl, 2005, 11(8): 980 – 986

[38] Cho EJ, Kwack MS, Jang ES, et al. Relative etiological role of prior hepatitis B virus infection and nonalcoholic fatty liver disease in the development of non-B non-C hepatocellular carcinoma in a hepatitis B-endemic area. Digestion, 2011, 84 (Suppl 1): 17 – 22

[39] Tokushige K, Hashimoto E, Horie Y, et al. Hepatocellular carcinoma in Japanese patients with nonalcoholic fatty liver disease, alcoholic liver disease, and chronic liver disease of unknown etiology: report of the nationwide survey. J Gastroenterol, 2011, 46 (10): 1230 – 1237

[40] Dyson J, Jaques B, Chattopadyhay D, et al. Hepatocellular cancer: the impact of obesity, type 2 diabetes and a multidisciplinary team. J Hepatol, 2014, 60 (1): 110 – 117

[41] Torres DM, Harrison SA. Nonalcoholic steatohepatitis and noncirrhotic hepatocellular carcinoma: fertile soil. Semin Liver Dis, 2012, 32 (1): 30 – 38

[42] WHO. Obesity and Overweight: World Health Organisation Fact sheet N°311. 2014

[43] WHO Expert Consultation. Appropriate body-mass index for Asian populations and its implications for policy and intervention strategies. Lancet, 2004, 363 (9403): 157 – 163

[44] Liu CJ. Prevalence and risk factors for non-alcoholic fatty liver disease in Asian people who are not obese. J Gastroenterol Hepatol, 2012, 27 (10): 1555 – 1560

[45] Park SH, Kim BI, Yun JW, et al. Insulin resistance and C-reactive protein as independent risk factors for non-alcoholic fatty liver disease in non-obese Asian men. J Gastroenterol Hepatol, 2004, 19 (6): 694 – 698

[46] Liu YL, Patman GL, Leathart JB, et al. Carriage of the PNPLA3 rs738409 C > G polymorphism confers an increased risk of non-alcoholic fatty liver disease associated hepatocellular carcinoma. J Hepatol, 2014, 61 (1): 75 – 81

[47] Romeo S, Kozlitina J, Xing C, et al. Genetic variation in PNPLA3 confers susceptibility to nonalcoholic fatty liver disease. Nat Genet, 2008, 40 (12): 1461 – 1465

[48] Chalasani N, Guo X, Loomba R, et al. Genome-wide association study identifies variants associated with histologic features of nonalcoholic Fatty liver disease. Gastroenterology, 2010, 139 (5): 1567 – 1576

[49] Miele L, Beale G, Patman G, et al. The Kruppel-like factor 6 genotype is associated with fibrosis in nonalcoholic fatty liver disease. Gastroenterology, 2008, 135 (1): 282 – 291

[50] Chen S, Li Y, Li S, et al. A Val227Ala substitution in the peroxisome proliferator activated receptor alpha (PPAR alpha) gene associated with non-alcoholic fatty liver disease and decreased waist circumference and waist-to-hip ratio. J Gastroenterol Hepatol, 2008, 23 (9): 1415 – 1418

[51] Hui Y, Yu-Yuan L, Yu-Qiang N, et al. Effect of peroxisome proliferator-activated receptors-gamma and co-activator-lalpha genetic polymorphisms on plasma adiponectin lev-

els and susceptibility of non-alcoholic fatty liver disease in Chinese people. Liver Int, 2008, 28(3): 385 - 392

[52] Petersen KF, Dufour S, Hariri A, et al. Apolipoprotein C3 gene variants in nonalcoholic fatty liver disease. N Engl J Med, 2010, 362(12): 1082 - 1089

[53] Hou J, Liu Z, Gu F. Epidemiology and Prevention of Hepatitis B Virus Infection. Int J Med Sci, 2005, 2(1): 50 - 57

[54] Wong VW, Wong GL, Chu WC, et al. Hepatitis B virus infection and fatty liver in the general population. J Hepatol, 2012, 56(3): 533 - 540

[55] Powell EE, Jonsson JR, Clouston AD. Steatosis: co-factor in other liver diseases. Hepatology, 2005, 42(1): 5 - 13

[56] Shi JP, Fan JG, Wu R, et al. Prevalence and risk factors of hepatic steatosis and its impact on liver injury in Chinese patients with chronic hepatitis B infection. J Gastroenterol Hepatol, 2008, 23(9): 1419 - 1425

[57] Wong GL, Wong VW, Choi PC, et al. Metabolic syndrome increases the risk of liver cirrhosis in chronic hepatitis B. Gut, 2009, 58(1): 111 - 117

[58] Wong GL, Chan HL, Yu Z, et al. Coincidental metabolic syndrome increases the risk of liver fibrosis progression in patients with chronic hepatitis B—a prospective cohort study with paired transient elastography examinations. Aliment Pharmacol Ther, 2014, 39 (8): 883 - 893

[59] Mohd HK, Groeger J, Flaxman AD, et al. Global epidemiology of hepatitis C virus infection: new estimates of age-specific antibody to HCV seroprevalence. Hepatology, 2013, 57(4): 1333 - 1342

[60] Negro F. Facts and fictions of HCV and comorbidities: steatosis, diabetes mellitus, and cardiovascular disease. J Hepatol, 2014, 61(Sl): S69 - S78

[61] Ratziu V, Bellentani S, Cortez-Pinto H, et al. Aposition statement on NAFLD/NASH based on the EASL 2009 special conference. J Hepatol, 2010, 53(2): 372 - 384

[62] Farrell GC, Chitturi S, Lau GK, et al. Guidelines for the assessment and management of non-alcoholic fatty liver disease in the Asia-Pacific region: executive summary. J Gastroenterol Hepatol, 2007, 22(6): 775 - 777

[63] LaBrecque DR, Abbas Z, Anania F, et al. World Gastroenterology organisation global guidelines: non-alcoholic fatty liver disease and nonalcoholic steatohepatitis. J Clin Gastroenterol, 2014, 48(6): 467 - 473

[64] Loomba R, Sanyal AJ. The global NAFLD epidemic. Nat Rev Gastroenterol Hepatol, 2013, 10(11): 686 - 690

（李生鹏　译，王全楚　审校）

第 3 章 胰岛素抵抗是非酒精性脂肪性肝病的主要病因吗?

Ian F. Godsland, Sanjeev Mehta, Shareen Forbes, Fabian Meienberg, Michael Yee, Simon D. Taylor-Robinson, Desmond G. Johnston

摘 要

- 以胰岛素抵抗为主要特征的一些病况如肥胖等,与非酒精性脂肪性肝病(NAFLD)的高患病率有关。

- 胰岛素抵抗通常通过与葡萄糖调节相关的胰岛素抵抗来测量,但抗脂肪分解的胰岛素抵抗在脂肪肝中可能更重要。

- 抗脂肪分解的胰岛素抵抗大多是根据血浆胰岛素降低血浆非酯化脂肪酸(NEFA)或甘油水平的能力进行评估的,但目前尚未建立一个统一的参考方法。

- 肝脏中的新生脂肪受胰岛素抵抗形成的高胰岛素血症的刺激而生成,但大多数肝脏的三酰甘油起自脂肪组织起源的循环 NEFA。

- 胰岛素刺激肝脏摄入脂肪酸、新生脂肪生成和肝脏三酰甘油合成,并抑制脂肪酸氧化和肝脏极低密度脂蛋白(VLDL)分泌。因此,胰岛素抵抗形成的高胰岛素血症会促进肝脏脂肪沉积。

- 尽管肝细胞脂肪变性也可以在没有胰岛素抵抗的情况下发生,但胰岛素抵抗似乎是重要的致病因素。然而,胰岛素抵抗对肝脏的重要性可能被夸大,因为肝脂肪变性似乎主要是脂肪组织释放 NEFA 的结果。

引 言

胰岛素抵抗和非酒精性脂肪性肝病(NAFLD)的关系已被公认多年,但对于胰岛素抵抗是 NAFLD 的主要病因还是其简单的伴随特征仍存在争议。本章对一些研究证据进行了回顾。首先从胰岛素抵抗机制和如何测量胰岛素灵敏度开始,着重强调与脂质代谢相关的胰岛素抵抗;同时回顾了一些胰岛素抵抗和 NAFLD 共存的临床情况;并讨论了 NAFLD 的潜在病因学机制,探讨了胰岛素抵抗和 NAFLD 之间的潜在致病关系。

什么是胰岛素抵抗？

胰岛素是许多生理过程的关键因素，从众所周知的对葡萄糖代谢的作用到对细胞分裂和存活的影响。在 NAFLD 中，胰岛素对脂质和糖代谢的影响可能是最主要的。这些影响包括：抑制脂肪组织的分解；刺激肝脏、脂肪组织及其他部位新生脂肪的合成；刺激肝脏对脂肪酸的摄取；增加肝脏三酰甘油合成；抑制肝脏中极低密度脂蛋白（VLDL）的释放；刺激外周组织（骨骼肌和脂肪组织）摄取葡萄糖并提供甘油-3-磷酸合成三酰甘油，抑制肝脏糖异生，促进肝脏和其他组织中的糖原合成。

胰岛素抵抗度通常是根据血浆一个单位浓度胰岛素的变化导致血浆葡萄糖水平降低的程度测量的，但也可以考虑胰岛素所影响的其他任何代谢过程，这对考量胰岛素抵抗具有同样的效用。在某些情况下，评估其他这些作用非常重要，尤其是它们对于给定的胰岛素浓度的灵敏度不同。例如，刺激外周组织摄取葡萄糖达到最大半速的血浆胰岛素浓度约为 60mU/L。相比之下，抑制肝脏糖异生和胰岛素诱发的脂肪组织分解达到最大半速的血浆胰岛素浓度约为 15mU/L。

胰岛素诱导的对肝脏极低密度脂蛋白（VLDL）释放的抑制发生在较低水平。胰岛素抵抗显然不是一个简单的概念，应该考虑其与胰岛素敏感过程量化的关系。同样重要的是，要认识到我们对胰岛素作用的了解远未结束。在对小鼠肝脏磷酸化蛋白质组学的研究中，胰岛素刺激导致数以百计以前未知的对胰岛素敏感的蛋白质发生磷酸化[1]。一定浓度的胰岛素对每种磷酸化的影响可能是不同的，这进一步强调了需要确定哪些净生理效应或独立的生物化学过程是以胰岛素所产生的已知效应来衡量的。

需要注意的是，通常情况下，胰岛素灵敏度和胰岛素抵抗两个术语可互换使用，胰岛素抵抗的值是胰岛素灵敏度值的倒数。然而，严格来说，"胰岛素灵敏度"是可测量的，但"胰岛素抵抗"是一种胰岛素灵敏度异常低的状态。

在体内如何测量胰岛素抵抗？

原则上，测量胰岛素的灵敏度可以通过检测任何一种胰岛素在体内的生理或生化作用来实现。如上所述，胰岛素灵敏度通常以血浆胰岛素浓度对血浆葡萄糖浓度的影响来测量，目前有不同的技术用于测量所谓的"葡萄糖调节"的胰岛素灵敏度。重要的是，在关于 NAFLD 胰岛素抵抗的讨论中，目前还有几种方法从对脂质代谢影响的角度来测量胰岛素的灵敏度，这些方法主要涉及胰岛素对抑制脂肪组织分解的影响，即所谓"抗脂肪分解"的胰岛素灵敏度。有两种测量胰岛素灵敏度的方法已被用于研究 NAFLD 中的胰岛素抵抗[2-5]。

"葡萄糖调节"胰岛素灵敏度的测量：正常葡萄糖－高胰岛素钳夹试验

用于测量个体胰岛素灵敏度的参考方法是正常葡萄糖－高胰岛素钳夹试验[6]。该技术旨在量化胰岛素降低血糖浓度的能力，并确定在血浆胰岛素浓度持续升高的情况下维持正常血糖所需的葡萄糖输注的稳定速率。在稳态下，这种葡萄糖输注速率反映了血糖下降的速度，同时也测量了相应的稳态血浆胰岛素浓度，该血糖降低速率可以用每单位胰岛素浓度表示。血糖浓度的下降由两部分组成——外周组织对葡萄糖的摄取和肝葡萄糖生成的抑制。原则上，肝葡萄糖生成应完全被钳夹过程中的高胰岛素血症抑制，因此钳夹试验胰岛素灵敏度测定主要反映外周组织对葡萄糖的处理。在其最简单的实施方式中，将血糖保持在稳态时的葡萄糖输注速度（所谓的"M"值）作为胰岛素灵敏度的测量值（M 值越高，表明对胰岛素的灵敏度越高），所采用的钳夹程序主要是量化胰岛素对外周组织摄取葡萄糖的影响。

　　然而，如果在肝脏中存在胰岛素抵抗，则在钳夹期间可能无法完全抑制肝葡萄糖的产生，通过输注同位素标记的葡萄糖，可以将肝葡萄糖的生成与外周组织摄取的葡萄糖区分开[7]。计算出同位素的稀释度可以得到未标记的葡萄糖进入体内的净速率值，由于这是稳态的外源葡萄糖输注速率（已知）和肝葡萄糖生成速率（未知）之和，因此，未标记葡萄糖的净进入率和稳态葡萄糖输注速率之差即肝葡萄糖的生成率。通过调整钳夹，在慢速输注胰岛素后，快速输注胰岛素，以敏感地区分和定量胰岛素抑制肝葡萄糖产生的灵敏度，以及胰岛素清除外周葡萄糖的灵敏度。前者将血浆胰岛素浓度提高到相对较低的水平，此时胰岛素抑制肝脏葡萄糖产生最敏感，而后者将胰岛素浓度提高到相对高的水平，此时胰岛素对清除外周葡萄糖的刺激最敏感。在这种"两步"钳夹期间的葡萄糖和胰岛素浓度如图 3.1A～C 所示。因此，钳夹试验可用于将外周葡萄糖的处理与肝葡萄糖生成区分开来，并通过在不同稳态胰岛素浓度下进行钳夹，提供全剂量－反应曲线[9]。

静脉葡萄糖耐量试验葡萄糖和胰岛素浓度的最小模型

　　钳夹试验提供了胰岛素灵敏度的真实测量，即在相应的胰岛素浓度下出现的血浆葡萄糖浓度的降低。也可以采用另一种方法进行测量，即分析葡萄糖浓度的下降与静脉注射葡萄糖后伴随的胰岛素浓度变化的动态关系［静脉葡萄糖耐量试验（IVGTT）］，采用葡萄糖消失的最小模型[10]。典型的 IVGTT 葡萄糖和胰岛素浓度分布如图 3.2 所示，且最小模型可定量地分析在 IVGTT 期间任意时间点葡萄糖下降速率和相应的胰岛素浓度的关系。与钳夹试验一样，最小模型方法也是主要反映外周葡萄糖对胰岛素灵敏度。然而，虽然最小模型法已用于区分肝脏葡萄糖生成与外周葡萄糖的处理[11]，但其特别的优势在于，IVGTT 已广泛用于测量 B 细胞功能、胰岛素对葡萄糖的快速反应[12]，并通过测定血浆 C 肽浓度和进一步模型分析，提供肝门静脉胰岛素分泌量和肝脏新分泌胰岛素的摄取量的方法[13-14]。最小模型方法比钳夹技术操作更简单。

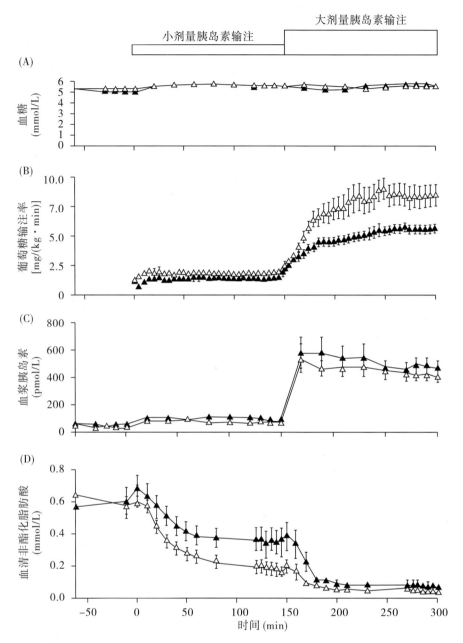

图3.1 慢速和快速胰岛素输注两步法，正常葡萄糖－高胰岛素钳夹试验。将8例家族性混合型高脂血症（FCHL）患者（实心三角形）与8例健康对照者（空心三角形）进行比较。在血浆胰岛素浓度升高存在差异的情况下（图C），通过给予不同的血浆葡萄糖输注速率（图B），使血浆葡萄糖浓度（图A）保持恒定。通过在胰岛素浓度不断升高的情况下维持血糖正常所需的葡萄糖输注速率来衡量胰岛素对血浆葡萄糖清除的灵敏度（即常规意义的胰岛素灵敏度）。如图B所示，在150～300min时，两组之间胰岛素灵敏度的差异在高浓度胰岛素时最明显。通过血清非酯化脂肪酸（NEFA）浓度下降幅度（图D）来量化胰岛素对脂肪分解抑制的灵敏度，这在0～150min时，胰岛素浓度小幅增加的情况下，两组之间的差异最明显。与对照组相比，在胰岛素输注速率低的情况下，FCHL组NEFA浓度降低明显减少，表明对胰岛素抗脂肪分解作用有抵抗。引自参考文献[8]

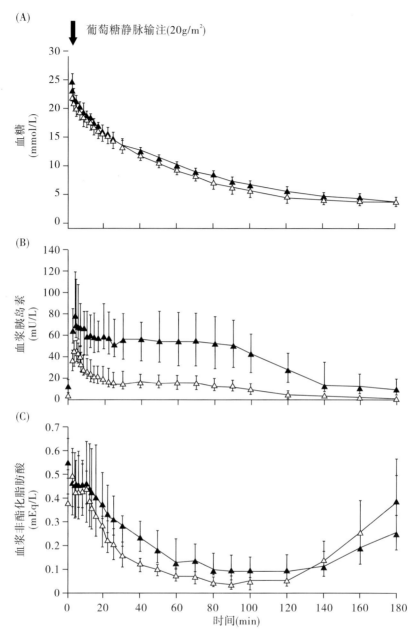

图 3.2 在静脉葡萄糖耐量试验期间脂肪分解的抑制。将 8 例非酒精性脂肪性肝病（NAFLD）志愿者（实心三角形）与 8 例健康对照（空心三角形）进行比较。快速大量静脉输注葡萄糖可刺激胰腺分泌胰岛素。图 A 显示，两组之间葡萄糖浓度恢复正常的速率几乎没有差异。然而，如图 B 所示，胰岛素浓度有显著差异。为了恢复正常血糖，NAFLD 组需要较高浓度的胰岛素，表明存在明显的胰岛素抵抗。通过建立数学模型分析葡萄糖浓度的下降速率与相应的胰岛素浓度的关系，来量化血浆中胰岛素对葡萄糖清除的灵敏度（胰岛素灵敏度）。图 C 显示了非酯化脂肪酸（NEFA）浓度的相应变化。胰岛素对抑制脂肪分解的灵敏度以 16min 和 40min 时血浆 NEFA 浓度下降速率除以胰岛素浓度增量的比值来量化。与对照组相比，尽管 NAFLD 组相应的胰岛素浓度升高，但 NEFA 浓度下降速率明显降低，表明了对胰岛素抗脂肪分解作用有抵抗。引自参考文献［5］

测量胰岛素灵敏度的替代方法

钳夹试验涉及一个复杂的过程，计算却相对简单，而采用最小模型分析的 IVGTT 过程相对简单，计算却较为复杂。这些直接测量方法固有的复杂性催生了一系列更简单的胰岛素灵敏度测量替代方法的出现[15-16]。这些方法主要取决于其在胰岛素抵抗程度与伴随的代偿性高胰岛素血症程度之间是否有相称的有效性。但只有 B 细胞功能可以充分代偿时，这种相称性才成立。任何 B 细胞缺陷都伴随着血浆葡萄糖水平的升高以及胰岛素浓度的上升，在推导胰岛素灵敏度替代方法的计算中通常考虑到了这一点。这些方法能否反映外周或肝胰岛素的灵敏度，取决于考虑计算方程中空腹或葡萄糖负荷后胰岛素和葡萄糖的测量结果的程度。在空腹状态下，葡萄糖和胰岛素浓度很大程度上由肝脏葡萄糖的生成（主要反映糖异生）决定，因此这反映了肝胰岛素灵敏度指标。相比之下，葡萄糖负荷后[例如口服葡萄糖耐量试验（OGTT）期间]，葡萄糖和胰岛素浓度的变化更多是通过外周葡萄糖清除来确定，因此反映的是外周胰岛素的灵敏度。

在空腹测定的各种指标中，最早且仍然是最广泛使用的是稳态模型评估的胰岛素抵抗指数（HOMA-IR）[17]。用于导出 HOMA 指数的方程式很简单[空腹血糖（mmol/L）× 空腹胰岛素（mU/L）/22.5]，但需要从对空腹胰岛素和葡萄糖浓度之间严格模型分析中得出。另一种方法也是基于空腹血糖和胰岛素浓度，但它是通过与钳夹试验测量参考值相对比专门开发的，定量胰岛素灵敏度指数[QUICKI = 1/（log 空腹血糖 + log 空腹胰岛素）][18]。

OGTT 期间由葡萄糖和胰岛素浓度得出的胰岛素灵敏度的替代方法，主要是通过与钳夹试验进行专门的对比而产生的，并且与空腹指数一样，通常计算比较简单。具体包括 Matsuda[19]、Stumvoll[20]、Gutt[21]、Belfiore[22] 和 Cederholm[23] 胰岛素灵敏度指数。此外，还有基于模型的指数，即口服葡萄糖胰岛素灵敏度（OGIS）指数[24]，以及使用 OGTT 衍生数据区分肝脏和外周胰岛素灵敏度的方法[25]。

除采用钳夹试验、最小模型和替代方法来量化葡萄糖调节胰岛素灵敏度或胰岛素抵抗外，目前还采用或提出了其他几种方法。胰岛素抵抗试验，即通过测量输注胰岛素后葡萄糖下降的速度，以一种相对简单和更好理解的方式来评估胰岛素灵敏度[26]。DeFronzo 肝胰岛素抵抗指数——特别针对的是肝胰岛素抵抗的测定，它是将空腹胰岛素浓度乘以经同位素标记的过夜空腹葡萄糖浓度得出的[27]。此外，已经尝试使用葡萄糖示踪剂（^2H 或 ^{13}C）方法[28]或使用[^{18}F]标记的 2-氟-2-脱氧葡萄糖[29]的正电子发射断层扫描来测量胰岛素对肝葡萄糖摄取的灵敏度[29]。

抗脂肪分解胰岛素灵敏度的测量

目前已广泛研究了葡萄糖调节胰岛素灵敏度的测量技术，这主要是因为评估胰岛素抵抗在 2 型糖尿病发病机制中具有重要作用。而未对抗脂肪分解胰岛素灵敏度的评估产生太多关注，可能是由于人们认为在疾病发病机制中，抗脂肪分解胰岛素抵抗并不具备与葡萄糖调节胰岛素抵抗同等的重要性，也可能是因为许多人认为抗脂肪分解胰岛素抵抗在量化上与葡萄糖调节胰岛素抵抗相似。然而，这种可能性并没有经过严格的研究，因此这种等价性尚不能推断。

由于人们认为抗脂肪分解胰岛素灵敏度的意义不大，因此对其方法学的研究明显减少，目前尚无被普遍接受的测定抗脂肪分解胰岛素灵敏度的参考方法。虽然在关于脂质代谢的临床研究中通常已采用了量化抗脂肪分解胰岛素灵敏度的技术，但并不是专门的方法学研究，所采用的方法一般取决于预期的研究类型、规模和深度。然而，如果有参考方法，将作为强有力的论据来评估在正常葡萄糖 – 高胰岛素钳夹试验期间对血浆非酯化脂肪酸(NEFA)浓度的抑制情况。如前所述，胰岛素抑制脂肪组织的脂肪分解具有与抑制肝脏糖异生相同的剂量 – 反应特征。在慢胰岛素输注速率钳夹期间评估稳态下血浆 NEFA 的降低程度，可以敏感地检测出抗脂肪分解的胰岛素灵敏度。图 3.1D显示了该方法在抗脂肪分解胰岛素抵抗的临床病症(家族性混合型高脂血症)研究中的应用，与未受累组相比，受累组患者在两步钳夹试验中的低剂量输注期间，NE-FA 浓度下降。该方法已用于评估葡萄糖调节及抗脂肪分解胰岛素抵抗与一些代谢问题[4]的关系，包括肝脂肪沉积[2]。钳夹试验的一个特别优势是可以拓展研究程序，以量化胰岛素对一系列代谢指标的影响，例如使用同位素标记的葡萄糖来区分肝脏和外周的胰岛素灵敏度。因此，在肝脏脂肪沉积的研究中，已使用钳夹试验扩展了胰岛素对脂质代谢影响的评估，包括测定甘油生成速率、脂肪组织分解速率、脂肪酸形成和脂质氧化速率的方法[3, 30]。

IVGTT 开始时的胰岛素浓度的迅速上升，可以使我们量化葡萄糖调节胰岛素灵敏度和抗脂肪分解胰岛素灵敏度。在静脉输注葡萄糖后的第 1 个小时内，NEFA 浓度通常呈指数性下降，此外，NEFA 浓度下降的速率与伴随的胰岛素浓度升高有关，这已被用于量化抗脂肪分解胰岛素灵敏度[31]。此外，已经提出了类似于最小模型分析的建模方法用于 IVGTT 量化抗脂肪分解胰岛素灵敏度[32]。采用 IVGTT 研究肝脏脂肪沉积时，随着钳夹试验的应用，已可以用来评估葡萄糖调节胰岛素抵抗和抗脂肪分解胰岛素抵抗的情况[5]。

原则上，在任何有胰岛素浓度偏移的情况下，均可以量化抗脂肪分解胰岛素灵敏度。例如，经同位素测定的甘油水平和显现率能够在低剂量胰岛素灌注期间量化抗脂肪分解胰岛素灵敏度[33]。更明确地讲，目前已提出一种简单的方法来量化脂肪组织胰岛素灵敏度[35]，即采用 OGTT 期间 NEFA 浓度下降的程度[34](脂肪组织胰岛素抵抗度 = 空腹血浆胰岛素浓度×空腹血浆 NEFA 浓度)，该法已用于 NAFLD 的研究[36]。

虽然在临床研究中已采用了各种测定抗脂肪分解胰岛素抵抗的方法，但其他方面胰岛素灵敏度(例如对脂质和脂蛋白代谢的胰岛素灵敏度)的评估通常是在专门的代谢机制研究中进行的。胰岛素对肝脏[37]、脂蛋白脂肪酶活性[38]、载脂蛋白 CIII 转录[39]和肝组织合成[40]与极低密度脂蛋白分泌[41 - 42]的影响已经成为专门的研究课题，但从事临床研究的少数人一般只关注胰岛素在不同研究人群中的作用差异，而不是量化胰岛

素的剂量 – 反应灵敏度。

先前提到的测量抗脂肪分解(或其他与脂质代谢相关的)胰岛素灵敏度的所有方法均未从广义的方法学角度进行严格评估,尽管它们都提供了生物学上似乎合理的信息。即使缺乏深入的研究,但至少从胰岛素灵敏度指数的角度来看,已经有可能根据胰岛素灵敏度变化的净效应,结合一系列不同的代谢指标给出一个工作指数。Belfiore 胰岛素灵敏度指数即如此,该指数不仅来自空腹和 OGTT 葡萄糖和胰岛素浓度,而且来自 NEFA 浓度[22],从而成为既可反映抗脂肪分解胰岛素灵敏度也可反映葡萄糖调节胰岛素灵敏度的指标。然而,上述可能性是基于代谢综合征这一概念的,他认为一系列代谢指标之间存在广泛的相互关系,这些指标包括空腹和葡萄糖刺激后的胰岛素和葡萄糖浓度、三酰甘油、高密度脂蛋白胆固醇、尿酸、血压和中心性肥胖。对代谢综合征的持续广泛关注很大程度上源于综合这些不同的指标可能预测心血管或糖尿病风险提供高敏感的指数。尽管仍有争议[43],但在一定程度上,胰岛素抵抗被视为一系列异常的共同的潜在机制,由于胰岛素抵抗会对胰岛素广泛依赖的生理和生化过程产生影响,因此综合相关的指标,可对胰岛素抵抗产生的全面效应提供指导。虽然测量葡萄糖调节胰岛素抵抗的程度并不能预测心血管死亡率,但是一个经严格推导的、协同关联的、代表胰岛素抵抗相关异常的指数[44]提供了这种可能性。表 3.1 对胰岛素抵抗的评估方法进行了总结。

表 3.1　评估胰岛素抵抗的方法

方法	评估内容	参考文献
葡萄糖调节胰岛素灵敏度		
高胰岛素 – 正常血糖钳夹试验参考方法	胰岛素抑制糖异生和刺激外周葡萄糖清除联合效应的灵敏度	[6]
采用同位素标记的葡萄糖的高胰岛素 – 正常血糖钳夹试验,以及慢速和快速胰岛素输注	肝脏(慢速胰岛素输注)和外周(快速胰岛素输注)的胰岛素灵敏度	[2,4,7]
采用最小模型分析的 IVGTT	胰岛素抑制糖异生和刺激外周葡萄糖清除的联合效应	[10]
空腹血浆胰岛素和葡萄糖衍生指数(HOMA-IR 和 QUICKI)	肝胰岛素灵敏度的主要替代方法	[17 – 18]
OGTT 血浆胰岛素和葡萄糖衍生指数(Matsuda、Stumvoll、Gutt、Belfiore、Cederholm)	外周胰岛素灵敏度的主要替代方法	[19 – 23]
OGTT 血浆胰岛素和葡萄糖测定(OGIS)或基于回归模型的指标	外周胰岛素灵敏度的主要指标	[24 – 25]
胰岛素耐量试验	胰岛素抑制糖异生和刺激外周葡萄糖清除的联合效应	[26]

续表

方法	评估内容	参考文献
氟代脱氧葡萄糖和外源性胰岛素输注的正电子发射断层扫描	葡萄糖摄取	[29]
肝胰岛素抵抗指数（基础内源性葡萄糖显现率×空腹血浆胰岛素）	主要评估肝胰岛素灵敏度	[27]
抗脂肪分解胰岛素灵敏度		
高胰岛素 - 正常血糖钳夹试验中慢速胰岛素输注，评估血浆 NEFA 或甘油浓度抑制	胰岛素抑制脂肪分解产物浓度的灵敏度	[2，4]
高胰岛素 - 正常血糖钳夹试验中的慢速胰岛素输注（同位素标记），以评估甘油的显现率	胰岛素抑制脂肪分解速率的灵敏度	[3，30]
低剂量胰岛素输注和同位素标记的甘油	胰岛素抑制脂肪分解速率的灵敏度	[33]
IVGTT 测定血浆 NEFA 和胰岛素浓度	胰岛素抑制脂肪分解产物浓度的灵敏度	[5，31 - 32]
空腹测定 NEFA 和胰岛素浓度（adipo-IR = 空腹血浆胰岛素浓度×血浆 NEFA 浓度）	胰岛素抑制脂肪分解产物浓度的灵敏度	[35 - 36]
OGTT 测定 NEFA 和胰岛素浓度	胰岛素抑制脂肪分解产物浓度的灵敏度	[34]
胰岛素灵敏度的净效应指数空腹和 OGTT 葡萄糖、胰岛素和 NEFA 浓度（Belfiore 指数）	葡萄糖调节和抗脂肪分解胰岛素的灵敏度	[22]
胰岛素抵抗综合征指数	根据受胰岛素灵敏度影响的一系列代谢指标的协同相关变异，评估胰岛素灵敏度变化所带来的影响	[44]

　　IVGTT = 静脉葡萄糖耐量试验。OGTT = 口服葡萄糖耐量试验。HOMA-IR = 稳态模型评估的胰岛素抵抗。QUICKI = 定量胰岛素灵敏度指数。OGIS = 口服葡萄糖胰岛素灵敏度。adipo-IR = 脂肪组织胰岛素抵抗。NEFA = 非酯化脂肪酸

胰岛素抵抗和 NAFLD

胰岛素作用和胰岛素抵抗对肝脏脂肪含量的影响

　　在典型的胰岛素敏感组织如肌肉中，胰岛素与其膜受体结合，激活胰岛素受体酪

氨酸激酶[45]。使胰岛素受体底物 1(IRS1)磷酸化，其又激活磷脂酰肌醇 3-激酶。在许多信号分子激活后，葡萄糖转运蛋白 4(Glut4)被转运到细胞膜上，以增加肌肉的葡萄糖摄取。同样在肝脏中，胰岛素增加其受体底物磷酸化。通过下游效应器抑制肝脏糖异生，引起关键代谢调节因子 FoxO1 的磷酸化。可选择的下游途径通过另一种重要的代谢调节因子 SREBP-lc 发挥作用，导致肝脂肪生成增加。

随着胰岛素抵抗的进展，肌肉中的 IRS1 磷酸化受损，其下游过程也会受损，胰岛素刺激的肌肉葡萄糖摄取减弱，循环葡萄糖水平升高。在肝脏中，FoxO1 磷酸化减少，糖异生增加。有证据表明，即使在严重胰岛素抵抗，SREBP-lc 途径的灵敏度得到保护[46]，胰岛素的降糖作用明显降低，胰岛素的肝脂肪生成作用也被保护，甚至增强，即所谓的选择性胰岛素抵抗[47-49]。

高血糖刺激胰岛素分泌增加，且高胰岛素血症可增强对 SREBP-lc 的刺激作用。而肝脏的解剖特点(因为胰岛素直接输送到肝门静脉)会进一步刺激新的脂肪生成。门静脉胰岛素水平远高于外周循环。因此，在胰岛素抵抗的 NAFLD 受试者中发现，其空腹状态下门静脉胰岛素输送比对照组高出 1.9 倍，而在葡萄糖刺激后高出 2.7 倍(表3.2)。

表 3.2 与对照组相比，有胰岛素抵抗的 NAFLD 男性在 IVGTT 之前和试验期间门静脉胰岛素的输送

门静脉胰岛素输送[pmol /(min · mL)]	对照(n = 19)	NAFLD 患者(n = 21)
基线	130(63 ~ 216)	247(213 ~ 942)
IVGTT 试验期间的增加值	168(79 ~ 214)	449(197 ~ 902)

IVGTT = 静脉葡萄糖耐量试验。NAFLD = 非酒精性脂肪性肝病。引自参考文献[5]

尽管新生脂肪不是 NAFLD 肝脏脂质的主要来源，但与没有 NAFLD 者相比，NAFLD 患者新生脂肪相对较高(23% *vs* 10%[50])。大多数肝脏三酰甘油来自脂肪组织起源的循环 NEFA。脂肪组织中三酰甘油和脂肪酸之间存在底物循环，胰岛素抑制脂肪分解并增加脂肪酸酯化。在脂肪组织中脂肪分解后释放的脂肪酸代谢终产物在底物循环中发生局部再酯化，或以 NEFA 的形式释放到循环中。循环 NEFA 与白蛋白结合，随后被骨骼和心肌等许多组织氧化为能量，或者 NEFA 可能被肝脏吸收。在肝脏通过脂肪酸转运蛋白易化 NEFA 穿过肝细胞膜，其中 FATP2 和 FATP5 是最重要的脂肪酸转运蛋白[51]。在肝脏，脂肪酸可以完全氧化成二氧化碳和水，或部分氧化成酮体从许多组织中排出和代谢，它们还可以在肝脏中再次酯化成三酰甘油储存在肝细胞中或以 VLDL 三酰甘油的形式释放到循环中。胰岛素刺激肝脏摄入脂肪酸，进行新生脂肪和肝脏内的合成，并抑制脂肪酸氧化。胰岛素还可以通过促进其主要载脂蛋白 B(apoB)的降解在一定程度上减少肝脏 VLDL 分泌。以上是过夜空腹后的情况。在餐后高胰岛素水平状态下，新生脂肪增多。虽然大多数乳糜微粒三酰甘油在外周水解和吸收，但有 20% 直接被肝脏吸收[52]，如果食物摄取量高，则通过这种机制使肝脏吸收更多的脂肪酸。

有证据显示，胰岛素抵抗实际上可能发生在脂肪酸动员降低之前。在发生过妊娠糖尿病（后期有发生 2 型糖尿病的高风险）的非糖尿病妇女中，采用同位素标记测量甘油和棕榈酸的显现率，在过夜空腹后降低，这表明与对照组相比她们的脂肪分解减少了[53-54]。此时，葡萄糖的显现率没有提高，但与正常对照组不同，她们的葡萄糖浓度不能随着空腹时间的延长而下降。因此，似乎早期的异常是葡萄糖生成的微小损害以及脂肪分解和脂肪酸动员减少的阶段。在皮玛印第安人的前瞻性研究中，作为一个 2 型糖尿病发生风险非常高的特殊群体，他们早期的胰岛素高灵敏度可以预示后期体重增加和胰岛素抵抗[55]。胰岛素抵抗发展的线索可能来源于胰岛素抵抗和糖尿病高风险患者的前瞻性研究。目前的迹象表明，脂肪细胞功能紊乱和线粒体脂肪酸氧化受损均发生于极早期阶段[56]。这种现象的生物学基础尚不清楚，但胰岛素抵抗成为随后的主要特征。

根据现有的胰岛素抵抗的定义，它将导致生物效应降低和代偿性高胰岛素血症，继而影响脂质代谢，后者反映了胰岛素活性降低与高胰岛素血症效应之间的平衡。所致后果因组织不同而不同。在脂肪组织中，脂肪分解和脂肪酸动员在空腹时发生，表现为循环 NEFA 或甘油浓度（或在动力学研究中）升高。在肝脏中，主要表现为对脂质代谢的影响，这是由于伴随刺激脂肪酸的摄取、氧化减少和三酰甘油合成增加所致继发性高胰岛素血症，这些复合效应是由于相对较高的肝胰岛素暴露引起的。

表 3.3　经典的胰岛素抵抗状态和 NAFLD

疾病	胰岛素不敏感	NAFLD	参考文献
GDM 病史	HOMA	增加 2.2 倍	[57]
GDM 病史	QUICKI	增加 2.5 倍	
GDM 病史	OGIS	PGDM 患者中肝细胞脂质 $P<0.05$	[58]
肥胖（BMI > 30kg/m²）	HOMA	增加 2.0 倍	[59]
肥胖	HOMA	OR 0.11, $P<0.01$	[60]
代谢综合征	HOMA	增加 3.8 倍	[59]
代谢综合征	HOMA	增加 2.3 倍	[61]
多囊卵巢综合征	HOMA	55% 的 NAFLD（无对照）	[62]
多囊卵巢综合征	各种（荟萃分析）	OR 3.93(95% CI 2.17～7.11)	[63]

GDM = 妊娠糖尿病。PGDM = 孕前糖尿病。HOMA = 稳态模型评估。QUICKI = 定量胰岛素灵敏度指数。OGIS = 口服葡萄糖胰岛素灵敏度。BMI = 体重指数。OR = 比值比。NAFLD = 非酒精性脂肪性肝病

胰岛素抵抗是否总与 NAFLD 相关？

以胰岛素抵抗作为特征的常见、经典临床情况与 NAFLD 高发病率相关。这一点可用于解释诸如肥胖、代谢综合征、多囊卵巢综合征以及糖尿病前期胰岛素抵抗状态存

在于有妊娠糖尿病病史的女性中。在肥胖症中，NAFLD 发生率可能高达 60% ~ 70%，但在胰岛素抵抗状态下 NAFLD 发病率比对照组高 2 ~ 4 倍(表 3.3)。

然而，这种联系并非普遍存在。常规治疗下的垂体功能减退症成年患者，其生长激素不足，具有胰岛素抵抗和中心性肥胖、高血压、高三酰甘油血症和低 HDL 胆固醇血症等代谢综合征的特征。尽管如此，他们的 NAFLD 发病率并不高于垂体功能正常的对照组，至少在欧洲的受试者中如此。生长激素替代虽然可导致腹部皮下和内脏脂肪减少，但不会降低肝脏脂肪含量[64]。尚不知晓这种分离现象的代谢基础。

临床上还存在胰岛素抵抗和脂肪变性分离的其他情况。其中一种是遗传性胰岛素受体突变，这些人有严重的胰岛素抵抗但肝脏脂肪含量正常[65]。在具有肝胰岛素受体特异性缺失的小鼠模型中，虽然有明显的胰岛素抵抗，但无肝脂肪变性[66]。

尽管有例外，但胰岛素抵抗和 NAFLD 通常密切相关。重点应关注肝脏中胰岛素抵抗的意义，即所谓的肝胰岛素抵抗，其中的原理尚不清楚。肝脂肪变性主要是由来自外周或内脏脂肪组织的过量脂肪酸所驱动，内脏脂肪组织可能更重要，因为它比皮下脂肪组织对儿茶酚胺介导的脂肪分解具有更高的反应性[67]。肌肉中的胰岛素抵抗导致葡萄糖摄取减少和高血糖，且产生的胰岛素分泌增加促进了肝脏中三酰甘油的储存。

肝脏脂肪酸摄取的重要性在另一种腺病毒诱导的 FATP2 或 FATP5(可将脂肪酸从循环中转运到肝脏)敲除的小鼠模型中得到了解释。当高脂饮食诱导胰岛素抵抗时，这些动物肝脏三酰甘油的蓄积下降[68]。具有 FATP5 多态性的人容易发生肝脂肪变性和代谢综合征的其他组分[51]。

也应考虑肝细胞脂肪变性是原发而胰岛素抵抗是继发的可能性(Farese 等[69]对此有深入的讨论)。肝脂肪变性可以在没有胰岛素抵抗的情况下发生，正如在众多的脂肪酸合成、氧化、动员或储存异常的动物模型中所观察到的。在人类，影响三酰甘油代谢的基因突变可导致肝脏脂肪沉积而不伴随胰岛素抵抗。

已经明确了特定的脂肪酸部分在肝脏三酰甘油、二酰甘油、胆固醇酯和神经酰胺中的作用，并积累了一些证据，其中一些分子，特别是一些二酰甘油和神经酰胺在降低胰岛素活性中发挥作用[70]。特定的二酰甘油、神经酰胺和脂肪酰基辅酶 A 与肝胰岛素抵抗有关[71]。其可能的机制包括蛋白激酶 Cs 的二酰甘油活化和神经酰胺诱导的非典型蛋白激酶 Cs 及 c-Jun N-末端激酶的活化。虽然人类的数据较少，但是利用循环胆固醇酯和磷脂脂肪酸作为研究肝脏代谢物的替代指标，人们已经对个体的脂肪酸部分和胰岛素灵敏度之间的关系(有种族差异)进行了观察，且值得进一步研究。

胰岛素抵抗和脂肪性肝炎

与肝脂肪变性相关的炎性改变和后期纤维化发展的机制尚不确定，但胰岛素抵抗可能在其中发挥作用。胰岛素抵抗具有促炎症效应，我们在脂肪组织、肝脏和其他器官中均观察到了这种作用。轻度慢性炎症状态时伴有一些细胞因子和急性期蛋白水平升高及炎症信号通路的激活。其中的细胞因子，特别是 IL-6、TNF-α 和 IL-1β，可能导致了循环中 C 反应蛋白的升高[48,72]。一旦多余的脂肪沉积在肝脏中，可能会增强局部炎症，因为大量脂肪酸本身具有促炎作用。

酮体的生成与胰岛素灵敏度高度相关。与单纯脂肪变性相比，肥胖的脂肪肝患者循环中 3-羟基丁酸酯和乙酰乙酸酯水平更低[73]。调节酮生成的一些重要基因的肝 RNA 水平也降低。酮体和酮生成酶水平低是否与胰岛素灵敏度相关尚不确定，但它们与循环 NEFA 和脂肪组织胰岛素抵抗指数呈显著正相关，这表明两者也许相关。

结　论

胰岛素抵抗和肝脏三酰甘油沉积高度相关，在大多数情况下，存在胰岛素抵抗时，就会有肝脏三酰甘油沉积。虽有例外，但它们之间的密切联系至少表明存在共同的发病机制，甚至在大多数情况下可能是因果关系。看似最合理的机制是胰岛素抵抗导致脂肪组织的分解和转运至肝脏的脂肪酸增加。肝脏本身可通过胰岛素抵抗和高胰岛素血症引发脂肪酸摄取和三酰甘油沉积，即便 VLDL 中的转出升高亦如此。

参考文献

［1］ Monetti M，Nagaraj N，Sharma K，et al. Large-scale phosphosite quantification in tissues by a spike-in SILAC method. Nat Methods，2011，8：655－658

［2］ Seppälä-Lindroos A，Vehkavaara S，Häkkinen AM，et al. Fat accumulation in the liver is associated with defects in insulin suppression of glucose production and serum free fatty acids independent of obesity in normal men. J Clin Endocrinol Metab，2002，87：3023－3028

［3］ Bugianesi E，Gastaldelli A，Vanni E，et al. Insulin resistance in non-diabetic patients with non-alcoholic fatty liver disease：sites and mechanisms. Diabetologia，2005，48：634－642

［4］ Kotronen A，Luurinen L，Tiikkainen M，et al. Increased liver fat，impaired insulin clearance，and hepatic and adipose tissue insulin resistance in type 2 diabetes. Gastroenterology，2008，135：122－130

［5］ Mehta SR，Godsland IF，Thomas EL，et al. Intrahepatic insulin exposure，intrahepato-cellular lipid and regional body fat in nonalcoholic fatty liver disease. J Clin Endocrinol Metab，2012，97：2151－2159

［6］ DeFronzo RA，Tobin JD，Andres R. Glucose clamp technique：a method for quantifying insulin secretion and resistance. Am J Physiol，1979，237：E214－E233

［7］ Kolterman OG，Gray RS，Griffin J，et al. Receptor and postreceptor defects contribute to the insulin resistance in noninsulin-dependent diabetes mellitus. J Clin Invest，1981，68：

957 – 969

[8] Aitman TJ, Godsland IF, Farren B, et al. Defects of insulin action on fatty acid and car-bohydrate metabolism in familial combined hyperlipidaemia. Arterioscler Thromb Vasc Bi-ol, 1997, 17: 748 – 754

[9] Kolterman OG, Insel J, Saekow M, et al. Mechanism of insulin resistance in human obe-sity: evidence for receptor and post receptor defects. J Clin Invest, 1980, 65: 1272 – 1284

[10] Bergman RN, Ider YZ, Bowden CR, et al. Quantitative estimation of insulin sensitivity. Am J Physiol, 1979, 236: E667 – E677

[11] Caumo AC, Cobelli C. Hepatic glucose production during the labelled IVGTT: estima-tion by deconvolution with a new minimal model. Am J Physiol, 1993, 264: E829 – E841

[12] Kahn SE, Prigeon RL, McCulloch DK, et al. Quantification of the relationship between insulin sensitivity and beta-cell function in human subjects. Evidence for a hyperbolic function. Diabetes, 1993, 42: 1663 – 1672

[13] Cobelli C, Pacini G. Insulin secretion and hepatic extraction in humans by minimal modelling of C-peptide and insulin kinetics. Diabetes, 1988, 37: 223 – 231

[14] Watanabe RM, Volund A, Roy S, et al. Prehepatic beta-cell secretion during the intra-venous glucose tolerance test in humans: application of a combined model of insulin and C-peptide kinetics. J Clin Endocrino J Metab, 1989, 69: 790 – 797

[15] Otten J, Ahrén B, Olsson T. Surrogate measures of insulin sensitivity vs the hyperinsulinae-mic-euglycaemic clamp: a meta-analysis. Diabetologia, 2014, 57: 1781 – 1788

[16] Simonson DC. Surrogate measures of insulin resistance does one size fit all? Diabetolo-gia, 2015, 58: 207 – 210

[17] Matthews DR, Hosker JP, Rudenski AS, et al. Homeostasis model assessment: insulin resistance and B-cell function from fasting plasma glucose and insulin concentrations in man. Diabetologia, 1985, 28: 412 – 419

[18] Katz A, Nambi SS, Mather K, et al. Quantitative insulin sensitivity check index: a sim-ple, accurate method for assessing insulin sensitivity in humans. J Clin Endocrinol Metab, 2000, 85: 2402 – 2410

[19] Matsuda M, DeFronzo RA. Insulin sensitivity indices obtained from oral glucose toler-ance testing. Diabetes Care, 1999, 22: 1462 – 1470

[20] Stumvoll M, Mitrakou A, Pimenta W, et al. Use of the oral glucose tolerance test to as-sess insulin release and insulin sensitivity. Diabetes Care, 2000, 23: 295 – 301

[21] Gutt M, Davis CL, Spitzer SB, et al. Validation of the insulin sensitivity index(ISI(0, 120)): comparison with other measures. Diabetes Res Clin Pract, 2000, 47: 177 – 184

[22] Belfiore F, Iannello S, Volpicelli G. Insulin sensitivity indices calculated from basal and OGTT-induced insulin, glucose, and FFA levels. Mol Genet Metab, 1998, 63: 134－141

[23] Cederholm J, Wibell L. Insulin release and peripheral sensitivity at the oral glucose tolerance test. Diabetes Res Clin Pract, 1990, 10: 167－175

[24] Mari A, Pacini G, Murphy E, et al. A model based method for assessing insulin sensitivity from the oral glucose tolerance test. Diabetes Care, 2001, 24: 539－548

[25] Abdul-Ghani MA, Matsuda M, Balas B, et al. Muscle and liver insulin resistance indexes derived from the oral glucose tolerance test. Diabetes Care, 2007, 30: 89－94

[26] Gelding SV, Robinson S, Lowe S, et al. Validation of the low dose short insulin tolerance test for evaluation of insulin sensitivity. Clin Endocrinol, 1994, 40: 611－615

[27] DeFronzo RA, Ferrannini E, Simonson DC. Fasting hyperglycemia in non-insulin-dependent diabetes mellitus: contributions of excessive hepatic glucose production and impaired tissue glucose uptake. Metabolism, 1989, 38: 387－389

[28] Radziuk J, Norwich KH, Vranic M. Experimental validation of measurements of glucose turnover in nonsteady state. Am J Physiol, 1978, 234: E84－E93

[29] Borra R, Lautamäki R, Parkkola R, et al. Inverse association between liver fat content and hepatic glucose uptake in patients with type 2 diabetes mellitus. Metab Clin Exp, 2008, 57: 1445－1451

[30] Sanyal AJ, Campbell-Sargent C, Mirshahi F, et al. Nonalcoholic steatohepatitis: association of insulin resistance and mitochondrial abnormalities. Gastroenterology, 2001, 120: 1183－1192

[31] Zoratti R, Godsland IF, Chaturvedi N, et al. Relation of plasma lipids to insulin resistance, non-esterified fatty acid levels and body fat in men from three ethnic groups: relevance to variation in risk of diabetes and coronary disease. Metabolism, 2000, 49: 245－252

[32] Periwal V. Chow CC, Bergman RN, et al. Evaluation of quantitative models of the effect of insulin on lipolysis and glucose disposal. Am J Physiol Regul Integr Comp Physiol, 2008, 295: R1089－R1096

[33] Gelding SV, Coldham N, Niththyananthan R, et al. Insulin resistance with respect to lipolysis in non-diabetic relatives of European patients with type 2 diabetes. Diabet Med, 1995, 12: 66－73

[34] Kooner JS, Baliga RR, Wilding J, et al. Abdominal obesity, impaired nonesterified fatty acid suppression, and insulin-mediated glucose disposal are early metabolic abnormalities in families with premature myocardial infarction. Arterioscler Thromb Vasc Biol, 1998, 18: 1021－1026

[35] Gastaldelli A, Harrison SA, Belfort-Aguilar R, et al. Importance of changes in adipose tissue insulin resistance to histological response during thiazolidinedione treatment of pa-

tients with nonalcoholic steatohepatitis. Hepatology, 2009, 50: 1087 – 1093

[36] Lomonaco R, Ortiz-Lopez C, Orsak B, et al. Effect of adipose tissue insulin resistance on metabolic parameters and liver histology in obese patients with nonalcoholic fatty liver disease. Hepatology, 2012, 55: 1389 – 1397

[37] Baynes C, Henderson AD, Richmond W, et al. The response of hepatic lipase and serum lipoproteins to acute hyperinsulinaemia in type 2 diabetes. Eur J Clin Investig, 1992, 22: 341 – 346

[38] Sadur C, Eckel R. Insulin stimulation of adipose tissue lipo-protein lipase. J Clin Invest, 1982, 69: 1119 – 1125

[39] Patsch W, Franz S, Schonfeld G. Role of insulin in lipopro-tein secretion by cultured rat hepatocytes. J Clin Invest, 1983, 71: 1161 – 1174

[40] Lin MCM, Gordon D, Wetterau JR. Microsomal triglyceride transfer protein(MTP) in HepG2 cells: insulin negatively regulates MTP gene expression. Lipid Res, 1995, 36: 1073 – 1081

[41] Lewis GF, Uffelman KD, Szeto LW, et al. Interaction between free fatty acids and insulin in the acute control of very low density lipoprotein production in humans. J Clin Invest, 1995, 95: 158 – 166

[42] Malmström R, Packard CJ, Caslake M, et al. Defective regulation of triglyceride metabolism by insulin in the liver in NIDDM. Diabetologia, 1997, 40: 454 – 462

[43] Simmons RK, Alberti KG, Gale EA, et al. The metabolic syndrome: useful concept or clinical tool? Report of a WHO Expert Consultation. Diabetologia, 2010, 53: 600 – 605

[44] Godsland IF, Johnston DG. Co-associations between insulin sensitivity and measures of liver function, subclinical inflammation and hematology. Metabolism, 2008, 57: 1190 – 1197

[45] Shulman GI. Ectopic fat in insulin resistance, dyslipidemia, and cardiometabolic disease. N Engl J Med, 2014, 371: 1131 – 1141

[46] Raghow R, Yellaturu C, Deng X, et al. SREBPs: the crossroads of physiological and pathological lipid homeostasis. Trends Endocrinol Metab, 2008, 19: 65 – 73

[47] Brown MS, Goldstein JL. Selective versus total insulin resistance: a pathogenic paradox. Cell Metabolism, 2008, 7: 95 – 96

[48] Sparks JD, Sparks CE, Adeli K. Selective hepatic insulin resistance, VLDL overproduction, and hypertriglyceridemia. Arterioscler Thromb Vasc Biol, 2012, 32: 2104 – 2112

[49] Wu X, Chen K, Williams KJ. The role of pathway-selective insulin resistance and responsiveness in diabetic dyslipoproteinemia. Curr Opin Lipidol, 2012, 23: 334 – 344

[50] Donnelly KL, Smith CI, Schwarzenberg SJ, et al. Sources of fatty acids stored in liver and secreted via lipoproteins in patients with nonalcoholic fatty liver disease. J Clin In-

vest, 2005, 115: 1343 - 1351

[51] Auinger A, Valenti L, Pfeuffer M, et al. A promoter polymorphism in the liver-specific fatty acid transport protein 5 is associated with features of the metabolic syndrome and steatosis. Horm Metab Res, 2010, 42: 854 - 859

[52] Berlanga A, Guiu-Jurado E, Porras JA, et al. Molecular pathways in non-alcoholic fatty liver disease. Clin Exp Gastroenterol, 2014, 7: 221 - 239

[53] Forbes S, Robinson S, Dungu J, et al. Sustained endogenous glucose production, diminished lipolysis and non-esterified fatty acid appearance and oxidation in non-obese women at high risk of type 2 diabetes. Eur J Endocrinol, 2006, 155: 469 - 476

[54] Forbes S, Godsland IF, Taylor-Robinson SD, et al. A history of previous gestational diabetes mellitus is associated with adverse changes in insulin secretion and VLDL metabolism independently of increased intrahepatocellular lipid. Diabetologia, 2013, 56: 2021 - 2033

[55] Swinburn BA, Nyomba BL, Saad MF, et al. Insulin resistance associated with lower rates of weight gain in Pima Indians. J Clin Invest, 1991, 88: 168 - 173

[56] Anderson SG, Dunn WB, Banerjee M, et al. Evidence that multiple defects in lipid regulation occur before hyperglycemia during the prodrome of type-2 diabetes. PLoS ONE, 2014, 9: e103217

[57] Forbes S, Taylor-Robinson SD, Patel N, et al. Increased prevalence of non-alcoholic fatty liver disease in European women with a history of gestational diabetes. Diabetologia, 2011, 54: 641 - 647

[58] Prikoszovich T, Winzer C, Schmid AI, et al. Body and liver fat mass rather than muscle mitochondrial function determine glucose metabolism in women with a history of gestational diabetes mellitus. Diabetes Care, 2011, 34: 430 - 436

[59] Browning JD, Szczepaniak LS, Dobbins R, et al. Prevalence of hepatic steatosis in an urban population in the United States: impact of ethnicity. Hepatology, 2004, 40: 1387 - 1395

[60] Bedogni G, Miglioli L, Masutti F, et al. Prevalence of and risk factors for nonalcoholic fatty liver disease: the Dionysos nutrition and liver study. Hepatology, 2005, 42: 44 - 652

[61] Smits MM, Ioannou GN, Boyko EJ, et al. Non-alcoholic fatty liver disease as an independent manifestation of the metabolic syndrome: results of a US national survey in three ethnic groups. J Gastroenterol Hepatol, 2013, 28: 664 - 670

[62] Gambarin-Gelwan M, Kink abwala SV, Schiano TD, et al. Prevalence of nonalcoholic fatty liver disease in women with polycystic ovary syndrome. Clin Gastroenterol Hepatol, 2007, 5: 496 - 501

[63] Ramezani-Binabaj M, Motalebi M, Karimi-Sari H, et al. Are women with polycystic o-

varian syndrome at a high risk of non-alcoholic Fatty liver disease, a meta-analysis. Hepat Mon, 2014, 14: e23235

[64] Gardner CJ, Irwin AJ, Daousi C, et al. Hepatic steatosis, GH deficiency and the effects of GH replacement: a Liver pool magnetic resonance spectroscopy study. Eur J Endocrinol, 2012, 166: 993 – 1002

[65] Semple RK, Sleigh A, Murgatroyd PR, et al. Postreceptor insulin resistance contributes to human dyslipidemia and hepatic steatosis. J Clin Invest, 2009, 119: 315 – 322

[66] Biddinger SB, Hernandez-Ono A, Rask-Madsen C, et al. Hepatic insulin resistance is sufficient to produce dyslipidemia and susceptibility to atherosclerosis. Cell Metab, 2008, 7: 125 – 133

[67] Wahrenberg H, Lönnqvist F, Arner P. Mechanisms underlying regional differences in lipolysis in human adipose tissue. J Clin Invest, 1989, 84: 458 – 467

[68] Doege H, Baillie RA, Ortegon AM, et al. Targeted deletion of FATP5 reveals multiple functions in liver metabolism: alterations in hepatic lipid homeostasis. Gastroenterology, 2006, 130: 1245 – 1258

[69] Farese RVJ, Zechner R, Newgard CB, et al. The problem of establishing relationships between hepatic steatosis and hepatic insulin resistance. Cell Metab, 2012, 15: 570 – 573

[70] Galbo T, Perry RJ, Jurczak MJ, et al. Saturated and unsaturated fat induce hepatic insulin resistance independently of TLR-4 signaling and ceramide synthesis in vivo. Proc Natl Acad Sci USA, 2013, 30: 12780 – 12785

[71] Konstantynowicz-Nowicka K, Harasim E, Baranowski M, et al. New evidence for the role of ceramide in the development of hepatic insulin resistance. PLoS One, 2015, 10 (1): e0116858

[72] Meshkani R, Adeli K. Hepatic insulin resistance, metabolic syndrome and cardiovascular disease. Clin Biochem, 2009, 42: 1331 – 1346

[73] Männistö VT, Simonen M, Hyysalo J, et al. Ketone body production is differentially altered in steatosis and non-alcoholic steatohepatitis in obese humans. Liver Int, 2015, 35: 1853 – 1861

（谢利芳　译，王全楚　审校）

第4章 儿童非酒精性脂肪性肝病：一种进行性肝纤维化倾向明确的疾病

Emer Fitzpatrick，*Anil Dhawan*

摘 要

- 了解儿童非酒精性脂肪性肝病（NAFLD）的负担、现状与诊断困难情况，鉴别儿童与成人 NAFLD 的差异。
- 调查导致儿童发生 NAFLD 的原因及其对患者的现状和结局的影响。
- 探讨儿童 NAFLD 的组织学分型与纤维化进展及预后的关系。

引 言

在过去的 20 年里，全球性的肥胖或超重流行已经成为成人和儿童脂肪肝发病的重要原因。一些基因和表观遗传因子被用来解释为何体重指数（BMI）相同的患者疾病表现和严重程度存在差异。与成年人不同，儿童存在生长发育的独特需要，不断增加的体重意味着需要更多的热量摄入，这也为给予儿童高糖、高脂饮食的经验做法提供了部分依据。尽管儿童的肝脏暴露在酒精和其他环境毒素的可能性较低，但目前对营养毒素（饱和脂肪和糖）与正在发育的肝脏里的肝细胞之间复杂的相互作用尚缺乏深入研究，仅知道在儿童中以肝纤维化为特点的肝细胞损伤在某种程度上比成人更严重，理论上更易导致肝硬化。其他已知的影响因素还包括，胎儿在子宫内的营养不足和婴儿早期的营养过剩，这些均与后期胰岛素抵抗的较高发生率有关[1]。儿童和青少年是最主要的果糖消费群体[2-3]，最新的证据表明，这可能与 NAFLD 的进展和严重程度有关[4]。本章将介绍儿童 NAFLD 的独有特征，重点关注引起儿童肝纤维化和肝硬化发展加快的因素。

有关儿童 NAFLD 患者的长期预后目前知之不多。我们怀疑其在西方国家发病率高，波及 5% ~ 10% 的学龄儿童[5-6]以及 44% ~ 70% 的肥胖儿童[7-8]，但对儿童 NAFLD 的结局以及如何采取合适的目标管理实在知之甚少。最主要的问题是学龄儿童 NAFLD 的流行是否会导致在下一个 10 年内肝移植的需求大幅度增长。虽然目前并没有此方面的证据，但是青春期前儿童继发于 NAFLD 的桥接纤维化证明这是一个现实的顾虑。

目前缺乏对儿童期确诊 NAFLD 患者的长期随访研究。因此，对其实际转归不得而知。有一种观点认为，就肝病而言，越早患病预后越差。儿童 NAFLD 经常和成人 NAFLD 表现出不同的组织学特征，它们究竟是不是同一种疾病，尚无定论。

尤其值得关注的是，儿童肝纤维化是否比成人肝纤维化更容易进展为肝硬化。儿童肝脏疾病虽不多见，但大多需要进行肝移植手术。最好的例子是胆道闭锁患者，如果不进行肝移植，80% 的人活不到 20 岁[9]，如果外科矫正手术不能消除黄疸，就需要在 2 岁以内进行肝移植。其他常见的儿童肝病，如自身免疫性肝炎和 Wilson 病，往往进展迅速，一经发现就是肝硬化失代偿期，或者可能在儿童期就进展为终末期肝病。

儿童 NAFLD 的发生原因

肥胖表型的宫内传播已成为关注的热点。婴儿出生前，其肝脏就暴露在母体的脂质堆积、氧化应激、细胞凋亡和固有免疫功能障碍等环境中，这些损肝因素可能对孩子出生后 NAFLD 的发生发展发挥一定的作用。一个重要的流行病学现象是，当前准妈妈们有 60% 是肥胖的[10]。一项 MRI 研究表明，根据孕妇的体重指数（BMI）可以预测胎儿的肝内脂质蓄积[11]。由于胎儿的脂肪组织积累过程直到妊娠晚期才开始，所以之前胎儿暴露于高脂环境时只能利用肝脏来存储脂质[12]。

Mouralidarane 等用小鼠模型证明了子鼠在高脂饮食的母鼠子宫内，除了氧化应激水平升高、固有免疫损伤外，还会产生肝脏脂质沉积[13]。在该研究中，子鼠继续由肥胖母鼠哺乳，且断奶后给予高脂饮食，这二者构成脂肪变性和 12 个月后脂肪肝、肝纤维化的独立危险因素。由肥胖母鼠哺乳且断奶后高脂饮食的子鼠，肝脏损伤显著增加[13]。同时还发现炎性细胞因子和促纤维化酶的 mRNA 表达增加。

总之，肝脏的"先天脂质暴露"，加上后天的营养过剩和懒于运动，可能是导致不良的肥胖表型和（或）疾病快速进展的主要原因。

有趣的是，在高脂饮食的恒河猴模型中，若交配前和怀孕期间改为正常饮食，与那些仍然保持高脂饮食的个体相比，其后代的脂肪变性发生率明显降低了[14]。

儿童 NAFLD：早期进展的组织学证据

在 NAFLD 流行病学研究中，较多使用非侵入性操作（比如转氨酶检查和肝脏超声），而非组织学检查来做出诊断。儿童只有在肝功能异常特别明显和（或）脾大时才会接受肝脏活检。尽管存在选择性偏倚，在大量儿童 NAFLD 中普遍存在明显的纤维化甚至肝硬化的现象值得关注。虽然儿童暴露于环境危险因素的时间相对较短，还是产生了上述情况。

Molleston 等报道最早的 1 例儿童 NAFLD 肝硬化在 1 岁时就发生急进性、失代偿性肝病[15]。2000 年首例儿童 NAFLD 的前瞻性系列研究报道了一例 9 岁的肝硬化患者[16]。

此后的其他大宗研究也有类似报道[15, 17-23]。

不同研究中 F2 以上的纤维化比例的不同可能与选择性进行肝活检的主观偏差有关。晚期患者通常会依靠一些其他的标志物。尽管如此，显著的肝损害这一曾经被认为需要几十年、至少也要数年才能形成的疾病，在青春期前儿童出现就更让人担忧了。美国非酒精性脂肪性肝炎(NASH)临床研究网络(CRN)报道了包括桥接纤维化和肝硬化在内的中度或更严重程度纤维化的流行趋势，在入组儿童中发生率为 30%[24]。在一项英国的儿童系列研究中，纤维化分期≥F2 占 51%[25]；一项意大利儿童系列研究中，晚期肝纤维化分期(≥F3)比例为 15%[26]。

儿童 NAFLD：一种独立疾病吗？

儿童 NAFLD 通常和成人不同，成人表现为以汇管区明显的炎症反应和纤维化(2 型 NASH)为主，儿童患者更多表现为严重的脂肪变性、较轻的气球样变和汇管区受累[27]。在传统 1 型 NASH，纤维化发生在窦状小管周围，呈鸡笼样的网状结构环绕肝实质细胞[28]。2 型 NAFLD 的纤维化则发生在汇管区。Schwimmer 等回顾性总结 100 例经肝脏组织活检证实的 NAFLD 儿童(2~18 岁)的组织学改变[17]。这些标本中 1 型 NASH 占 17%，2 型 NASH 占 51%，同时合并有 1 型和 2 型 NASH 占 16%，剩余的 16% 为单纯性脂肪变。与 1 型 NASH 相比，2 型 NASH 的儿童年龄更小、肥胖程度更严重。美国原住民和拉丁裔男孩较亚裔更容易发生 2 型 NASH。相比之下，在一项来自意大利的共 57 例 NASH 儿童的研究中，1 型 NASH 只有 2.4%，2 型 NASH 为 28.60%，而大多数儿童(52.4%)同时合并有 1 型和 2 型 NASH(其余 17% 为单纯性脂肪肝)[18]。在英国的一项纳入 45 例 NAFLD 儿童的系列研究中，60% 为 2 型 NASH，20% 同时合并有 1 型和 2 型 NASH，没有发现典型的 1 型 NASH 儿童(其余 20% 为单纯性脂肪肝)[25]。日本 Takahashi 报道成人患者中 2 型 NASH 占比 9%，儿童中数据为 21%[29]。导致 NAFLD 表型差异的机制目前尚不清楚。

NASH CRN 对汇管区炎症作为 NASH 的特征性标记进行了综述[30]。一项在 728 例成人和 205 例儿童中开展的肝组织活检研究发现，年龄增加、高 BMI 女性、胰岛素抵抗等因素与成人汇管区炎症的发生相关。肝脂肪变性的程度和位置、气球样变性和晚期纤维化之间明确相关。在儿童组，汇管区炎症则与更小的年龄、广泛分布的脂肪变性和晚期肝纤维化(桥接型)等因素有关。两组所有样本均已确诊为 NASH。而在两组样本中，以上这些因素均未发现与肝小叶型炎症存在联系。虽然它看起来很像是晚期 NASH 的一个标志，但并不清楚这一表型是否由独立的病理生理学机制导致。

不同的肝病存在不同的肝纤维化模式。这些差异的产生可能由局灶性组织损伤累加和(或)不同肝病特异性效应细胞引起。在病毒性肝炎中肝纤维化是以汇管区为中心的桥接纤维化和界面性炎症[31]。胆汁性肝纤维化更多是门静脉 - 门静脉模式。在两者中均发现胆管反应(DR)与纤维化的严重程度相关[32]。胆管反应是肝脏干细胞(HPC)

活化增殖的反应，是肝损伤后再生与修复的次要途径。正常情况下，肝细胞损伤后由相邻的成熟肝细胞分裂进行替换。当肝脏慢性损伤或严重损伤发生时，这个次要途径才发挥作用[33]。包含有 HPC 的胆管上皮细胞位于汇管区周围。HPC 是双能细胞，既可分化为胆管上皮细胞又能分化为肝细胞。在人的肝脏疾病中，除了 NAFLD 外，在丙型肝炎[34]、酒精性肝病、遗传性血色病[35]和肝移植术后病毒性肝炎复发[36]时，DR 都与肝纤维化的严重程度密切相关。在胆汁淤积性疾病中，严重的 DR 常伴有纤维化形成[37]。DR 和纤维化之间确切的关系尚未完全明确[38]。汇管区炎症严重程度也被发现与 DR 和纤维化相关。

胆管反应、Hedgehog 信号通路和进展期纤维化

已有报道提示，在 2 型 NASH 中汇管区炎症活跃程度反映了胆管反应的情况。在这个过程中，胆管细胞的上皮间质转化可能与肝纤维化的发生模式有关[39]。Richardson 等报道了胆管反应的程度与肝纤维化分期和 NASH 分级均相关[39]。

儿童和成人肝脏损伤表现为何不同尚不清楚。可能的影响因素是，儿童稚嫩的肝细胞对各种伤害的易感性可能不同于成人。此外，肝细胞有明确的功能分区。例如，参与三羧酸循环的酶，在 1 区占主导地位，而 P450 酶优先存在于 3 区。儿童生长活跃，疾病的发生也可能在某种程度上影响到这一分区情况[40]。

也可能肝脏的修复机制或者说肝脏的再生倾向和活性，会因肝脏不同的成熟和发展阶段而异。成纤维细胞特异蛋白（FSP）100，是一种成纤维细胞的标记物，其在对照组儿童（健康）的肝脏小叶间导管上皮细胞内的含量比在成人对照组中更高，表明儿童的导管上皮细胞更倾向于呈现间充质细胞的特征，在儿童汇管区发生的上皮间质转化比成人更活跃[37]。

Diehl 等过去 10 年的工作揭示了 Hedgehog(Hh) 信号通路在 NAFLD 发病中可能发挥的作用[41]。Hh 途径是器官形成过程中的一种关键的信号途径。在青春期肝脏中此通路呈静止状态，当出现肝脏损伤后再次激活。因此，Hh 信号通路参与肝再生途径的激活。健康小儿肝脏比健康成人肝脏显示出更多的 Hh 信号表达。细胞对 Hh 配体暴露增加会刺激其参与创伤愈合。而通常这些细胞是经过严格调节的，一旦放松调节，就可能导致慢性炎症、肝纤维化和肝癌。如果儿童拥有比成人更多数量的 Hh 配体生成细胞和 Hh 信号应答细胞，就可能因为 Hh 信号途径的激活而增加损伤的风险[42]。

Guy 等研究了汇管区纤维化和 Hh 信号途径的再次激活之间的联系[41]。Hh 应答细胞的数量和成人 NAFLD 患者汇管区损伤、肝活检肝纤维化的严重程度密切相关($P <$ 0.000 1)，提示 Hh 信号途径活化和肝损伤之间存在联系[41]。在这项研究中，使用了 90 份 NASH CRN 储藏的活检标本进行了 Hh 配体和 GLil(Hh 应答细胞) 的免疫组化试验。

一项在儿童中进行的后续研究再次验证了 Hh 活化越多，Hh 配体表达、肝损伤后

Hh 应答细胞数量和疾病严重程度之间的相关性就越强[42]。

儿童其他慢性病的启示？

目前尚不清楚是什么原因导致儿童在某些肝脏疾病中容易发生肝纤维化进展，而在其他肝病中则不会发生。可能与受到损伤的类型相关，但也要考虑到同一疾病过程存在的异质性。例如，在胆道闭锁这一儿童期最常见的需要肝移植治疗的肝脏疾患中，纤维化进展程度就存在巨大差异。甚至在那些很小年龄就接受熟练外科医生实施的外科矫正手术的患者群体中，也存在同样的情况[43]。同样，丙型肝炎在儿童中被普遍认为是一种慢性进展性疾病，但丙型肝炎在儿童期即进展为肝硬化的案例也有报道。儿童期自身免疫性肝病和 Wilson 病常表现为终末期肝病，肝纤维化进展速度如此之快的原因尚不得而知。可能的解释是遗传和表观遗传因素均参与了所有类型儿童慢性肝病的肝纤维化进程。迄今为止，还不能将"快纤维化"与"慢纤维化"进行区分。随着全基因组关联分析(GWAS)的出现，针对哪些基因引起了更快速纤维化的研究已成为热点。非酒精性脂肪性肝病的多个 GWAS 研究结论已经发表。脂肪变性和纤维化程度最相关的危险因素是 PNPLA3 基因 rs738409 GG 基因型。在意大利进行的一项队列研究显示，GG 基因型在 NASH 患儿中检出率为 32%，而在未患 NASH 的儿童中为 1%，其在进展期 NASH 的比值比(OR)为 52。GG 基因型儿童仅占整个研究样本总量的 16%。在意大利和英国进行的成人 GG 基因型与 NASH 和纤维化的相关性的队列研究都给出了更低的 OR 值(1.7)[44]。此外，GG 基因型在成人 NAFLD 组中占比 14%。很显然，单一基因的差异不足以解释大多数患者在肝脏炎症和纤维化方面的差异。有可能是多个基因共同发挥作用造成了这一差异，这也是下一步研究的主要方向[45]。

导致 NAFLD 纤维化进展的已知危险因素

关于成人 NAFLD 患者疾病进展的危险因素有几项重要的长期研究，但尚无针对儿童患者的类似研究。成人 NAFLD 的研究结果也值得借鉴。成人研究的一个基本发现是，NASH 是一种能进展为肝硬化的严重疾病，无肝脏炎症和纤维化的单纯性脂肪肝(FL)却表现出比较温和的病程。在 132 例 NAFLD 患者的 10 年随访中，22% 的 NASH 和 4% 的单纯性脂肪肝进展为肝硬化[46]。且 NASH 组伴随显著升高的肝病相关死亡率。Ekstedt 等对 129 例患者进行平均 13.7 年的随访发现有 44% 的患者进展为肝纤维化[47]。NASH 组全因死亡率，尤其是与心血管和肝脏相关的死亡率，比单纯性肝脂肪组的死亡率高。在 Rochester 流行病学项目中，一项包含 420 例患者的人群研究显示，肝病相关性死亡率占 NAFLD 死亡原因的第 3 位[48]，5% 患者进展为肝硬化。Adams 等报道对 103 例NAFLD 患者进行平均 3.2 年的肝组织学随访，发现肝纤维化出现进展的占 37%，保持稳定的占 34%，减轻的占 29%[49]。纤维化进展与更高的 BMI 和糖尿病相关。对

10 项研究共 221 例 NASH 患者的系统回顾发现，经过 5.6 年随访后，37.6% 的患者出现了纤维化进展[50]。Musso 等对 40 项成人 NAFLD 自然病程的队列研究进行前瞻性系统综述发现[51]，与一般人群相比，NAFLD 患者总体死亡率和单因素死亡率均升高（OR 1.57）。对于超声观察到合并脂肪肝的心血管疾病患者，死亡风险增加了 2.05 倍，合并脂肪肝的 2 型糖尿病患者，死亡风险增加了 3.5 倍。在亚组分析中发现单纯性脂肪肝患者和一般人群死亡率无明显差异，NASH 患者总体死亡率升高 1.81 倍。因肝脏因素引起 NASH 亚组死亡率的额外升高，占总体死亡原因的 11% ~ 17%，在单纯肝脂肪变性患者中这一比例为 1.7% ~ 2.7%。

一项包含 11 项试验共 411 例经活检确诊的 NAFLD 患者的荟萃分析显示，在长达 2145.5（人·年）的随访期间，33.6% 出现了纤维化进展。该研究表明，单纯性脂肪肝患者（NAFL，仅脂肪变性）到达纤维化 F1 阶段病程历时 14.3 年，而确诊为 NASH 的患者历时 7 年[52]。但 McPherson 等的研究挑战了单纯 NAFL 很少进展这一观点，在 108 例平均观察 6.6 年的患者中，单纯性脂肪肝和 NASH 均有 42% 出现了纤维化进展[53]。

除了基线水平的纤维化程度，尚无其他与疾病进展相关的危险因素得到确认。显然，时间是一个重要因素，诊断为 NAFLD 的儿童在今后的 60 ~ 70 年时间内仍有进展为纤维化的潜在风险[54 - 55]。

显然，消除这种疾病的环境诱发因素（肥胖）和改善新陈代谢是逆转肝脏疾病进程的关键。因为，我们都知道肥胖儿童很可能成为肥胖的成年人[56 - 57]。

结　　论

偶然诊断为 NAFLD 的儿童，如果只是单纯性脂肪肝并不能说明其远期预后。但如果诊断为桥接纤维化则令人担忧，因为即使是短期暴露于环境危险因素（肥胖和胰岛素抵抗），纤维化进程也已经发生。

在为数不多的儿童 NAFLD 队列研究中，继发于 NASH 的肝硬化发生于年仅 10 岁的孩子已有报道[15 - 16]。Feldstein 等对 66 例 NAFLD 儿童进行长期观察，随访至患儿 20 岁时有 2 例进展为终末期肝病，需要肝移植[20]。5 例接受肝组织学随访的患儿中，4 例出现了纤维化进展。这和成人的研究结论一致[58]，在儿童 NAFLD 中，肥胖和胰岛素抵抗的严重程度似乎是纤维化进展的信号[59]。1 型和 2 型 NASH 之间的自然史差异尚难区分，这将是今后研究的重要课题之一。

参考文献

[1] Barker DJ. The developmental origins of insulin resistance. Horm Res, 2005, 64(Suppl 3): 2 - 7

[2] Vos MB, Kimmons JE, Gillespie C, et al. Dietary fructose consumption among US chil-

dren and adults：the Third National Health and Nutrition Examination Survey. Medscape J Med, 2008, 10(7)：160

[3] Sluik D, Engelen AI, Feskens EJ. Fructose consumption in the Netherlands：the Dutch national food consumption survey 2007 – 2010. Eur J Clin Nutr, 2015, 69：475 – 481

[4] Vos MB, Lavine JE. Dietary fruictose in nonalcoholic fatty liver disease. Hepatology, 2013, 57(6)：2525 – 2531

[5] Schwimmer JB, Deutsch R, Kahen T, et al. Prevalence of fatty liver in children and adolescents. Pediatrics, 2006, 1I8(4)：1388 – 1393

[6] Fraser A, Longnecker MP, Lawlor DA. Prevalencc of elevated alanine aminotransferase among US adolescents and associated factors：NHANES 1999 – 2004. Gastroenterology, 2007, 133(6)：1814 – 1820

[7] Sartorio A, Del Col A, Agosti F, et al. Predictors of non-alcoholic fatty liver disease in obese children. Eur J Clin Nutr, 2007, 61(7)：877 – 883

[8] Nobili V, Svegliati-Baroni G, Alisi A, et al. A 360-degree overview of paediatric NAFLD：recent insights. J Hepatol, 2013, 58(6)：1218 – 1229

[9] Shinkai M, Ohhama Y, Take H, et al. Long-term outcome of children with biliary atresia who were not transplanted after the Kasai operation：＞20-year experience at a children's hospital. J Pediatr Gastroenterol Nutr, 2009, 48(4)：443 – 450

[10] Hinkle SN, Sharma AJ, Kim SY, et al. Prepregnancy obesity trends among low-income women, United States, 1999 – 2008. Matern Child Health J, 2012, 16(7)：1339 – 1348

[11] Brumbaugh DE, Tearse P, Cree-Green M, et al. Intrahepatic fat is increased in the neonatal offspring of obese women with gestational diabetes. J Pediatr. 2013；162(5)：930 – 936. e1

[12] Brumbaugh DE, Friedman JE. Developmental origins of non-alcoholic fatty liver disease. Pediatr Res, 2014, 75(1 – 2)：140 – 147

[13] Mouralidarane A, Soeda J, Visconti-Pugmire C, et al. Maternal obesity programs offspring nonalcoholic fatty liver disease by innate immune dysfunction in mice. Hepatology, 2013, 58(1)：128 – 138

[14] McCurdy CE, Bishop JM, Williams SM, et al. Maternal high-fat diet triggers lipotoxicity in the fetal livers of nonhuman primates. J Clin Invest, 2009, 119(2)：323 – 335

[15] Molleston JP, White F, Teckman J, et al. Obese children with steatohepatitis can develop cirrhosis in childhood. Am J Gastroenterol, 2002, 97(9)：2460 – 2462

[16] Rashid M, Roberts EA. Nonalcoholic steatohepatitis in children. J Pediatr Gastroenterol Nutr, 2000, 30(1)：48 – 53

[17] Schwimmer JB, Behling C, Newbury R, et al. Histopathology of pediatric nonalcoholic fatty liver disease. Hepatology, 2005, 42(3)：641 – 649

[18] Nobili V, Marcellini M, Devito R, et al. NAFLD in children: a prospective clinical-pathological study and effect of lifestyle advice. Hepatology, 2006, 44(2): 458-465

[19] Kinugasa A, Tsunamoto K, Furukawa N, et al. Fatty liver and its fibrous changes found in simple obesity of children. J Pediatr Gastroenterol Nutr, 1984, 3(3): 408-414

[20] Feldstein AE, Charatcharoenwitthaya P, Treeprasertsuk S, et al. The natural history of non-alcoholic fatty liver disease in children: a follow-up study for up to 20-years. Gut, 2009, 58: 1538-1544

[21] Suzuki D, Hashimoto E, Kaneda K, et al. Liver failure caused by non-alcoholic steato-hepatitis in an obese young male. J Gastroenterol Hepatol, 2005, 20(2): 327-329

[22] Adams LA, Feldstein A, Lindor KD, et al. Nonalcoholic fatty liver disease among patients with hypothalamic and pituitary dysfunction. Hepatology, 2004, 39(4): 909-914

[23] Rajindrajith S, Dassanayake AS, Hewavisenthi J, et al. Advanced hepatic fibrosis and cirrhosis due to nonalcoholic fatty liver disease in Sri Lankan children: a preliminary report. Hepatol Int, 2008, 2(2): 209-212

[24] Molleston JP, Schwimmer JB, Yates KP, et al. Histological abnormalities in children with nonalcoholic fatty liver disease and normal or mildly elevated alanine aminotrans-ferase levels. J Pediatr, 2014, 164(4): 707-713. e3

[25] Fitzpatrick E, Mitry RR, Quaglia A, et al. Serum levels of CK18 M30 and leptin are useful predictors of steatohepatitis and fibrosis in paediatric NAFLD. JPGN, 2010, 51: 500-506

[26] Alkhouri N, Mansoor S, Giammaria P, et al. The development of the pediatric NAFLD fibrosis score (PNFS) to predict the presence of advanced fibrosis in children with non-alcoholic fatty liver disease. PLoS One, 2014, 9(8): e104558

[27] Carter-Kent C, Yerian LM, Brunt EM, et al. Nonalcoholic steatohepatitis in children: a multicenter clinicopathological study. Hepatology, 2009, 50: 1113-1120

[28] Brunt EM. Pathology of fatty liver disease. Mod Pathol, 2007, 20(Suppl 1): S40-S48

[29] Takahashi Y, Fukusato T. Pediatric nonalcoholic fatty liver disease: overview with emphasis on histology. World J Gastroenterol, 2010, 16(42): 5280-5285

[30] Brunt EM, Kleiner DE, Wilson LA, et al. Portal chronic inflammation in nonalcoholic fatty liver disease (NAFLD): a histologic marker of advanced NAFLD-Clinicopathologic correlations from the nonalcoholic steatohepatitis clinical research network. Hepatology, 2009, 49(3): 809-820

[31] Ishak K, Baptista A, Bianchi L, et al. Histological grading and staging of chronic hepa-titis. J Hepatol, 1995, 22(6): 696-699

[32] Ramm GA, Nair VG, Bridle KR, et al. Contribution of hepatic parenchymal and non-parenchymal cells to hepatic fibrogenesis in biliary atresia. Am J Pathol, 1998, 153

（2）：527 - 535

[33] Pinzani M, Rombouts K. Liver fibrosis: from the bench to clinical targets. Dig Liver Dis, 2004, 36(4): 231 - 242

[34] Clouston AD, Powell EE, Walsh MJ, et al. Fibrosis correlates with a ductular reaction in hepatitis C: roles of impaired replication, progenitor cells and steatosis. Hepatology, 2005, 41(4): 809 - 818

[35] Wood MJ, Gadd VL, Powell LW, et al. Ductular reaction in hereditary hemochromatosis: the link between hepatocyte senescence and fibrosis progression. Hepatology, 2014, 59(3): 848 - 857

[36] Prakoso E, Tirnitz-Parker JE, Clouston AD, et al. Analysis of the intrahepatic ductular reaction and progenitor cell responses in hepatitis C virus recurrence after liver transplantation. Liver Transpl, 2014, 20(12): 1508 - 1519

[37] Omenetti A, Bass LM, Anders RA, et al. Hedgehog activity, epithelial-mesenchymal transitions, and biliary dysmorphogenesis in biliary atresia, Hepatology, 2011, 53(4): 1246 - 1258

[38] Williams MJ, Clouston AD, Forbes SJ. Links between hepatic fibrosis, ductular reaction, and progenitor cell expansion. Gastroenterology, 2014, 146(2): 349 - 356

[39] Richardson MM, Jonsson JR, Powell EE, et al. Progressive fibrosis in nonalcoholic steatohepatitis: association with altered regeneration and a ductular reaction. Gastroenterology, 2007, 133(1): 80 - 90

[40] Roberts EA. Non-alcoholic steatohepatitis in children. Clin Liver Dis, 2007, 11(1): 155 - 172, x

[41] Guy CD, Suzuki A, Zdanowicz M, et al. Hedgehog pathway activation parallels histologic severity of injury and fibrosis in human nonalcoholic fatty liver disease. Hepatology, 2012, 55(6): 1711 - 1721

[42] Swiderska-Syn M, Suzuki A, Guy CD, et al. Hedgehog pathway and pediatric nonalcoholic fatty liver disease. Hepatology, 2013, 57(5): 1814 - 1825

[43] Davenport M, De Ville de Goyet J, Stringer MD, et al. Seamless management of biliary atresia in England and Wales(1999 - 2002). Lancet, 2004, 363(9418): 1354 - 1357

[44] Valenti L, Al-Serri A, Daly AK, et al. Homozygosity for the patatin-like phospholipase-3/adiponutrin I148M polymorphism influences liver fibrosis in patients with nonalcoholic fatty liver disease. Hepatology, 2010, 51(4): 1209 - 1217

[45] Zimmer V, Lammert F. Genetics and epigenetics in the fibrogenic evolution of chronic liver diseases. Best Pract Res Clin Gastroenterol, 2011, 25(2): 269 - 280

[46] Matteoni CA, Younossi ZM, Gramlich T, et al. Nonalcoholic fatty liver disease: a spectrum of clinical and pathological severity. Gastroenterology, 1999, 116(6): 1413 - 1419

［47］ Ekstedt M, Franzen LE, Mathiesen UL, et al. Long-term follow-up of patients with NAFLD and elevated liver enzymes. Hepatology, 2006, 44(4): 865－873

［48］ Adams LA, Lymp JF, St Sauver J, et al. The natural history of nonalcoholic fatty liver disease: a population-based cohort study. Gastroenterology, 2005, 129(1): 113－121

［49］ Adams LA, Sanderson S, Lindor KD, et al. The histological course of nonalcoholic fatty liver disease: a longitudinal study of 103 patients with sequential liver biopsies. J Hepatol, 2005, 42(1): 132－138

［50］ Argo CK, Northup PG, Al-Osaimi AM, et al. Systematic review of risk factors for fibrosis progression in non-alcoholic steatohepatitis. J Hepatol, 2009, 51(2): 371－379

［51］ Musso G, Gambino R, Cassader M, et al. Meta-analysis: natural history of non-alcoholic fatty liver disease(NAFLD) and diagnostic accuracy of non-invasive tests for liver disease severity. Ann Med, 2011, 43: 617－649

［52］ Singh S, Allen AM, Wang Z, et al. Fibrosis progression in nonalcoholic fatty liver vs nonalcoholic steatohepatitis: a systematic review and meta-analysis of paired-biopsy studies. Clin Gastroenterol Hepatol, 2015, 13: 643－654. e1－e9

［53］ McPherson S, Hardy T, Henderson E, et al. Evidence of NAFLD progression from steatosis to fibrosing-steatohepatitis using paired biopsies: implications for prognosis & clinical management. J Hepatol, 2015, 62: 1148－1155

［54］ Angulo P. Long-term mortality in nonalcoholic fatty liver disease: is liver histology of any prognostic significance? Hepatology, 2010, 51(2): 373－375

［55］ Bhala N, Angulo P, van der Poorten D, et al. The natural history of nonalcoholic fatty liver disease with advanced fibrosis or cirrhosis: an international collaborative study. Hepatology, 2011, 54(4): 1208－1216

［56］ Cunningham SA, Kramer MR, Narayan KM. Incidence of childhood obesity in the United States. N Engl J Med, 2014, 370(17): 1660－1661

［57］ Graversen L, Sorensen TI, Petersen L, et al. Preschool weight and body mass index in relation to central obesity and metabolic syndrome in adult-hood. PLoS One, 2014, 9(3): e89986

［58］ Guha IN, Parkes J, Roderick PR, et al. Non-invasive markers associated with liver fibrosis in non-alcoholic fatty liver disease. Gut, 2006, 55(11): 1650－1660

［59］ Schwimmer JB, Deutsch R, Rauch JB, et al. Obesity, insulin resistance, and other clinicopathological correlates of pediatric nonalcoholic fatty liver disease. J Pediatr, 2003, 143(4): 500－505

（呼敬雷　译，王全楚　审校）

第5章 非酒精性脂肪性肝病是隐源性肝硬化的诱因

Jay H. Lefkowitch

摘 要

- 目前的隐源性肝硬化病例有相当多是由晚期非酒精性脂肪性肝病（NAFLD）引起的。
- 非酒精性脂肪性肝炎最终可能进展为脂肪消失的肝硬化。
- 肥胖和糖尿病是 NAFLD 的重要危险因素，相对于其他病因明确的肝硬化，二者与隐源性肝硬化显示出更高相关性。
- 血清脂联素水平升高具有抗脂肪变性的作用，同时能降低血管输送向肝脏的引起门静脉高压的胰岛素和脂肪酸，是晚期 NAFLD 相关性肝硬化出现脂肪消失的重要影响因素。
- 晚期、静止性自身免疫性肝炎，隐匿性乙型肝炎病毒和丙型肝炎病毒感染，免疫抑制个体的慢性戊型肝炎病毒感染，是隐源性肝硬化的其他可能病因。
- 系统生物学（基因组学、转录组学、蛋白质组学和代谢组学）可能在未来数十年内阐明其他未知的隐源性肝硬化诱因。

引 言

在 50 年前甚至更早的肝硬化分类标准中，大多将分类名单上的最后一项留给了"隐源性肝硬化"，即原因不明的肝硬化。随着时代的发展、诊断方法的改进以及我们对肝胆疾病发病机制认知的巨大进步，所谓原因不明的肝硬化的病因被逐一识别。两个最好的例子是，1989 年丙型肝炎病毒（HCV）的发现以及 1980 年梅奥诊所的 Ludwig 等关于非酒精性脂肪性肝炎（NASH）的首次描述[1]。这些发现加上有效的 HCV 血清学检测技术，使很多原本归咎于隐源性或非甲非乙型病毒性肝炎的肝硬化病例的面纱终被揭开。对比 35 年前和现在最新的出版物上关于隐源性肝硬化发病率的数据，就能看出这些发现的影响是多么巨大。1981 年英国伯明翰一项跨度为 20 年的前瞻性研究中，隐源性肝硬化的患病率占所有肝硬化病例的 35.0% ~ 59.6%[2]（文献发表早于 HCV 的发现，在 Ludwig 提出 NASH 仅 1 年后）。而最近的隐源性肝硬化发病率估测值为 5% ~

30%[3]，这主要缘于近年肥胖和糖尿病患病人数在全球范围内惊人的增加，NAFLD 和 NASH 的临床病理特征获得了普遍的认识和理解。因此，现在新诊断为病因不明肝硬化的患者，很可能会先谨慎地评估是否存在非酒精性脂肪性肝病(NAFLD)的危险因素，必要时还会进行肝活检以明确诊断。最近的数据表明，隐源性肝硬化实际上有 30% ~ 70% 是由 NAFLD 和 NASH 造成的[4]。因此，在排除了病因明确的肝硬化病例和有临床病理学证据支持 NAFLD/NASH 为可能病因的肝硬化病例之后，目前真正属于"隐源性肝硬化"的病例可能只有 5% ~ 10%(表 5.1)。Schuppan 和 Afdahl 在最近的一项肝硬化回顾研究[5]中也给出了类似的结论：无明确诱因肝硬化(隐源性肝硬化)的诊断已经很少了。在未来 10 年或 20 年，由于分子基因诊断学技术与目前被称为"系统生物学"技术的应用，这个数字可能还会下降，这将在随后讨论。

表 5.1　肝硬化的诱因

已明确诱因

慢性肝炎

　　乙型肝炎病毒(HBV)

　　丙型肝炎病毒(HCV)

　　自身免疫性肝炎(AIH)

　　α1-抗胰蛋白酶缺乏症

　　Wilson 病

脂肪性肝病(大泡性)

　　酒精性(AFLD)

　　非酒精性(NAFLD)

其他代谢紊乱

　　血色素沉着病

药物性肝损伤(DILI)

胆道疾病

　　慢性大胆管梗阻

　　原发性胆汁性肝硬化

　　原发性硬化性胆管炎

　　慢性胆管紊乱、消失

肝静脉流出道梗阻(如 Budd-Chiari 综合征)

可能诱因

晚期，静止性自身免疫性肝炎

隐匿性乙型肝炎或丙型肝炎

抗肝炎病毒治疗的持续病毒应答(SVR)

"肝炎后肝硬化"(继发于不明病毒感染或药物所致肝炎)

慢性戊型肝炎病毒(HEV)感染(免疫抑制个体)

未知/罕见诱因("隐源性")

线粒体病

角蛋白突变

短端粒综合征

代谢/酶突变

隐源性肝硬化的定义和特征

"隐源性肝硬化"是指通过临床、病理、血清学、生化或病史均找不到病因的肝硬化[3]。对于临床医生而言，典型隐源性肝硬化的特征可能是：年龄 60 岁以上，女性居多，肥胖和糖尿病，无临床症状、通过其他原因被发现而确诊，或是最近出现了腹水、食管静脉曲张破裂出血、肝性脑病或者肝细胞肝癌(HCC)[3]。因其表现为正常或稍高的转氨酶水平，靠肝功能检测通常不能识别本病。为排除自身免疫性肝炎(AIH)所做的血清自身抗体检测通常为阴性，除非观察到抗核抗体或抗平滑肌抗体(一种非特异性/普遍存在的免疫应答反应，在很多 NAFLD 病例中可以观察到)阳性，但通常情况下为低滴度[6]。

对于病理学家而言，"隐源性肝硬化"在肝活检、外植体或尸检标本中都是一个"缺乏特征"的肝硬化，仅有围绕新生肝小叶分布的轻度纤维间隔，而无脂肪变性、胆汁淤积或含铁血黄素沉积(图 5.1)。病因明确的肝硬化所特有的组织学特征在隐源性肝硬化组织中大多是不存在的(或容易忽视)，如界面性肝炎(见于慢性乙型和丙型肝炎、自身免疫性肝炎)，肝细胞细胞质毛玻璃样变(慢性乙型肝炎)，汇管区淋巴细胞聚集(慢性丙型肝炎和其他原因的慢性肝炎)，胆管损伤减少或消失(原发性胆汁性肝硬化、原发性硬化性胆管炎)，汇管周围洋葱皮样纤维化(原发性硬化性胆管炎)，铜和铜结合蛋白阳性(Wilson 病，慢性胆汁淤积性肝病)，汇管周围肝细胞经淀粉酶消化法希氏高碘酸染色(DPAS)有阳染小球(α1-抗胰蛋白酶缺乏症)。

隐源性肝硬化中 NAFLD/NASH 的病理学特征

NAFLD 的组织学特征变化，从肝大泡性脂肪变性，脂肪性肝炎、肝硬化到肝癌等均包含在内[7-11]。虽然自马洛里第一次描述后，NASH 的组织学特征一直是许多研究的主题[1]，但有部分甚至是全部的病理特征会随肝硬化的进展而消失，特别是脂肪变

性(稍后讨论)。成人 NAFLD 和 NASH 主要影响小叶中心区(腺泡区 3)。NASH 的全部
特征和形式包括肝细胞大泡性脂肪变性、肝细胞气球样变,炎症(淋巴细胞和中性粒细
胞),肝细胞内马洛里小体[12]和环绕肝细胞的"鸡笼"样网状窦周纤维化(图 5.1)。诊
断为 NASH 至少要具备肝细胞大泡性脂肪变性、肝细胞气球样变和肝脏炎症[11],并且
这些特征作为半定量的活动度评分(NAS)[13]指标确定 NAFLD 和发生 NASH 的可能性。
其他可能出现的有助于诊断的特征有,巨线粒体[14-15]和糖尿病患者中出现的汇管周围
肝细胞中的"肝糖原核"(图 5.2)。

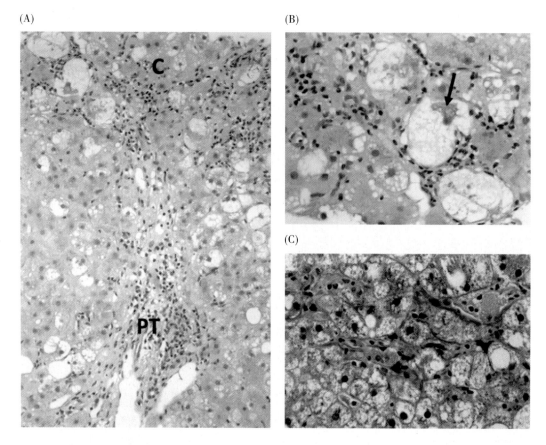

图 5.1　典型的非酒精性脂肪性肝炎(NASH)。A. 脂肪变性,肝细胞气球样变,炎症(最轻的脂肪性
肝炎的组织学变化三联症)在小叶中心区明显(C)。B. 肝细胞气球样变和肝细胞内马洛里小体(箭头
所指)在高倍镜下所示。C. 三色染色法可见围绕着肝小叶中心肝细胞的特征性细胞/窦状小管周围网
状"鸡笼样纤维化"(A 和 B 为苏木精－伊红染色;C 为马森三色染色)(见彩插)

　　NASH 中环绕肝小叶中央静脉的纤维化最终会蔓延到多数中央静脉。一旦已有的环
肝小叶中央静脉的纤维化穿过肝小叶结构蔓延向其他肝小叶的中央静脉,更严重的是
蔓延向汇管区,就会将肝小叶中的肝实质细胞分割成小的肝细胞团。进行性 NASH 的
中心静脉－门静脉桥接纤维化进程,受汇管区肝前体细胞激活发育成胆管组织(胆管反
应)的影响,反映了 NAFLD 和 NASH 中肝细胞的受损修复能力[16-17]。在已出现脂肪消

失(或少量局灶性存在)的 NAFLD 相关肝硬化晚期，NASH 的其他特征可能不显著，必须仔细寻找。镜检可能在靠近纤维分割层和汇管区的肝硬化结节外围区域发现肝细胞气球样变和马洛里小体(图 5.2)。无气球样变的肝细胞可能含有马洛里小体。结缔组织三色染色可显露残留的细胞/窦状小管周围"鸡笼样"纤维化。NASH 肝小叶中心区和小叶中心 – 中心桥接纤维化的特殊倾向可能使一些肝小叶被去，为新生肝小叶形成留出空间，成为其定位生长的中心，这一过程被称为"小叶替换"。由 NASH 逐渐发展引起的中央 – 门静脉桥接纤维化，可能会转换模式产生纤细的纤维隔膜，这是一个有助于辨识残留的肝细胞气球样变和(或)马洛里小体的区域性组织学标志。在纤细纤维间隔附近的肝细胞也能显示出对尿素循环酶谷氨酰胺合成酶持久的免疫染色阳性，而通常这一阳性反应局限于小叶中心区域的肝细胞[18]。

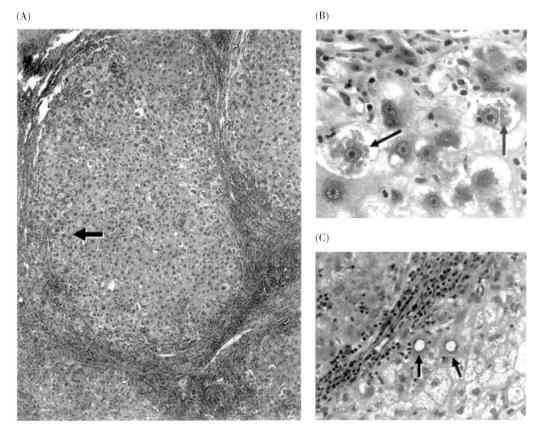

(A)

(B)

(C)

图 5.2 非酒精性脂肪性肝病引起的"隐源性肝硬化"。A. 低倍镜下肝硬化切片中未见脂肪。汇管区纤维间隔有轻度至中度慢性炎性细胞浸润，外观表现出与慢性肝炎相似的特征。然而，仔细检查位于肝小叶外围的肝细胞(箭头所指)仍能认出残留的非酒精性脂肪性肝炎特征(见高倍镜图像 B)。B. 图像 A 中箭头所指区域肝组织的高倍镜下图像，肝细胞有大小不等的气球样变和活跃的马洛里小体形成(箭头所指)。C. 偶见汇管区/纤维间隔区肝细胞内肝糖原核(箭头所指)(A、B、C 为苏木精 – 伊红染色)(见彩插)

NAFLD 是隐源性肝硬化诱因的证据

在 20 世纪 90 年代，两篇重要论文提供了 NAFLD/NASH 是很多隐源性肝硬化诱因的关键证据。1990 年，Powell 及其同事报道了一组 NASH 患者，经历了 5 年时间的脂肪减少和炎症反应后，进展为肝硬化[19]，从而揭示了所谓"耗竭型"NAFLD。随后，Caldwell 等在 1999 年研究发现，与原发性胆汁性肝硬化或慢性丙型肝炎肝硬化相比，在隐源性肝硬化分组中，糖尿病和肥胖更常见[20]。以此为起点，随后十多年的研究提供了一系列大量且绝大多数正面支持 NAFLD 是隐源性肝硬化诱因的证据。Caldwell 和 Crespo 总结了这些证据，包括以下方面：①一项针对因隐源性肝硬化进行肝移植的患者的移植肝进行的研究，发现其后来发展为移植后 NASH，并有片状脂肪变性、马洛里小体和肝细胞气球样变[21]；②临床病理学研究发现，85% 隐源性肝硬化患者伴有 NAFLD(其中 33% 为 NASH)[22]；③在隐源性肝硬化和肝癌患者中，肥胖和糖尿病患者数显著多于对照组[23]。

晚期 NAFLD/NASH 合并肝硬化患者的脂肪变性消失

在相当多的隐源性肝硬化患者中，NAFLD 之所以未被病理学检查发现，很大程度上是因为肝硬化晚期肝细胞中大泡性脂肪变性的消失(图 5.2)。这种脂肪消失的发生机制已经成为数个研究和假说的主题[24](表 5.2)。大多数假说将其归因于肝硬化的生理学特征可能会直接或间接地影响肝细胞对三酰甘油的摄取，尤其是门静脉高压引起三酰甘油经血管摄取通路(以及胰岛素、脂肪酸等的传递)的变化[25-26]，窦状小管内皮变化(小孔异常)或窦周间隙内皮下胶原屏障增厚(肝硬化"肝窦毛细血管化"，基底膜胶原蛋白增厚)，引起的脂肪形成分子向内皮下肝细胞通透性的异常[27]。最近的研究致力于脂联素的抗肝细胞脂肪变性效应和晚期 NAFLD 相关肝硬化血清脂联素升高的发生机制及其对脂肪消失的影响[24]。在很多肝硬化类型中，晚期会出现血清胆汁酸升高，也包括晚期 NAFLD 相关性肝硬化。脂肪细胞和肝细胞存在胆汁酸"串扰"，升高的胆汁酸和脂肪细胞上的胆汁酸受体结合，被认为是导致 NAFLD 相关肝硬化晚期血清脂联素升高的重要因素。

隐源性肝硬化其他可能的诱因和未来研究方向

除了 NAFLD 外，其他可导致隐源性肝硬化的情况，应在鉴别诊断中予以考虑(表 5.1)。晚期 AIH 无残余的界面性肝炎表现，仅有极轻微汇管和隔膜的淋巴细胞、浆细胞浸润，就是一种可能混淆的情况。隐匿或非活动性乙型肝炎病毒(HBV)或 HCV 感染也在其中。个别进行抗病毒治疗的 HBV 或 HCV 肝硬化患者，可能引起持续病毒应答

表 5.2　非酒精性脂肪性肝病相关性肝硬化晚期脂肪消失的可能原因

- 升高的血清脂联素水平导致肝细胞脂肪减少
- 胆汁酸信号与晚期肝硬化脂肪细胞结合并促进脂联素增加
- 肝硬化处于分解代谢(比合成)旺盛的状态
- 供能目的的全身性脂肪存储消耗
- 异常的门静脉引流和(或)肝硬化门体分流限制了肝细胞与胰岛素和脂肪酸的接触
- 窦状小管孔隙消失与基底膜结构增生,使脂肪形成分子的跨内皮转运功能受损
- 衰老的含脂肪肝细胞被无脂肪肝祖细胞分裂取代

引自参考文献[24]

(SVR)状态,肝硬化时隐时现,无或仅有轻微炎症。在免疫抑制个体,尤其是肝移植术后患者中,还需要进行血清学检查以排除慢性戊型肝炎病毒(HEV)感染引起的移植后进展性肝硬化[28-30]。

罕见的引起隐源性肝硬化的情况包括线粒体病、角蛋白突变和短端粒综合征。线粒体病包括多种点突变和(或)线粒体 DNA(mtDNA)缺失导致的呼吸链缺陷[31]。这些缺陷会影响肝细胞、肌肉和神经组织,从而引起多器官综合征(例如线粒体神经肝型脑肌病)和新生儿、儿童、成人肝硬化。失能性突变影响到端粒酶复合体(在染色体的 3′端末尾添加重复的 TTAGGG 序列以维持细胞多代分裂和再生能力的酶)可能导致其他不能解释的、伴有特发性肺纤维化[32]或先天性角化不良[33]的肝硬化。还有一些不明原因的肝硬化病例可能是由于角蛋白 8 基因突变引起的[34]。

在未来十年里,对于少数仍病因不明的肝硬化可能会有一个或多个系统生物学技术来揭示其病因[35]。这些被统称为"组学"(基因组学、转录组学、蛋白质组学、代谢物组学)的技术能对疾病进行明确区分,例如基因组学可能会为某些独特疾病规定或提供一个"标志物"。NAFLD 作为这类技术广泛应用的一个例子已积累了非常有用的数据。单核苷酸多态性(SNP)基因组研究已经证实,在 NAFLD 患者 PNPLA3 基因的一个重要而稳定的突变会导致 PNPLA3 酶的第 148 位氨基酸由甲硫氨酸非同义置换为异亮氨酸而引起肝细胞脂肪堆积[36]。PNPLA3(含马铃薯块茎储藏蛋白样磷脂酶域蛋白 3 或脂肪营养蛋白)是一种介导脂肪细胞中三酰甘油水解的三酰甘油脂肪酶。NAFLD 代谢组学检测(通过高通量磁共振光谱或质谱检测 1500Da 以下的小分子)显示出明显的与疾病进展相关的脂质沉积特征[37-38]。这仅是未来可能的用系统生物学方法明确剩余"隐源性"肝硬化病因的几个例子。

结　论

隐源性肝硬化,顾名思义,通常是病因尚不明确的非确定性诊断。在过去 30 年里,发达国家和其他地区都出现了肥胖、糖尿病、代谢综合征和 NAFLD 患病率的惊人

增长。NAFLD 的自然病程和转归数据显示，9% ～ 20% 的 NASH 个体会发展为肝硬化[39]。很多这类肝硬化患者会保留足够多的 NAFLD 和 NASH 的临床和病理特征，但仍有一些患有 NAFLD 的个体会被诊断为"隐源性肝硬化"，特别是当 NAFLD 和 NASH 的主要病理标志（尤其是大泡性脂肪）消失的情况下。现在 30% ～ 70% 的隐源性肝硬化病例被认为是由 NAFLD/NASH 引起的。未来识别 NAFLD/NASH 特有的基因和（或）代谢组学特征的技术，以及利用系统生物学技术（如转录组学，基因组测序）排查个别病例中可能混杂的其他少见因素，为进一步确认隐源性肝硬化的真正病因带来了希望。

参考文献

[1] Ludwig J, Viggiano TR, McGill DB, et al. Nonalcoholic steatohepatitis: Mayo Clinic experiences with a hitherto unnamed disease. Mayo Clin Proc, 1980, 55: 434 – 438

[2] Saunders JB, Walters JRF, Davies P, et al. A 20-year prospective study of cirrhosis. Br Med J, 1981, 282: 263 – 266

[3] Caldwell S. Cryptogenic cirrhosis: what are we missing? Curr Gastroenterol Rep, 2010, 12: 40 – 48

[4] Caldwell SH, Crespo DM. The spectrum expanded: cryptogenic cirrhosis and the natural history of non-alcoholic fatty liver disease. J Hepatol, 2004, 40: 578 – 584

[5] Schuppan D, Afdhal NH. Liver cirrhosis. Lancet, 2008, 371: 838 – 851

[6] Loria P, Lonardo A, Leonardi F, et al. Non-organ-specific autoantibodies in nonalcoholic fatty liver disease: prevalence and correlates. Dig Dis Sci, 2003, 48: 2173 – 2181

[7] Yeh MM, Brunt EM. Pathology of nonalcoholic fatty liver disease. Am J Clin Pathol, 2007, 128: 837 – 847

[8] Hübscher SG. Histological assessment of non-alcoholic fatty liver disease. Histopathology, 2006, 49: 450 – 465

[9] Tannapfel A, Denk H, Dienes H-P, et al. Histopathological diagnosis of non-alcoholic and alcoholic fatty liver disease. Virchows Arch, 2011, 458: 511 – 523

[10] Brunt EM. Non-alcoholic fatty liver disease: what's new under the microscope? Gut, 2011, 60: 1152 – 1158

[11] Yeh MM, Brunt EM. Pathological features of fatty liver disease. Gastroenterology, 2014, 147: 754 – 764

[12] Zatloukal K, French SW, Stumptner C, et al. From Mallory to Mallory-Denk bodies: what, how and why? Exp Cell Res, 2007, 313: 2033 – 2049

[13] Kleiner DE, Brunt EM, Van Natta M, et al. Design and validation of a histological scoring system for nonalcoholic fatty liver disease. Hepatology, 2005, 41: 1313 – 1321

[14] Le TH, Caldwell SH, Redick JA, et al. The zonal distribution of megamitochondria with

crystalline inclusions in nonalcoholic steatohepatitis. Hepatology, 2004, 39: 1423 – 1429

[15] Lotowska JM, Sobaniec-Lotowska ME, Backowska SB, et al. Pediatric non-alcoholic steatohepatitis: the first report on the ultrastructure of hepatocyte mitochondria. World J Gastroenterol, 2014, 20: 4335 – 4340

[16] Richardson MM, lonsson JR, Powell EE, et al. Progressive fibrosis in nonalcoholic steatohepatitis: association with altered regeneration and a ductular reaction. Gastroen-terology, 2007, 133: 80 – 90

[17] Gadd VL, Skoien R, Powell EE, et al. The portal inflammatory infiltrate and ductular reaction in human nonalcoholic fatty liver disease. Hepatology, 2014, 59: 1393 – 1405

[18] Lefkowitch JH, Morawski JL. Late nonalcoholic fatty liver disease with cirrhosis: a path-ologic case of lost or mistaken identity. Semin Liver Dis, 2012, 32: 92 – 98

[19] Powell EE, Cooksley WGE, Hanson R, et al. The natural history of nonalcoholic steato-hepatitis: a follow up study of forty-two patients for up to 21 years. Hepatology, 1990, 11: 74 – 80

[20] Caldwell SH, Oelsner DH, Iezzoni JC, et al. Cryptogenic cirrhosis: clinical character-ization and risk factors for underlying disease. Hepatology, 1999, 29: 664 – 669

[21] Conto MJ, Cales W, Sterling RK, et al. Development of nonalcoholic fatty liver disease after orthotopic liver transplantation for cryptogenic cirrhosis. Liver Transpl, 2001, 7: 363 – 373

[22] Ayata G, Gordon FD, Lewis WD, et al. Cryptogenic cirrhosis: clinicopathologic find-ings at and after liver transplantation. Hum Pathol, 2002, 33: 1098 – 1104

[23] Bugianasi E, Leone N, Vanni E, et al. Expanding the natural history of nonalcoholic steatohepatitis from cryptogenic cirrhosis to hepatocellular carcinoma. Gastroenterology, 2012, 123: 134 – 140

[24] van der Poorten D, Samer CF, Ramezani-Moghadam M, et al. Hepatic fat loss in ad-vanced nonalcoholic steatohepatitis: are alterations in serum adiponectin the cause? Hepatology, 2013, 57: 2180 – 2188

[25] Matsui O, Kadoya M, Takahashi S, et al. Focal sparing of segment IV in fatty livers shown by sonography and CT: correlation with aberrant gastric venous drainage. Am J Roentgenol, 1995, 164: 1137 – 1140

[26] Nosadini R, Vogaro A, Mollo F, et al. Carbohydrate and lipid metabolism in cirrhosis. Evidence that hepatic uptake of gluconeogenic precursors and of free fatty acid depends on effective hepatic flow. J Clin Endocrinol Metab, 1984, 58: 1125 – 1132

[27] Schaffner H, Popper H. Capillarization of the sinusoids. Gastroenterology, 1963, 44: 339 – 342

[28] Kamar N, Selver J, Mansuy J-M, et al. Hepatitis E virus and chronic hepatitis in organ-

transplant recipients. N Engl J Med, 2008, 358: 811 – 817

[29] Kamar N, Mansuy J-M, Cointault O, et al. Hepatitis E virus-related cirrhosis in kidney- and kidney-pancreas-transplant recipients. Am J Transplant, 2008, 8: 1744 – 1748

[30] Singh GKJ, Ijaz S, Rockwood N, et al. Chronic hepatitis E as a cause for cryptogenic cirrhosis in HIV. J Infect, 2012, 66: 103 – 106

[31] Pesce V, Cormio A, Marangi LC, et al. Depletion of mitochondrial DNA in the skeletal muscle of two cirrhotic patients with severe asthenia. Gene, 2012, 286: 143 – 148

[32] Carulli L, Dei Cas A, Nascimbeni F. Synchronous cryptogenic liver cirrhosis and idio- pathic pulmonry fibrosis: a clue to telomere involvement. Hepatology, 2012, 56: 2001 – 2003

[33] Calado RT, Brudno J, Mehta P, et al. Constitutional telomerase mutations are genetic risk factors for cirrhosis. Hepatology, 2011, 53: 1600 – 1607

[34] Ku N-O, Gish R, Wright TL, et al. Keratin 8 mutations in patients with cryptogenic li- ver disease. N Engl J Med, 2001, 344: 1580 – 1587

[35] Mato JM, Martínez-Chantar ML, Lu SC. Systems biology for hepatologists. Hepatology, 2014, 60: 735 – 743

[36] Daly AK, Ballestri S, Carulli L, et al. Genetic determinants of susceptibility and severity in nonalcoholic fatty liver disease. Expert Rev Gastroenterol Hepatol, 2011, 5: 253 – 263

[37] Barr J, Caballeria J, Martinez-Arranz I, et al. Obesity-dependent metabolic signatures associated with nonalcoholic fatty liver disease progression. J Proteome Res, 2012, 1: 2521 – 2532

[38] Barr J, Vazquez-Chantada M, Alonso C, et al. Liquid chromatography-mass spectrome- try-based parallel metabolic profiling of human and mouse model serum reveals putative biomarkers associated with the progression of nonalcoholic fatty liver disease. J Proteome Res, 2010, 9: 4501 – 4512

[39] Starley BQ, Calcagno CJ, Harrison SA. Nonalcoholic fatty liver disease and hepatocellu- lar carcinoma: a weighty connection. Hepatology, 2010, 51: 1820 – 1832

（呼敬雷　译，王全楚　审校）

第6章 不伴代谢综合征的非酒精性脂肪性肝病有何不同?

Yusuf Yilmaz

摘 要

- 大量的试验和流行病学研究证实代谢综合征(MS)是非酒精性脂肪性肝病(NAFLD)发生发展的主要危险因素。
- 然而,这种联系不是一成不变的,NAFLD甚至可以在没有明确诊断为MS的个体中出现(代谢正常的NAFLD)。
- 也许还有特殊的、未被确认的危险因素在调节这种可能性,即一个非MS的人也可以成为非酒精性脂肪肝(NAFL)。
- 这些因素可能交互作用,包括增加的血红蛋白水平、铁负荷以及和基因相关的危险因素。
- 大量的研究(共识)都在关注NAFLD和MS,但未来也应研究代谢正常的NAFLD。
- 与伴有MS的NAFLD的传统发病机制不同,代谢正常的NAFLD似乎有更好的临床结局。
- 在代谢正常的NAFLD中,血红蛋白、铁负荷以及基因因素之间复杂的内在联系,有助于我们更好地理解脂肪肝过负荷及开发创新性治疗手段。

引 言

NAFLD是一种常见的代谢性疾病,其特点是肝脏脂肪变性伴脂肪沉积超过肝组织重量5%;但排除酒精(摄取 < 20g/d)、病毒、毒物或者其他罕见原因引起的肝脏疾病[1-3]。NAFLD和进展期的非酒精性脂肪性肝炎(NASH)被普遍认为是代谢综合征(MS)在肝组织的表现——在病理生理学概念中胰岛素抵抗使个体易患高血糖、腹部肥胖、血脂异常和高血压[4-6]。病理生理学和流行病学观点支持NAFLD和MS之间存在紧密联系。从病理生理学角度而言,NAFLD与肝组织胰岛素抵抗和胰岛素抑制肝组织葡萄糖生成能力受损有关[5]。结果导致了轻度高血糖,并且刺激胰岛素分泌导致胰高血糖症。值得注意的是,胰岛素通常会抑制肝脏中极低密度脂蛋白(VLDL)的产生。

VLDL 的过剩和胰岛素抑制 VLDL 生产方面的缺陷与肝脏脂肪沉积相关[7]。流行病学证据显示，肝脏脂肪含量是与体重指数（BMI）无关的 MS 的组分之一[8]。此外，有报道称，肝脏脂肪堆积在 20～65 岁的 MS 受试者中是非 MS 受试者中的 4 倍[8]。因此，MS 是公认的 NAFLD 的主要危险因素，并且最新的 MS 诊断标准中包含脂肪肝[9]。

尽管如此，NAFLD 和 MS 似乎并非必然联系在一起[10]。近年来，只有 20%～80% 的 NAFLD 患者满足 MS 标准[10-13]。相反，也有患者被诊断为 MS，但不会发展为 NAFLD[14-15]。因此，并不是所有的研究都肯定 NAFLD 和 MS 之间存在不变的联系。在我们的系列研究中[10]，我们比较了组织学诊断为 NAFLD 的患者的一般特征。结果表明，大约 40% 的 NAFLD 患者不符合 MS 诊断标准，这些人可以归类为"代谢正常的 NAFLD"。与 MS 相关 NAFLD 者相比，非 MS 的 NAFLD 患者更年轻，有更低的 BMI 和 C 反应蛋白水平、更多见于男性、更低的胆石症患病率和更高水平的血红蛋白。重要的是，在 NASH 和代谢正常的 NAFLD 患者严重肝纤维化中，高血红蛋白水平是最重要的独立预测指标[10]。除了血红蛋白，在非 MS 的 NAFLD 患者的发病机制中，遗传因素起着关键作用。在这方面，包含 *PNPLA3* 基因的 patatin-like rs738409 GG 变体使一般人群罹患 NAFLD 的风险增加，尤其是在没有 MS 的患者中，该基因独立于饮食模式和代谢因素[16]。这些危险因素间的差异似乎具有重要的临床意义。在全国健康和营养检查调查Ⅲ（NHANES Ⅲ）中，Younossi 等[13]发现，在 1448 例超声检查诊断为 NAFLD 的患者中有 305 例（21%）没有达到 MS 的诊断标准。与代谢正常的 NAFLD 患者相比，更有可能达到 MS 诊断标准的人群为：非西班牙裔白人、老人和转氨酶水平高的人。重要的是，与代谢正常的 NAFLD 患者相比，有 MS 的 NAFLD 患者有更高的全因死亡率和心血管死亡率。有趣的是，无 MS 的 NAFLD 患者的死亡率与没有肝病患者的死亡率相似[13]。除了 MS 之外的其他因素显然在 NAFLD 的发病机制中起着重要的作用，代谢正常的 NAFLD 的潜在机制已成为研究热点。

新陈代谢正常的 NAFLD、血红蛋白、铁

在无 MS 的 NAFLD 的患者中，血红蛋白被认为是肝脏病变（NASH 和纤维化）严重程度的主要预测指标[10]。具体来说，在代谢正常的 NAFLD 患者诊断为 NASH 时，血红蛋白 >144g/L 的灵敏度和特异性分别为 71.3% 和 75.5%。通过对受试者工作特征曲线的分析，晚期肝纤维化患者血红蛋白曲线下面积是 0.850。以血红蛋白浓度 147g/L 作为最佳临界值，晚期肝纤维化的灵敏度和特异性分别为 72.7% 和 79%[10]。值得注意的是，血红蛋白作为潜在的 NAFLD 预测因子已被众多独立研究确认。有报道[17]显示，即使调整了潜在的混杂因素，NAFLD 的风险会随着血红蛋白浓度的增加而升高。随后研究证实[18]，与没有明显肝病的患者相比，NAFLD 患者有较高的血细胞比容。在最近的研究中，Akahane 等[19]证实血红蛋白水平是日本女性罹患 NAFLD 的独立预测因子，并且与铁蛋白、胰岛素抵抗密切相关。然而，血红蛋白水平增加罹患 NAFLD 风险的确切

机制还不清楚，尤其是在没有 MS 的 NAFLD 患者中。一个可能的解释是，血红蛋白水平升高可能导致血液黏度增加，从而提高外周阻力和减少肝脏灌注[10-11]。后者已被证实能够加速肝纤维化[20]。另一个可能的解释是，血红蛋白只是身体铁储存的代表[21]。因此，铁超负荷和高浓度的身体储存铁被认为是通过氧化应激和促进慢性肝实质炎症而成为 NAFLD 发展的重大危险因素，并最终导致肝脏结构的改变[22-23]。与之吻合的是，铁代谢的各种参数如转铁蛋白饱和度[24]、铁蛋白[25]、肝杀菌肽[26]都与 NAFLD 的风险增加相关。铁在 NAFLD 发病中的间接作用已被证实：放血疗法（即实现铁损耗——血清铁蛋白 < 500g/L 或者血红蛋白 < 100g/L）在改善临床患者肝组织方面有效[27]。

遗传因素和代谢正常的 NAFLD

　　近年来，对 NAFLD 遗传结构的认知有了很大的进步[28]。有证据表明即使没有 MS，某些遗传因素依然可能导致 NAFLD。近来，*PNPLA*3 基因的遗传变异作为 NAFLD 的易感因素而备受关注[29]。*PNPLA*3 家族的 738409 的 G 等位基因通过在 148 点位（I148M）将异亮氨酸改变为蛋氨酸，被证实与 NAFLD 在基因组层面相关。一项包含 2937 例受试者的 16 项研究的荟萃分析证实，*PNPLA*3 家族的 rs738409 的基因变异对肝脏脂肪沉积有强大的影响力，与 CC 纯合子相比，GG 纯合子有 73% 的高脂脂肪含量[29]。此外，GG 纯合子携带者发展为 NASH 的风险是 CC 纯合子的 3.5 倍，发展为肝纤维化的风险是 CC 纯合子的 3.2 倍[29]。有趣的是，虽然与肝脏脂肪组织的关联不断得到验证[30-31]，rs738409 的基因变异似乎并没有影响到 MS，包括 BMI、三酰甘油、高密度脂蛋白、低密度脂蛋白及糖尿病[32]。因此，另一项研究表明，rs738409 的 GG 基因组和普通人群中 NAFLD 的高风险性相关，这种相关性不受 MS、膳食模式和代谢因素的影响[16]。总之，这些结果表明，通过多态性影响肝脏脂肪含量的个体差异和 NAFLD 风险的机制不是由 MS 的组分所介导。尽管 rs738409 变异性的功能影响还不清楚，Kawaguchi 等[33]等在肝组织中发现了这种多态性与铁沉积之间的强烈关联。该发现证实了铁代谢的积累和铁相关氧化应激在代谢正常的 NAFLD 发病机制中的作用。有人提出氧化应激假说是肝脂肪积累的部分原因[34-35]。根据现有证据，在非 MS 的 NAFLD 中肝组织铁沉积的致病作用似乎十分突出。图 6.1 总结了主要变量之间的相互关系，这些变量可能会影响代谢正常的 NAFLD 的发展。

代谢正常的 NAFLD 的预后意义

　　虽然人们一直在研究 NAFLD，但其自然史仍不明确。一般而言，有些患者发病似乎是一个缓慢的过程，而其他患者则发展为晚期坏死性炎症伴肝纤维化直至进展为终末期肝病[36]。单纯脂肪变性患者通常有一个良好的长期预后且无严重的组织学进展，而 NASH 患者有 26% 表现出更快的自然病程或发展为肝硬化[37]。重要的是，在不明原因的肝硬化患者和 NASH 患者间的紧密联系意味着 NASH 和隐源性肝硬化有潜在关联[38]。MS 的存在是否会影响 NAFLD 的临床过程成为研究的关键。近期的研究中，Younossi 等[13]提供了令人信服的证据，即代谢正常的 NAFLD 患者的预后明显优于 MS 相关的 NAFLD 患者。值得注意的是，在代谢正常的 NAFLD 患者和没有脂肪浸润的患者中，肝病相关、心血管相关死亡事件或其他事件，都没有明显的不同。从作者的数据看，不是 NAFLD，而是 MS 的出现独立地与总死亡率、肝相关死亡率和心血管死亡率相关。因为在这项研究中的死亡率数据似乎主要由 MS 导致，这样的结果让人兴奋，并且引发出对超声检查诊断为 NAFLD 的临床和预后相关事情质疑[13]。最近，Angulo 在其权威论文中强调，一项大型研究涉及数百例肝活检和数年或数十年的随访数据，该研究旨在进一步阐明 NAFLD 的临床终点的"硬指标"（例如死亡率）。目前看来，组织学上肝纤维化的存在与否及严重程度是最可靠的远期不良预后的预测指标（无论病理学家给出的标签是 NASH 或者是单纯性脂肪肝）[39]。假设我们可以认同 MS 的不良预后意义，我们接下来要问 MS 的缺失会对 NAFLD 患者的临床治疗产生什么样的影响。换言之，代谢正常的 NAFLD 在临床管理方面有特殊的要求？

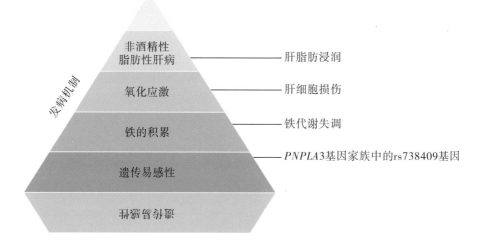

代谢正常的非酒精性脂肪性肝病发病机制

非酒精性脂肪性肝病 ——— 肝脂肪浸润

氧化应激 ——— 肝细胞损伤

铁的积累 ——— 铁代谢失调

——— PNPLA3基因家族中的rs738409基因

遗传易感性

遗传易感性

发病机制

图 6.1 可能影响代谢正常的非酒精性脂肪性肝病的发展的各主要变量之间的交互作用

代谢正常的 NAFLD 需要给予特殊治疗吗？

低脂饮食和规律运动是 MS 相关 NAFLD 临床管理的中心环节[40-41]。事实上，即使是通过饮食和运动达到适量的减肥，也可以改善 MS 和胰岛素抵抗[42]。虽然改变生活方式是降低代谢性危险因素的一线干预方式，但理想的饮食和锻炼模式对 NAFLD 的疗效并不确定[43]。由于常见的代谢性危险因素的缺失，代谢正常的 NAFLD 的治疗存在挑战。尤其是在代谢正常的 NAFLD 肝脂肪沉积的复杂性阻碍了药物干预靶点的识别。然而，红血蛋白和铁的潜在参与为降铁策略提供了依据，降铁策略是临床上可行的新策略。在 NAFLD 患者中祛铁不是新想法。Valenti 等[44]证实，静脉放血耗竭铁有利于规范非血色沉着病的 NAFLD 患者的胰岛素抵抗和肝酶。在最近一项 Ⅱ 期临床试验中，beatond 等[27]通过放血使铁减少，导致 NAFLD 活动度评分显著改善，但对肝纤维化无效。随着对代谢正常的 NAFLD 认识的发展，铁在其发病机制中的作用也更易理解。由于在肝脏中的铁沉积成了治疗干预的潜在目标，未来对非 MS 的 < NAFLD 患者的铁螯合剂的研究是必要的。

结　论

NAFLD 发病率不断增加，目前已成为重大的公共卫生问题。尽管有强烈的证据表明，胰岛素抵抗和相关代谢异常是 NAFLD 的主要危险因素，这种相关性也不是一成不变的，还会有一些潜在的致病因素影响不伴 MS 的 NAFLD 的发展(例如血红蛋白水平升高、铁超载、遗传危险因素等)。显然，这些关系需要进一步的梳理，特别是它们可以作为预防和治疗 NAFLD 新靶点。整体而言，越来越多的证据表明，无明显代谢异常的患者也可以产生 NAFLD。在 NAFLD 患者的遗传危险因素中，即使其没有 MS，特殊的以铁为靶点的干预措施能够发展起来吗？显然，血红蛋白、铁过载和 NAFLD 的风险的相关性，与脂肪肝过载和开发性新突破疗法是密切相关的。基于目前的证据，代谢正常的 NAFLD 似乎不同于传统的 MS 相关的 NAFLD，尤其是在血红蛋白、铁和遗传因素方面所起的关键作用以及更好的临床预后方面。是否可以采用特殊的治疗方式(如铁螯合剂)仍有待观察。

参考文献

[1] Masuoka HC, Chalasani N. Nonalcoholic fatty liver disease: an emerging threat to obese and diabetic individuals. Ann N Y Acad Sci, 2013, 1281: 106 – 122

[2] Milit S, Stimac D. Nonalcoholic fatty liver disease/steatohepatitis: epidemiology, pathogenesis, clinical presentation and treatment. Dig Dis, 2012, 30: 158 – 162

[3] Paredes AH, Torres DM, Harrison SA. Nonalcoholic fatty liver disease. Clin Liver Dis, 2012, 16: 397 – 419

[4] Rahimi RS, Landaverde C. Nonalcoholic fatty liver disease and the metabolic syndrome: clinical implications and treatment. Nutr Clin Pract, 2013, 28: 40 – 51

[5] Bugianesi E, Moscatiello S, Ciaravella MF, et al. Insulin resistance in nonalcoholic fatty liver disease. Curr Pharm Des, 2010, 16: 1941 – 1951

［6］ Kim CH, Younossi ZM. Nonalcoholic fatty liver disease: a manifestation of the metabolic syndrome. Cleve Clin J Med, 2008, 75: 721 – 728

［7］ Gaggini M, Morelli M, Buzzigoli E, et al. Non-alcoholic fatty liver disease(NAFLD) and its connection with insulin resistance, dyslipidemia, atherosclerosis and coronary heart disease. Nutrients, 2013, 5: 1544 – 1560

［8］ Kotronen A, Westerbacka J, Bergholm R, et al. Liver fat in the metabolic syndrome. J Clin Endocrinol Metab, 2007, 92: 3490 – 3497

［9］ Uchil D, Pipalia D, Chawla M, et al. Non-alcoholic fatty liver disease (NAFLD) — the hepatic component of metabolic syndrome. J Assoc Physicians India, 2009, 57: 201 – 204

［10］ Yilmaz Y, Senates E, Ayyildiz T, et al. Characterization of nonalcoholic fatty liver disease unrelated to the metabolic syndrome. Eur J Clin Invest, 2012, 42: 411 – 418

［11］ Yilmaz Y. NAFLD in the absence of metabolic syndrome: different epidemiology, pathogenetic mechanisms, risk factors for disease progression?. Semin Liver Dis, 2012, 32: 14 – 21

［12］ Yilmaz Y. Is nonalcoholic fatty liver disease the hepatic expression of the metabolic syndrome? World J Hepatol, 2012, 4: 332 – 334

［13］ Younossi ZM, Otgonsuren M, Venkatesan C, et al. In patients with non-alcoholic fatty liver disease, metabolically abnormal individuals are at a higher risk for mortality while metabolically normal individuals are not. Metabolism, 2013, 62: 352 – 360

［14］ Chitturi S, Farrell GC. Etiopathogenesis of nonalcoholic steatohepatitis. Semin Liver Dis, 2001, 21: 27 – 41

［15］ Vanni E, Bugianesi E, Kotronen A, et al. From the metabolic syndrome to NAFLD or vice versa? Dig Liver Dis, 2010, 42: 320 – 330

［16］ Shen J, Wong GL, Chan HL, et al. PNPLA3 gene polymorphism accounts for fatty liver in community subjects without metabolic syndrome. Aliment Pharmacol Ther, 2014, 39: 532 – 539

［17］ Yu C, Xu C, Xu L, et al. Serum proteomic analysis revealed diagnostic value of hemoglobin for nonalcoholic fatty liver disease. J Hepatol, 2012, 56: 241 – 247

［18］ Das SK, Mukherjee S, Vasudevan DM, et al. Comparison of haematological parameters in patients with non-alcoholic fatty liver disease and alcoholic liver disease. Singap Med J, 2011, 52: 175 – 181

［19］ Akahane T, Fukui K, Shirai Y, et al. High hemoglobin level predicts non-alcoholic fatty liver disease in Japanese women. J Gastroenterol Hepatol, 2013, 2: 623 – 627

［20］ Leung TM, Tipoe GL, Liong EC, et al. Endothelial nitric oxide synthase is a critical factor in experimental liver fibrosis. Int J Exp Pathol, 2008, 89: 241 – 250

［21］ Houschyar KS, Ludtke R, Dobos GJ, et al. Effects of phlebotomy-induced reduction of body iron stores on metabolic syndrome: results from a randomized clinical trial. BMC Med, 2012, 10: 54

[22] Nelson JE, Klintworth H, Kowdley KV. Iron metabolism in nonalcoholic fatty liver disease. Curr Gastroenterol Rep, 2012, 14: 8 – 16

[23] Fujita N, Takei Y. Iron overload in nonalcoholic steatohepatitis. Adv Clin Chem, 2011, 55: 105 – 132

[24] Lee SH, Kim JW, Shin SH, et al. HFE gene mutations, serum ferritin level transferrin saturation, and their clinical correlates in a Korean population. Dig Dis Sci, 2009, 54: 879 – 886

[25] Utzschneider KM, Largajolli A, Bertoldo A, et al. Serum ferritin is associated with non-alcoholic fatty liver disease and decreased B-cell function in non-diabetic men and women. J Diabetes Complicat, 2014, 28: 177 – 184

[26] Senates E, Yilmaz Y, Colak Y, et al. Serum levels of hepcidinin patients with biopsy-proven nonalcoholic fatty liver disease. Metab Syndr Relat Disord, 2011, 9: 287 – 290

[27] Beaton MD, Chakrabarti S, Levstik M, et al. Phase II clinical trial of phlebotomy for non-alcoholic fatty liver disease. Aliment Pharmacol Ther, 2013, 37: 720 – 729

[28] Anstee QM, Day CP. The genetics of NAFLD. Nat Rev Gastroenterol Hepatol, 2013, 10: 645 – 655

[29] Sookoian S, Pirola CJ. Meta-analysis of the influence of I148M variant of patatin-like phospholipase domain containing 3 gene(PNPLA3)on the susceptibility and histological severity of non-alcoholic fatty liver disease. Hepatology, 2011, 53: 1883 – 1894

[30] Romeo S, Kozlitina J, Xing C, et al. Genetic variation in PNPLA3 confers susceptibility to nonalcoholic fatty liver disease. Nat Genet, 2008, 40: 1461 – 1465

[31] Rotman Y, Koh C, Zmuda JM, et al. The association of genetic variability in patatin-like phospholipase domain-containing protein 3 (PNPLA3) with histological severity of nonalcoholic fatty liver disease. Hepatology, 2010, 52: 894 – 903

[32] Speliotes EK, Butler JL, Palmer CD, et al. PNPLA3 variants specifically confer increased risk for histologic nonalcoholic fatty liver disease but not metabolic disease. Hepatology, 2010, 52: 904 – 912

[33] Kawaguchi T, Sumida Y, Umemura A, et al. Genetic polymorphisms of the human PNPLA3 gene are strongly associated with severity of non-alcoholic fatty liver disease in Japanese. PLoS One, 2012, 7: e38322

[34] Ahmed U, Latham PS, Oates PS. Interactions between hepatic iron and lipid metabolism with possible relevance to steatohepatitis. World J Gastroenterol, 2012, 18: 4651 – 4658

[35] Messner DJ, Rhieu BH, Kowdley KV. Iron overload causes oxidative stress and impaired insulin signaling in AML-12 hepatocytes. Dig Dis Sci, 2013, 58: 1899 – 1908

[36] Musso G, Gambino R, Cassader M, et al. Meta-analysis: natural history of non-alcoholic fatty liver disease (NAFLD) and diagnostic accuracy of non-invasive tests for liver disease severity. Ann Med, 2011, 43: 617 – 649

[37] Ong JP, Younossi ZM. Epidemiology and natural history of NAFLD and NASH. Clin Liver Dis, 2007, 11: 1 – 16

[38] Caldwell SH, Lee VD, Kleiner DE, et al. NASH and cryptogenic cirrhosis: a histological analysis. Ann Hepatol, 2009, 8: 346 – 352

[39] Angulo P. Long-term mortality in nonalcoholic fatty liver disease: is liver histology of any prognostic significance? Hepatology, 2010, 51: 373 – 375

[40] Fan JG, Cao HX. Role of diet and nutritional management in non-alcoholic fatty liver disease. J Gastroenterol Hepatol, 2013, 28(Suppl 4): 81 – 87

[41] Gerber LH, Weinstein A, Pawloski L. Role of exercise in optimizing the functional status of patients with nonalcoholic fatty liver disease. Clin Liver Dis, 2014, 18: 113 – 127

[42] Fock KM, Khoo J. Diet and exercise in management of obesity and overweight. J Gastroenterol Hepatol, 2013, 28 (Suppl 4): 59 – 63

[43] Xiao J, Guo R, Fung ML, et al. Therapeutic approaches to non-alcoholic fatty liver disease: past achievements and future challenges. Hepatobiliary Pancreat Dis Int, 2013, 12: 125 – 135

[44] Valenti L, Moscatiello S, Vanni E, et al. Venesection for non-alcoholic fatty liver disease unresponsive to lifestyle counselling—a propensity score-adjusted observational study. QJM, 2011, 104: 141 – 149

（王兴榆　译，王全楚　审校）

第7章 非酒精性脂肪性肝病中非肝硬化性肝细胞肝癌的发生

Dawn M. Torres，*Stephen A. Harrison*

摘 要

- 关于非肝硬化性非酒精性脂肪性肝病（NAFLD）直接发展为肝癌的报道越来越多。
- 肥胖和糖尿病与 NAFLD 患者肝癌发病率升高有关。
- 应该对非酒精性脂肪性肝炎（NASH）肝硬化患者进行序列影像学检查，对所有 NAFLD 患者进行序列影像学筛查以排除肝细胞肝癌（HCC）的做法是不合理也不值得推荐的。
- 对 NASH 3 期或者有肝癌家族史的 NAFLD 患者可以考虑进行影像学检查。
- 尽管二甲双胍可以用于 NAFLD 合并糖尿病的治疗，但是没有足够的证据证明二甲双胍对 NAFLD 的癌变具有预防作用。

偶然发现的轻度转氨酶升高或者腹部成像时肝脏脂肪变性，往往导致非酒精性脂肪性肝病（NAFLD）的诊断。在西方，NAFLD 是迄今为止最常见的导致慢性肝脏疾病的病因，美国人的患病率预计是 30% ~ 40%[1]。NAFLD 患者中约 5% ~ 20% 符合 NASH 的病理诊断标准，而非酒精性脂肪性肝炎（NASH）有一定的风险发展为肝硬化。在美国等待肝移植的成人中，NASH 是第二大肝脏疾病的病因，2013 年等待肝移植的 NASH 患者数是 2004 年的 3 倍[2]。独立的肝硬化并发症，如肝性脑病或腹水，也可以使肝癌的风险明显增加，这就导致美国肝病学会（AASLD）推荐任何原因引起的肝硬化患者进行一年两次的影像学检查来进行筛查[3]。

通常，其他原因导致的肝脏疾病，包括慢性丙型肝炎、慢性乙型肝炎和酒精性肝炎等都是肝细胞肝癌（HCC）最常见的病因，尽管这一现象很可能被 NAFLD 日渐增多的患病率所取代。NASH 导致的 HCC 的比例已经增加。最近，器官共享网络（UNOS）上的一项回顾性队列研究称，NASH 致 HCC 的患者进行肝移植的比例逐步提升：从 2002 年的 8.3% 到 2007 年的 10.3%，再到 2012 年的 13.5%[4]。2012 年，NASH 相关的 HCC 仅排在慢性丙型肝炎相关的 HCC 之后。

总之，HCC 在全世界癌症中居前列，也是癌症相关死亡的主要原因之一[5]。随着筛查技术的提升，肝硬化患者往往在早期被诊断出肝癌，这个时候还有多种治疗方式可以选择。手术切除、局部治疗如化疗、射频消融术和肝移植等对肝癌患者的治疗越来越有效，这些患者都是在偶然的影像学检查中发现了小肝癌。

虽然在 NASH 相关肝硬化患者中通过影像学检查来发现早期肝癌是一个惯例，NAFLD 患者跳过肝硬化阶段的肝癌给我们提出了新的难题，因为对所有的 NAFLD 患者进行连续的影像学检查是不合理的。非肝硬化性 HCC 在 NAFLD 背景下逐渐得到关注，现在被全世界广泛报道，并且似乎还有上升趋势。多样的临床表现、多种与 NAFLD 相关的危险因素都指向 HCC，其中肥胖、胰岛素抵抗(IR)和铁过载已经被证实。最近的研究主要集中在 HCC 相关的基因和 NAFLD 患者的代谢产物。这些激动人心的研究领域给我们带来了希望，即高危个体最终可以从 30% ~ 40% 的 NAFLD 群体中被识别出来。本章讲述了非肝硬化性 NAFLD 患者偶然发生 HCC 的潜在机制和流行病学机制。

代谢综合征、NAFLD 和 HCC

作为代谢综合征(MS)在肝脏的表现，NAFLD 与肥胖、胰岛素抵抗(IR)和糖尿病密切相关。每一个和 NAFLD 相关的危险因素也被认为是 HCC 的独立危险因素。

有专业学会一直在评估不同人群肥胖和肝癌之间的相关性。肥胖也与其他恶性肿瘤相关，包括结肠癌、子宫内膜癌、乳腺癌(绝经后)、肾癌、食道癌、胰腺癌、胆囊癌和血液系统肿瘤[6-7]。一项 HCC 人群的数据分析支持肥胖和较高肝癌患病率之间的关联：系统回顾 10 项队列研究，有 7 项研究证实了增加的相对危险度(RR 1.4 ~ 4.1)，有 2 项研究显示没有关联，1 项研究显示成反比[8]。针对这一资料，批评意见认为他们依靠少量 HCC 的个例研究，并且利用体重指数(BMI)代替肥胖[9]。他们声称使用 BMI 界定肥胖与否有些武断，更提倡运用腰臀比例。欧洲癌症与营养前瞻性调查委员会(EPIC)最新的队列研究数据显示，与腰臀比为下三分位组的个体相比，腰臀比为上三分位组的个体患 HCC 的风险增加了 3 倍，这一研究似乎印证了先前使用 BMI 作为肥胖标准的试验的结论[10]。

总人群归因分数(PAF)是另一种评估 HCC 和肥胖之间关系的方法，PAF 将患病率和 RR 纳入考量范畴，RR 以预测危险因素消除后疾病过程中每百分之一的变化为目标。利用这种检测方法，美国 SEER-Medicare 的数据显示 36.6% 的 HCC 归因于糖尿病和(或)肥胖[11]。同样，EPIC 的数据显示 16% 的 HCC 归因于肥胖[12]。这些 PAF 高分也许高估了肥胖和肝癌之间的关系。EL-Serag 等指出 PAF 评估模型运用假设来建立归因危险导致了它的评估代表了"最糟糕的情况"。尽管有上述局限性，肥胖还是肝癌的危险因素之一。需要进一步的研究来阐释何种程度的肥胖是最高级的危险因素，并且假如这能影响预后，是否如早先的研究结果一样：体重的增加与总体癌症死亡率增加相关[13]。

糖尿病或者 IR 与 NAFLD 之间的关系与肥胖和 NAFLD 之间的关系既相似又有所不同。有充分的证据表明，对于 NAFLD 和 HCC 而言，糖尿病是一个独立的危险因素。一项大型纵向研究表明，即使排除了病毒性肝炎、饮酒和脂肪肝，糖尿病患者中罹患

HCC 的患者也正在增加[14]。同样，一项大型的前瞻性研究显示糖尿病群体罹患 HCC 的 RR 升高了：女性糖尿病患者的 RR 为 1.4(95% CI 1.05~1.86)，而男性糖尿病患者的 RR 则为更高的 2.26(95% CI 1.89~2.70)[15]。两组大型的荟萃分析都证实了糖尿病患者罹患肝细胞癌的 RR 升高，其 RR 分别为 2 和 2.31(第一组有 13 项病例对照研究，第二组有 17 项病例对照研究和 32 项队列研究)[16-17]。韩国的一项研究表明，糖尿病和升高的空腹血糖与 HCC 之间的关系独立于肝硬化，并且当血糖水平 >125mg/dL 时总体癌症死亡率增加[18]。总之，有充分的证据支持糖尿病和 IR 与 HCC 之间的关系。同样，IR 在 NAFLD 的发病机制中十分重要，所以其在一定程度上可以解释 NAFLD 患者中 HCC 增加的原因。

虽然有很多的证据表明糖尿病和 HCC 之间存在相关性，但是很少有研究聚焦糖尿病史如何影响 HCC 的预后。最近一项包含 505 例 HCC 患者(134 例糖尿病，371 例正常)的研究表明，糖尿病不影响治愈性肝切除术后死亡率或发病率，但糖尿病患者有较低的总生存期[19]。早先较小的回顾性队列研究显示了一个互相矛盾的结果：一些研究表明糖尿病性 HCC 患者的死亡率增加，一些研究表明糖尿病性 HCC 患者[20]在长期存活或 HCC 复发方面没有显著差异[21]。需要进一步阐明这一问题。

虽然肥胖和高血糖症独立地与 HCC 相关，但它们依然是 MS 的组成成分，MS 表现为以下 3 种或更多症状：腹部肥胖、高三酰甘油、高密度脂蛋白(HDL)偏低、高血压和空腹血糖升高[22]。与 MS 单个组分的研究相比，MS 作为整体的研究偏少，但仍有证据表明 MS 患者罹患 HCC 的风险增加[23]。迄今最强的证据来自意大利 Turati 等的研究：与无 MS 的患者相比，MS 患者 HCC 发病率有所上升。在大于 2 个组分的 MS 患者中罹患 HCC 的风险增加了 4 倍，值得注意的是，研究发现只有肥胖和高血糖症这两个 MS 组分独立地与 HCC 相关[24]。因此，将 MS、肥胖和高血糖症与 HCC 相关联是合理的，但这不能扩展到脂质异常和高血压与 HCC 独立相关。

HCC 和 NAFLD 发病机制间的关联

目前，关于单纯脂肪肝和脂肪性肝炎的发病机制尚不清楚，从最先的两次打击学说发展到与内在宿主因子与外在环境因素复杂的交互作用学说。肝癌的机制与之相似，遗传和宿主因素以及环境条件协调起作用以引起肿瘤的生长。NAFLD 和 HCC 的详细发病机制不在本章讨论，我们仅讨论二者发病机制中的共同途径，见图 7.1。

如前所述，IR 是 NAFLD 发病机制的基础，在 HCC 的发展中也起重要作用，多个流行病学研究显示具有 IR 和(或)高血糖症的 HCC 患者的 RR 增加了。在 NAFLD 患者中，升高的胰岛素水平导致胰岛素生长因子 1(IGF-1)的产生增加，胰岛素 IGF-1 又激活了胰岛素受体底物 1(IRS-1)[25]。IRS-1 的激活能够诱导细胞增殖并抑制细胞凋亡的过程，包括 p53、有丝分裂原活化蛋白激酶(MAPK)和磷脂酰肌醇-3-激酶(p13k)/Akt，并且在 HCC 的发展中起重要作用[26]。P12k/AKt 信号又由磷酸酶和张力蛋白同源物

（PTEN）转导[27]。小鼠模型中 PTEN 功能的改变已经显示通过 p12k/AKt 活化促进
NASH 和 HCC，导致细胞过度增殖并抗细胞凋亡[28]。

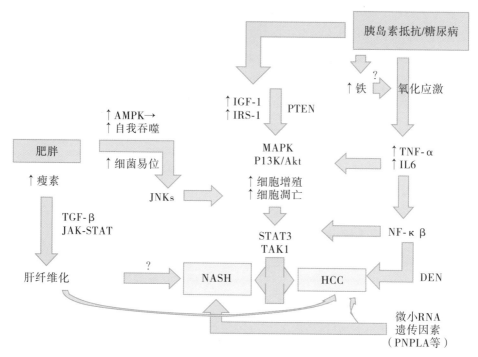

图 7.1 非酒精性脂肪性肝病和肝细胞肝癌发病机制中的共同途径。AMPK = 腺苷一磷酸激活蛋白激
酶。DEN = 二乙基亚硝胺。IGF-1 = 胰岛素生长因子 1。IRS-1 = 胰岛素受体底物 1。JNK = c-jun 氨基末
端激酶。MAPK = 有丝分裂原活化蛋白激酶。NF-κβ = 核因子 κB。P13K = 磷脂酰肌醇-3-激酶。Akt =
蛋白激酶 B。PTEN = 磷酸酶和张力蛋白同源物。TAK1 = 转化生长因子-β-激活激酶 1。TGF-β = 转化
生长因子 β。TNF-α = 肿瘤坏死因子 α

　　作为高胰岛素水平促炎细胞因子释放的一部分，在 NASH 中也观察到肿瘤坏死因
子 α（TNF-α）和白介素 6（IL-6）水平的升高[29]。在 NASH 的小鼠模型中，核因子 κB
（NF-κB）被 TNF-α 激活，并且当暴露于致癌物二乙基亚硝胺（DEN）时导致肝癌的发
生[30]。TNF-α 和 NF-κB 参与上述 MAPK3 激酶途径，以及转化生长因子 β（TNF-β）激活
的激酶 1（TAK1），这两者都促进 HCC 的发生[31]。这两种细胞因子也激活信号转导和
转录激活因子 3（STAT3），而另一种信号蛋白似乎在 NAFLD 和 HCC 中都很重要[32]。在
小鼠中有一个有趣的研究：具有一个 STAT5 等位基因突变的小鼠中表现为肝脏脂肪变
性，而在具有两个 STAT5 等位基因突变的小鼠中表现为肝脏脂肪变性和 HCC[33]。
　　瘦素是肥胖者在脂肪组织中过量产生的肽，并且可以激活 TFG-β 以及 JAK-STAT
途径，TFG-β 以及 JAK-STAT 途径被认为可以促进纤维化[34]。尽管在 NASH 患者中存
在矛盾的数据：一些研究显示 NASH 患者的瘦素水平升高，而另外一些研究显示没有。
而在 HCC 中通常认为瘦素水平增加了。有证据认为瘦素可能促进肝纤维化，而其他研
究表明瘦素诱导肝脏血管生成，后者对 HCC 发展有利[35]。脂联素作为脂肪细胞产生的

抗炎因子，其作用与脂连蛋白水平降低一样复杂，脂连蛋白水平降低与 IR、升高的 BMI 和早期 NASH 相关，而在晚期 NASH 和 HCC 中观察到更低水平的脂连蛋白水平[36-37]。需要进一步研究瘦素和脂联素，以更好地了解它们在 NAFLD 和 HCC 中的可能作用。

在 NAFLD 以及 HCC 的发病机制中脂毒性是另一种常见的重要途径，并且适用于在肝脏的脂肪蓄积位点中从增加的游离脂肪酸（FFA）代谢中产生活性氧类[38]。在 NAFLD 中，c-Jun 氨基末端激酶（JNK）在富含 FFA 的情况下介导脂肪细胞凋亡，并导致 NASH 的进展[39]。JNKs 在 IR 的背景下被激活，在体重减轻时被下调[40]。

研究显示 JNK 也参与肝癌的发生，其中多个动物和人体研究发现，JNK 与对细胞增殖重要基因的磷酸化相关[41]。一项研究表明，与阴性对照组相比，磷酸化 JNK 免疫染色的 HCC 组织有 70% 是阳性的[42]。在使用 DEN 致癌的小鼠模型中，c-Jun 通过激活 JNK 介导肝癌的发生[43]，并且 DEN 致癌的小鼠具有更高的肝癌发生率和 JNK1 活化率[44]。总之，证据表明 JNK 的活化在 IR 和肥胖的环境中促进 NAFLD、NASH 和 HCC 的进展。

JNK 的活化也可以通过涉及腺苷单磷酸激活蛋白激酶（AMPK）的另一个不同途径发生，而 AMPK 也出现在 NAFLD 和 HCC 的发病机制中[45]。AMPK1 是自噬的重要调解员，其为整个身体提供重要的管理，在 NASH 中，AMPK1 将所有物质从受损的蛋白质和细胞器转移至微生物、甚至肝细胞中的脂滴[46]。自噬对于预防肿瘤生长和减少全身炎症也很重要[47]。AMPK1 抑制和自噬下调发生在肥胖的条件下，这两者都促进肝脂肪变性的发展，并且允许如肝癌进程中所见的无衰减的细胞生长[48]。干扰自噬导致小鼠模型中的自发性 HCC 的发展[49]。AMPK 在西罗莫司（mTOR）途径的哺乳动物靶标中也很重要，其中它通常抑制肿瘤生长并增加细胞凋亡[50]。如前所述，AMPK 在由脂肪连接蛋白相对缺乏导致的肥胖中被抑制，并且其代表肿瘤生长的另一种潜在途径[51]。有趣的是，研究显示二甲双胍可以抑制 JNK 介导的 NF-κB 依赖性通路[52]，上调 AMP 激酶，对 HCC 具有潜在的抑制作用[53]。

增加的肝铁储存是 IR 和肝炎炎症的另一代谢结果，其见于 NAFLD 和 HCC 群体[54]。NASH 人群中，增加的肝铁储存与增加的肝纤维化相关[55]。而在 NASH 肝硬化中，增加的肝铁已被证明是促进 HCC 发展的危险因素[56]。这个联系的确切机制尚未确定，但有人提出假设，认为铁调素转录失调导致的铁过载与 NAFLD 中的 IR 有关[57]。进一步的研究是必要的，因为放血疗法显示可以改善 NAFLD 患者中高铁蛋白血症的 IR[58]，如果铁过载和 HCC 之间的因果关系被证实，那么这种潜在的治疗方式可以被采用。

肠道微生物的组成被认为在 NAFLD 和潜在的 HCC 的发病机制中是重要的。在肥胖的环境中改变肠道菌群似乎增加细菌易位，导致激活 Toll 样受体（TLR），从而激活巨噬细胞和树突状细胞，两者是先天免疫系统的一部分[59-60]。

TLR 的活化最终作用于另一途径：导致 NF-κβ 和 JNK 的活化。如先前所述，

NF-κβ 和 JNK 的活化在 NAFLD 的发病机制中是重要的。在小鼠 NASH 模型中，缺乏 TLR4 受体的小鼠具有较少的细胞内脂质沉积[61]，并且从 HCC 角度来看，与具有完整的 TLR4 受体的小鼠相比，TLR4 缺陷小鼠有更少，更小和更低频率的 DEN 诱导的肿瘤[62]。另一个有趣的动物研究表明，抗生素或肠道灭菌降低肝脏水平的 TNF-α 以及少数较小的肿瘤[63]。

microRNA（miRNA）与 NAFLD 和 HCC 的关系是一个活跃的研究领域，因为这些小的非编码 RNA 在维持细胞内稳态的许多产物转录调节中是重要的。例如，在小鼠模型中用于促进 NASH 的高脂饮食可促进 miR-155 的表达，反过来促进肝癌的发生[64]。小鼠模型的进一步研究表明，在 NASH 中观察到的 NF-κβ 活性的增加上调致癌基因 miR-155 并且使得另一种 miRNA：miR-21 的水平增加[65]。miR-21 被描述为 PTEN 的上游调节子，而 PTEN 参与 NASH 中的致癌机制。另一个有兴趣的 miRNA 是肝细胞特异性 miR-122，资料显示 miR-122 在 NASH 患者中的表达减少[66]，同时在 HCC 组织中下调[67]。

最新和最前沿的研究是对 NAFLD 和肝癌共有的候选基因的探讨。最近一项荟萃分析是关于 patatin 样磷脂酶（PNPLA3）rs738409 单核苷酸多态性的，此前已经表明其可以促进肝脂肪变性和 NASH 的发展[68]，并在研究其与肝癌的关联[69]。有趣的是，PNPLA3 与各种肝病患者肝纤维化的风险增加均有关。在 NASH 群体中，PNPLA3 显示为 HCC 的独立危险因素，其 OR 为 1.67（95% CI 1.27 ~ 3.21）。该荟萃分析的局限性是大多数患者为高加索人，并且只是在亚组而不是在所有 24 项研究中都出现关联。需要对与 NAFLD 和 HCC 相关的候选基因进行单独的全基因组分析，从而预测未来哪个基因有发展 NASH 和 HCC 的能力。

结　论

NAFLD 患者发生非肝硬化性 HCC 非常棘手。HCC 如能早期诊断，还有多种治疗选择，但如果出现症状后才被确诊，则治疗选项不多，预后很差。目前对肝硬化患者的筛查方法包括 6 ~ 12 个月的影像学检查，但不适用于 NAFLD 高达 30% ~ 40% 的西方人。已知具有晚期纤维化（3 期或更高）的 NASH 患者或具有肝癌家族史的 NAFLD 患者可以考虑连续成像检查。虽然没有预防药物，但是两项研究的初步阳性结果显示使用二甲双胍可降低 HCC 的风险[70-71]。这些数据虽不足以推荐二甲双胍的普遍使用，但对于那些需要口服药物达到降低血糖的 NAFLD 患者来说，这是一个不错的选择。预测 NAFLD 将成为未来 10 ~ 20 年美国肝移植的主要指征[72]，NAFLD 背景下非肝硬化性 HCC 的独立存在需要大量研究，以更好地了解 NAFLD 中的致癌因素以及从整个 NAFLD 大群体中分级的风险。继续解决肥胖和久坐不动的生活方式仍然是战胜这种与肥胖相关肿瘤的唯一的武器。

参考文献

［1］Williams CD, Stengel J, Asike M, et al. Prevalence of nonalcoholic fatty liver disease and nonalcoholic steatohepatitis among a largely middle-aged population utilizing ultrasound and liver biopsy: a prospective study. Gastroenterology, 2011, 140(1): 124 – 131

［2］Wong RJ, Aguilar M, Cheung R, et al. Nonalcoholic steatohepatitis is the second leading etiology of liver disease among adults awaiting liver transplantation in the United States. Gastroenterology, 2015, 148: 547 – 555

［3］Bruix J, Sherman M. Management of hepatocellular carcinoma: an update. Hepatology, 2011, 53(3): 1020 – 1022

［4］Wong RJ, Cheung R, Ahmed A. Non-alcoholic steatohepatitis is the most rapidly growing indication for liver transplantation in the patients with hepatocellular carcinoma in the U. S. Hepatology, 2014, 59: 2188 – 2195

［5］Venook AP, Papandreou C, Furuse J, et al. The incidence and epidemiology of hepatocellular carcinoma: a global and regional perspective. Oncologist, 2010, 15 Suppl 4: 5 – 13

［6］Vucenik I, stains JP. Obesity and Cancer risk: evidence, mechanisms, and recommendations. Ann N Y Acad Sci, 2012, 1271: 37 – 43

［7］Lichtman MA. Obesity and the risk for a hematological malignancy: leukemia, lymphoma, or myeloma. Oncologist, 2011, 15: 1083 – 1101

［8］Saunders D, Seidel D, Allison M, et al. Systematic review: the association between obesity and hepatocellular carcinoma-epidemiological evidence. Aliment Pharmacol Ther, 2010, 31: 1051 – 1063

［9］EL-Serag HB, Kanwal F. Obesity and hepatocellular carcinoma: hype and reality. Hepatology, 2014, 60(3): 779 – 781

［10］Schleisinger S, Aleksandrova K, Pischon T, et al. Abdominal obesity, weight gain during adulthood and risk of liver and biliary tract cancer in a European cohort. Int J Cancer, 2013, 132: 645 – 657

［11］Welzel TM, Graubard BI, Quraishi S, et al. Population attributable fractions of risk factors for hepatocellular carcinoma in the United States. Am J Gastroenterol, 2013, 108: 1314 – 1321

［12］Trichopoulos D, Bamia C, Lagiou P et al. Hepatocellular carcinoma risk factors and disease burden in a European cohort: a nested case-control study. J Natl Cancer Inst, 2011, 103: 1686 – 1696

［13］Calle EE, Rodriguez C, Walker-Thurmond K, et al. Overweight, obesity, and mortality from cancer in a prospectively studied cohort of US adults. N Engl J Med, 2003, 348

(17): 1625 – 1638

[14] El-Serag HB, Tran T, Everhart JE. Diabetes increases the risk of chronic liver disease and hepatocellular carcinoma. Gastroenterology, 2001, 126(2): 460 – 468

[15] Campbell PT, Newton CC, Patel AV, et al. Diabetes and cause-specific mortality in a prospective cohort of one million U. S. adults. Diabetes Care, 2012, 35: 1835 – 1844

[16] El-Serag HB, Hampel H, Javadi F. The association between diabetes and hepatocellular carcinoma: a systematic review of epidemiologic evidence. Clin Gastroenterol Hepatol, 2006, 4(3): 369 – 380

[17] Wang P, Kang D, Cao W, et al. Diabetes mellitus and risk of hepatocellular carcinoma: a systemic review and meta-analysis. Diabetes Metab Res Rev, 2012, 28: 109 – 122

[18] Jee SH, Ohrr H, Sull JW, et al. Fasting serum glucose level and cancer risk in Korean men and woman. JAMA, 2005, 293(2): 194 – 202

[19] Wang YY, Huang S, Zhong JH. Impact of diabetes mellitus on the prognosis of patients with hepatocellular carcinoma after curative hepatecomy. PLoS One, 2014, 9 (12): e113858

[20] Ikeda Y, Shimada M, Hasegawa H, et al. Prognosis of hepatocellular carcinoma with diabetes mellitus after hepatic resection. Hepatology, 1998, 27: 1567 – 1571

[21] Poon RT, Fan ST, Wong J. Does diabetes mellitus influence the perioperative outcome or long term prognosis after resection of hepatocellular carcinoma? Am J Gastroenterol, 2002, 97: 1480 – 1488

[22] Ford ES, Giles WH, Dietz WH. Prevalence of the metabolic syndrome among US adults: findings from the third National Health and Nutrition Examination Survey. JAMA, 2002, 287: 356 – 359

[23] Duan XF, Tang P, Li Q, et al. Obesity, adipokines and hepatocellular carcinoma. Int J Cancer, 2012, 133: 1776 – 1783

[24] Turati F, Talamini R, Pelucchi C, et al. Metabolic syndrome and hepatocellular carcinoma risk. Br J Cancer, 2013, 108: 222 – 228

[25] Yu J, Shen J, Sun TT, et al. Obesity, insulin resistance, NASH, and hepatocellular carcinoma. Semin Cancer Biol, 2013, 23P: 483 – 491

[26] Page JM, Harrison SA. NASH and HCC. Clin Liver Dis, 2009, 13: 631 – 647

[27] Peyrou M, Bourgoin L, Foti M. PTEN in non-alcoholic fatty liver disease/nonalcoholic steatohepatitis and cancer. Dig Dis, 2010, 28(1): 236 – 246

[28] Watanabe S, Horie Y, Kataoka E, et al. Non-alcoholic steatohepatitis and hepatocellular carcinoma in hepatocyte specific phosphatase and tensin homolog (PTEN)-deficient mice. J Gastroenterol Hepatol, 2007, 22(Suppl 1): S96 – s100

[29] Hashimoto E, Tokushige K. Hepatocellular carcinoma in nonalcoholic steatohepatitis:

growing evidence of an epidemic. Hepatol Res, 2012, 42(1): 1 – 14

[30] Wang Y, Ausman LM, Greenberg AS, et al. Nonalcoholic steatohepatitis induced by a high-fat diet promotes diethyl-nitrosamine-initiated early hepatocarcinogenesis in rats. Int J Canter, 2009, 124(3): 540 – 546

[31] Betterman K, Vucur M, Haybaeck J, et al. TAKl suppresses a NEMO-dependent but NF-p-independent pathway to liver cancer. Cancer Cell, 2010, 17(5): 481 – 496

[32] He G, Yu GY, Temkin V, et al. Hepatocyte IKKbeta/NF-kappaB inhibits tumor promotion and progression by prevention oxidative stress-driven STAT3 activation. Cancer Cell, 2010, 17(3): 286 – 297

[33] Mueller KM, Kornfeld JW, Friedbichler K, et al. Impairment of hepatic growth hormone and glucocorticoid receptor signaling causes steatosis and hepatocellular carcinoma in mice. Hepatology, 2011, 54(4): 1398 – 1409

[34] Ikejima K, Honda H, Yoshikawa M, et al. Leptin augments inflammatory and profibrogenic responses in the murine liver induced by hepatotoxic chemicals. Hepatology, 2001, 34: 288 – 297

[35] Alzahrani B, Iseli TL, Hebbard LW. Non-viral causes of liver cancer: does obesity led inflammation play a role? Cancer Lett, 2014, 345: 223 – 229

[36] Jarrar MH, Baranova R, Collantes B, et al. Adipokines and cytokines in nonalcoholic fatty liver disease. Aliment Pharmacol Ther, 2008, 27: 412 – 421

[37] Chen MJ, Yeh YT, Lee KT, et al. The promoting effects of adiponectin in hepatocellular carcinoma. J Surg Oncol, 2012, 106: 181 – 187

[38] Vanni E, Bugianesi E. Obesity and liver cancer. Clin Liv Dis, 2014, 18: 191 – 203

[39] Wree A, Kahraman A, Gerken G, et al. Obesity affects the liver—the link between adipocytes and hepatocytes. Digestion, 2011, 83(1 – 2): 124 – 133

[40] Solinas G, Karin M. JNKl and IKKbeta: molecular links between obesity and metabolic dysfunction. FASEB J, 2010, 24(8): 2596 – 2611

[41] Maeda S. NF-kB, JNK, and TLR signaling pathways in hepatocarcinogenesis. Gastroenterol Res Pract, 2010, 367694.

[42] Chang Q, Zhang Y, Beezhold KJ, et al. Sustained JNKl activation is associated with altered histone H3 methylations in human liver cancer. J Hepatol, 2009, 50(2)323 – 333

[43] Eferl R, Ricci R, Kenner L, et al. Liver tumor development. C-Jun antagonizes the proapoptotic activity of p53. Cell, 2003, 112(2): 181 – 192

[44] Sakurai T, Maeda S, Chang L, et al. Loss of hepatic NF-kappa B activity enhances chemical hepatocarcinogenesis through sustain c-Jun N-terminal kinase l activation. Proc Natl Acad Sci USA, 2006, 103(28)10544 – 10551

[45] Torres DM, Harrison SA. Nonalcoholic steatohepatits and noncirrhotic hepatocellular

carcinoma: fertile soil. Semin Liver Dis, 2012, 32: 30 – 38

[46] Singh R, Kaushik S, Wang Y, et al. Autophagy regulates lipid metabolism. Nature, 2009, 458(7242): 1131 – 1135

[47] Dikic I, Johansen T, Kirkin V. Selective autophagy in cancer development and therapy. Cancer Res, 2010, 70(9): 3431 – 3434

[48] Chan EY. mTORCl phosphorylates the ULK-mAtg13-FIP200 autophagy regulatory complex. Sci Signal, 2009, 2: 51

[49] Takamura A, Komatsu M, Hara T, et al. Autophagy-deficient mice develop multiple liver tumors. Genes Dev, 2011, 25(8): 795 – 800

[50] Luo Z, Saha AK, Xiang X, et al. AMPK, the metabolic syndrome and cancer. Trends Pharmacol Sci, 2005, 26(2): 69 – 76

[51] Karagozian R, Derdak Z, Baffy G. Obesity-associated mechanisms of hepatocarcinogenesis. Metabolism, 2014, 63: 607 – 617

[52] Hsieh SC, Tsai JP, Yang SF, et al. Metformin inhibits the invasion of human hepatocellular carcinoma cells and enhances the chemosensitivity to sorafenib through a downregulation of the ERK/JNK-mediated NF-kB-dependent pathway that reduces uPA arid MMP-9 expression. Amino Acids, 2014, 46: 2809 – 2822

[53] Cheng J, Huang T, Li Y, et al. AMP-activated protein kinase suppresses the in vitro and in vivo proliferation of hepato-cellular carcinoma. PLoS One, 2014, 9: e93256

[54] Mendler Mh, Turlin B, Moirand R, et al. Insulin resistance associated hepatic iron overload. Gastroenterology, 1999, 117(5): 1155-1163

[55] George DK, Goldwurm S, Macdonald GA, et al. Increased hepatic iron concentration in nonalcoholic steatohepatitisis associated with increased fibrosis. Gastroenterolog, 1998, 114(2): 311 – 318

[56] Sorrentino P, D'Angelo S, Ferbo U, et al. Liver iron excess in patients with hepatocellular carcinoma developed on non-alcoholic steatohepatitis. J Hepatol, 2009, 50: 351 – 357

[57] Kew MC. Hepatic iron overload and hepatocellular carcinoma. Liver Cancer, 2014, 3: 31 – 40

[58] Valenti L, Fracanzani AL, Dongiovanni P, et al. Iron depletion by phlebotomy improves insulin resistance in patients with nonalcoholic fatty liver disease and hyperferritinemia: evidence from a case-control study. Am J Gastroenterol, 2007, 102: 1251 – 1258

[59] Starley BQ, Calcagno CJ, Harrison SA. Nonalcoholic fatty liver disease and hepatocellular carcinoma: a weighty connection. Hepatology, 2010, 51: 1820 – 1832

[60] Takeuchi O, Akira S. Toll-like receptors: their physiological role and signal transduction system. Int Immunopharmacol, 2001, 1(4): 625 – 635

[61] Rivera CA, Adegboyega P, van Rooijen N, et al. Toll-like receptor 4 signaling and

Kupffer cells play pivotal roles in the pathogenesis of nonalcoholic steatohepatitis. J Hepatol, 2007, 47(4): 571 – 579

[62] Seki E, Brenner DA. Toll-like receptors and adaptor mole: cules in liver disease: update. Hepatology, 2008, 48(1): 322 – 335

[63] Stickel F, Hellerbrand C. Non-alcoholic fatty liver disease as a risk factor for hepatocellular carcinoma: mechanisms and implications. Gut, 2010, 59: 1303 – 1307

[64] Wang B, Majumder S, Nuovo G, et al. Role of microRNA-155 at early stages of hepatocarcinogenesis induced by choline-deficient and amino acid-defined diet in C578BL/6 mice. Hepatology, 2009, 50(4): 1152 – 1161

[65] Wong VW, Wong GL, Tsang SW, et al. Metabolic and histological features of nonalcoholic fatty liver disease patients with different serum alanine aminotransferase levels. Aliment Pharmacol Ther, 2009, 29: 387 – 396

[66] Cheung O, Puri P, Eicken C, et al. Nonalcoholic steatohepattis is associated with altered hepatic MicroRNA expression. Hepatology, 2008, 48: 1810 – 1820

[67] Zeng C, Wang R, Li D, et al. A novel GSK-3 beta-C/EBP alpha-miR-122-insulin-like growth factor 1 receptor regulatory circuitry in human hepatocellular carcinoma. Hepatology, 2010, 52: 1702 – 1712

[68] Sookoian S, Pirola CJ. Meta-analysis of the influence of I148M variant of patatin-like phospholipase domain containing 3 gene (PNPLA3) on the susceptibility and histological severity of nonalcoholic fatty liver disease. Hepatology, 2011, 53: 883 – 894

[69] Singal AG, Manjunaath H, Yopp AC, et al. The effect of PNPLA3 on fibrosis progression and development of hepatocellular carcinoma: a meta-analysis. Am J Gastroenterol, 2014, 109: 324 – 334

[70] Lai SW, Chen PC, Liao KF, et al. Risk of hepatocellular carcinoma in diabetic patients and risk reduction associated with anti-diabetic therapy: a population based cohort study. Am J Gastroenterol, 2012, 107: 46 – 52

[71] Donadon V, Balbi M, Mas MD, et al. Metformin and reduced risk of hepatocellular carcinoma in diabetic patients with chronic liver disease. Liver Int, 2010, 30: 750 – 758

[72] Charlton MR, Burns JM, Pedersen RA, et al. Frequency and outcomes of liver transplantation for nonalcoholic steato-hepatitis in the United States. Gastroenterology, 2011, 141: 1249 – 1253

（王兴榆　译，王全楚　审校）

第二部分
机制篇

第8章 纤维化进展：可能的机制和分子途径

Wing-Kin Syn, *Anna Mae Diehl*

摘 要

• 非酒精性脂肪性肝炎（NASH）是一种较晚期的非酒精性脂肪性肝病，同时 NASH 个体具有更高的疾病进展乃至发生肝硬化、肝衰竭和肝细胞性肝癌等并发症的风险。

• 肝祖细胞（干细胞）的增殖和肝星状细胞的活化作为肝脏部分修复的反应（构成胆管反应）并对自分泌、旁分泌和内分泌信号作出响应。一旦这种修复反应失调，就会发生肝纤维化。

• 肝内和肝外信号（来自脂肪组织、肠道菌群、循环激素和睡眠窒息缺氧等），在调节肝脏纤维化过程中综合发挥作用。

• 刺猬信号通路和骨桥蛋白是肝纤维化的新兴核心介质。

引 言

肝细胞损伤和死亡是非酒精性脂肪性肝炎（NASH）的标志，并且相比于那些单纯的脂肪变性，非酒精性脂肪肝炎的患者存在着更高的疾病进展（如纤维化—肝硬化—肝癌）风险[1-2]。驱动非酒精性脂肪性肝病（NAFLD）发展为非酒精性脂肪性肝炎（NASH）和 NASH 纤维化的致病机制是复杂的，但目前流行的说法是，氧化应激、免疫、细胞因子和激素失控带来的多种打击破坏了脂肪肝细胞内稳态机制；细胞损伤和死亡触发了修复反应[3-4]。当修复反应过度或失控时发生瘢痕组织沉积。

组织修复涉及多种细胞类型[肝星状细胞（HSC）或肝细胞，肝祖细胞，内皮细胞和免疫细胞]的共同作用。急性损伤（如急性药物损伤或肝切除）时，肝祖细胞和窦周细胞膨胀以取代垂死的上皮细胞（肝细胞和胆管细胞），而肝窦内皮细胞则调节肝脏中免疫细胞亚群的迁移，以清除细胞碎片，进而刺激新生上皮细胞的再生[5]。当损害消除后，死亡的细胞被新生的上皮细胞所取代和修复。与此相反，这种"正常性"修复不会发生在慢性肝损伤；后者的肝周细胞持续激活和肝祖细胞异常重新编程导致过量的胶原沉淀和积累（如纤维化）。纤维化的结果是通过优先募集促纤维化的效应细胞而不是纤维化分解亚群进而延续甚至放大[6]。最近的研究表明，肝脏的修复通常受到多个分子信号的严格调控并且可以通过扰乱这些信号通路部分解释肝脏的不同修复结果（例如正常修复 vs 失控修复）。

在本章中，我们首先介绍肝脏修复概念并总结其可能的机制。然后将集中介绍 3 个新兴的分子途径和它们抗肝纤维化的潜在靶标。虽然本章重点谈的是 NASH，但许多分子信号可能与其他肝脏疾病和肝脏外的组织相关。

肝修复定义

死亡和气球样肝细胞的存在可以将 NASH 与单纯的脂肪变性区分开来[7-8]。理论上，过多的游离脂肪酸的大量涌入，脂肪从头合成和脂肪酸氧化受损导致肝脂肪变性的发展。随后的氧化导致持续的损伤，细胞毒性和免疫应激导致肝细胞损伤和死亡。富含脂肪的肝细胞仍然无法复制以取代丢失的肝细胞。相反，肝祖细胞（或干细胞）的扩张，试图恢复结构和功能[9-10]。肝祖细胞的这些反应称为"胆管反应"，预示着肝纤维化，其是肝脏疾病进展的特征[11]。

细胞死亡

Gores 及其同事首次报道在 NASH 患者中见到大量凋亡的肝细胞[7]，并且细胞凋亡的程度与疾病等级和阶段呈正相关[12]。Caspase-2（启动子细胞凋亡蛋白酶，能够导致长链脂肪酸诱导的细胞死亡）基因缺乏小鼠被喂食高脂（脂肪变性和早期非酒精性脂肪性肝炎的模型）或蛋氨酸胆碱缺乏的食物（晚期非酒精性脂肪性肝纤维化模型）时表现出肝细胞凋亡减少和纤维化的显著降低[13]。通过使用广谱的胱天蛋白酶抑制剂治疗同样导致 caspase-3 活性降低、细胞死亡和纤维化减少[14]。这些在动物模型和人类中的研究表明了肝细胞死亡与 NASH 进展是复杂相关的。

组织修复和纤维化

功能性肝细胞损失伴随着位于 Hering 管的肝祖细胞（即肝干细胞）的代偿性增殖。肝祖细胞被肝周细胞（简称 HSC）、肝门成纤维细胞和富含形成新生血管的内皮细胞的细胞外基质包围。肝祖细胞、肝周细胞、间质细胞和细胞外基质共同构成了再生环境[15-16]。

许多慢性肝病患者会发生肝纤维化（即失调修复）。但对于这方面的原因仍知之甚少，动物研究表明，促纤维化细胞和促祖细胞是刺激肝祖细胞反应的因素，它们有着较高活性且分泌高水平的促炎和促纤维化细胞因子。命运图和免疫组织化学研究表明，肝祖细胞可被直接重新编程，从上皮到间质（并且可能纤维化）表型均有[17-18]，最近肝周细胞被确定为能分泌胶原基质以及产生新的上皮祖细胞（即间质至上皮表型）的多能祖细胞[19-20]。此外，祖细胞衍生的"分泌"可以作用于邻近的免疫和血管内皮细胞来延续和放大纤维化结果[21]。因此，在慢性损伤中观察到的由此产生的胆管反应可被认为是纤维化修复反应（即促进纤维化）。

当损伤和促纤维化/促炎性刺激被去除时，发生恢复性修复（祖细胞分化成新的功能性上皮细胞）。

肝纤维化形成机制

肝细胞损伤/死亡与修复的关系

尽管有充分的证据表明，细胞死亡引发肝纤维化，但相关机制仍然知之甚少。此前，有学者提出通过巨噬细胞吞噬凋亡肝细胞和肝星状细胞（HSC）导致分泌促纤维化介质[22]。反之，这些促进 HSC 活化和纤维化（间接机制）。最近，损伤相关炎性激活和损伤相关分子模式释放（DAMP）被报道能够促进疾病的进展[23]。而炎性激活和 DAMP 释放触发免疫细胞的募集，并且 RAGE（高迁移率家族蛋白 1 受体，HMGB1；DAMP 的例子）对于祖细胞增殖是必需的[24]。尽管如此，也没有令人信服的证据证明 DAMP 可直接激活 HSC。

最近的研究表明，受伤和死亡的肝细胞释放的可溶性介质是修复的主要调控者。研究人员发现，采用细胞培养和体内模型，应激或死亡的肝细胞可释放刺猬（Hh）配体，后者主要负责组织发育和细胞命运[25]。Hh 配体直接刺激肝祖细胞和 HSC（即纤维化修复）[26-27]，引起导致炎性细胞募集（即修复相关的炎症）[28]的炎症因子分泌并促进肝病的毛细管堵塞[29]。重要的是，Hh 信号通路的激活水平与损伤和纤维化程度相关[27,30]，这表明针对 Hh 信号通路的靶标可能有益于肝纤维化治疗（图 8.1）。

肝纤维化的局部调控

肝病的结局取决于当时的微环境（图 8.2）。例如，促纤维化分子的上调会促进瘢痕的沉积与积累，而过量的基质降解酶可以促进纤维化消除：

● 细胞因子和生长因子是由免疫细胞、祖细胞、胆管上皮细胞（上皮细胞）、肝周细胞和内皮细胞分泌的可溶性蛋白，并且负责调节细胞间的交流（细胞通讯）及组织代谢反应。例如，转化生长因子 β（TGF-β）是典型的促纤维化因子，其在慢性肝病中表达上调并且促进肝祖细胞和肝周细胞的增殖和活化[31]。在下一节中，我们将重点介绍非酒精性脂肪性肝炎（NASH）发展的新介质[Hh 和骨桥蛋白（OPN）]。

● 细胞外基质是动态调节的，即使在渐进性纤维化过程中。纤维状的胶原蛋白（特别是 I 型胶原）、弹性蛋白和基质蛋白通过肝周细胞沉积，其与炎性细胞和肝周细胞产生的基质金属蛋白酶（MMP）（负责基质降解的内肽酶）的活性相匹配。MMP 又反过来被细胞外金属蛋白酶组织抑制剂（TIMP）抑制，它与活性 MMP 结合进而抑制其酶活性[32-33]。MMP 和 TIMP 之间的平衡改变基质的降解率和模式，并允许基质代谢进行精细调节。例如，小鼠过表达 TIMP1 发生肝纤维化并且在纤维化消除阶段不能重塑基质，而大鼠过表达 MMP 时发生更少的纤维化[34]。

● 慢性肝损伤常与免疫亚群（慢性炎症）向肝脏募集有关[35]。活化的 T 细胞和 B 细胞，调节性 T 细胞，自然杀伤细胞和自然杀伤 T 细胞（NKT），单核巨噬细胞亚群和树突状和先天性淋巴样细胞共同构成先天和适应性免疫反应的武器。整体而言，这些细胞一方面负责维持肝脏耐受性，另一方面负责防御（巡逻和清除细胞碎片）。免疫细胞向肝脏的转运受趋化因子（趋化性细胞因子）和在肝窦内皮表面表达的特异性黏附分子的严格调控[36]。非酒精性脂肪性肝炎（NASH）中，黏附分子（ICAM1 和 VCAM1）和趋化因子（CXCL16、CXCL9、CXCL10、CXCL11）的上调促进自然杀伤 T 细胞（NKT）积累，进而分泌高水平的促纤维化因子［IL－13，骨桥蛋白（OPN）和 Hh］[37-38]。NKT 细胞基因缺陷的小鼠却免于 NASH 纤维化。巨噬细胞（库普弗细胞）不仅促进纤维化，也是 MMP 的主要来源。最近的研究表明，在纤维化解决的过程中，Ly6C 中间低表型巨噬细胞亚群是 MMP 的主要来源[39]。因此，抑制"促纤维化"亚群募集可以防止纤维化进展，而增加"促解决"亚群的募集可以通过分泌 MMP12 和 MMP13 而增强纤维化解决。

非肝脏因素

来自大脑、肠道和脂肪组织的信号是修复的重要共调节因子（图 8.3）。

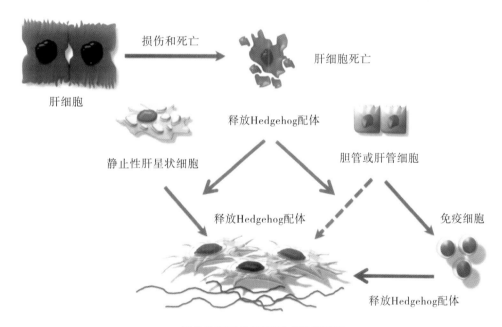

图 8.1　细胞死亡与纤维化的肝脏修复之间的联系。肝细胞损伤或毒性死亡、氧化应激和免疫失衡导致信号因子（如 Hedgehog 配体）释放，从而促进胆管祖细胞和肝周细胞（肝星状细胞）的增殖，其作为修复反应的一部分。刺激的肝星状细胞转变成胶原产生的肌成纤维细胞，并且胆管祖细胞分泌高水平的细胞因子和生长因子进而招募免疫细胞进入肝脏。反过来，招募的免疫细胞分泌更多的细胞因子和生长因子，导致持续的炎症和纤维化反应。胆管祖细胞也可能通过直接分化成为瘢痕产生的肌成纤维细胞（见彩插）

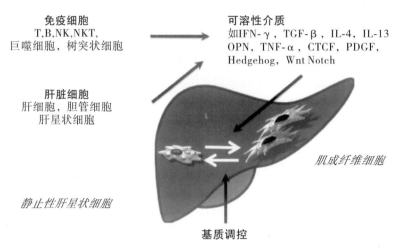

免疫细胞
T,B,NK,NKT,
巨噬细胞,树突状细胞

可溶性介质
如IFN-γ,TGF-β,IL-4,IL-13
OPN,TNF-α,CTCF,PDGF,
Hedgehog,Wnt Notch

肝脏细胞
肝细胞,胆管细胞
肝星状细胞

肌成纤维细胞

静止性肝星状细胞

基质调控
基质金属蛋白酶与金属蛋白酶组织抑制剂

图 8.2 局部因子调节肝纤维化。促纤维化因子使肝星状细胞活化。细胞因子(如 IFN-γ、TNF-α、TGF-β、IL-4、IL-13, OPN),生长因子(PDGF,CTGF)和由肝细胞分泌的成形素(Hedgehog、Wnt、Notch)由肝脏细胞分泌,并招募免疫细胞(T 细胞、NK 细胞、NKT 细胞、调节性 T 细胞,γST 细胞,单核细胞和巨噬细胞)。基质成分是由负责基质降解的内肽酶[基质金属蛋白酶(MMP)]动态调节的。反之,MMP 被细胞外金属蛋白酶组织抑制剂(TIMP)抑制,它可以结合活性的 MMP 进而抑制酶的活性。MMP 和 TIMP 的相对表达调节基质降解率和模式,并影响纤维化结果

肠-肝

　　人的肠道在正常状态下包含多样的微生物群落,其能与宿主共生并促进新陈代谢和消化。越来越多的证据表明,肠道微生物的变化(失调)导致肝的不良结果。例如,菌群组成的变化可以增加从食物中提取的能量,并导致 NAFLD 的发展[40]。用高脂食物喂养小鼠并且诱导失调(通过减小拟杆菌门和厚壁菌门的比例而增加革兰氏阴性菌)加速肝纤维化[41]。从力学上看,生态失调导致肠道炎症,失去肠屏障和微生物产物运转(如脂多糖)。这些导致了模式识别受体(例如 Toll 样受体 TLR4)的激活以及胆碱和胆汁酸代谢的紊乱。有趣的是,微生物和炎症之间的相互作用的改变可能也控制着 NAFLD 进展的速率。迄今,这些数据大多数来自动物实验,因此,设计更好的人体纵向研究是必不可少的。

脂肪-肝

　　脂肪组织是一个代谢活跃的"细胞因子工厂"。绝大多数 NAFLD 患者都超重或肥胖,并且这些个体的脂肪组织富含免疫浸润并且分泌高水平的促炎性、促纤维化细胞因子包括瘦素和肿瘤坏死因子 α(TNF-α)[42]。NASH 患者血清中的瘦素水平显著上调并且已证明能直接激活 HSC 且增强 TGF-β 介导的作用[43-44]。相比之下,脂联素水平与脂肪质量呈负相关,并在 NASH 患者中被抑制。脂联素具有保肝和抗纤维化作用,脂联素缺乏小鼠在喂食高脂食物后表现出更严重的纤维化[45]。

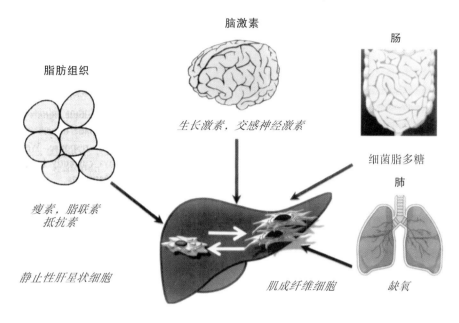

图 8.3 肝纤维化的非肝脏因素调节因子。肠道：肠道菌群的变化（失调）导致肠屏障的丢失并增加脂多糖（LPS）进入肝门循环的易位。LPS 与肝脏免疫细胞上的 Toll 样受体 4（TLR4）结合而增强促纤维化的 TNF-α 和 TGF-β 的分泌。脂肪组织：分泌多种细胞因子（脂肪因子）、瘦素、脂联素和瘦素抵抗素，是一种促纤维化因子，能够直接激活肝星状细胞并强化 TGF-β 效果。脂联素能够保肝和抗肝纤维化。脑和激素：①在自主神经系统中，去甲肾上腺素和乙酰胆碱诱导肝星状细胞（HSC）纤维化；②生长激素（GH）阻滞在肝纤维化的患者中比较常见，并且受损的 GH 信号导致氧化应激和肝细胞死亡水平升高。肺：阻塞性睡眠呼吸暂停在 NAFLD 患者中是常见的，并且与 NASH 以及晚期肝纤维化的风险增加有关。夜间缺氧通过缺氧诱导因子（HIF）1α 诱导 VEGF，使其在 HSC 中表达，反之，VEGF 激活肝星状细胞（HSC）

修复/脑 – 肝相关的激素调控

越来越多的证据证明垂体和内分泌（激素）调控 NAFLD 和（或）纤维化结果。

生长激素（GH）：垂体功能减退和生长激素缺乏的患者发生 NAFLD（和 NASH）的风险增加[46]。恢复大鼠的 GH 水平能补救线粒体功能且减少氧化应激，进而导致 NASH 的消退。而本身在那些（NAFLD）纤维化和肝硬化的患者中生长激素缺乏是罕见的。GH（或 GH 信号）的阻滞是常见的。与 GH-GH 受体完整的小鼠相比，生长激素受体缺乏的小鼠表达明显低水平的肝细胞保护因子（肝细胞核因子 6 与表皮生长因子受体），表现出氧化应激和肝细胞凋亡水平升高，进而发展为更晚期的肝纤维化[47]。

交感神经和副交感激素：动物模型中的新数据显示自主神经系统影响肝脏修复[48]。肝周细胞表达肾上腺素受体，包含儿茶酚胺生物合成酶并分泌去甲肾上腺素。在细胞培养中用乙酰胆碱和去甲肾上腺素处理肝星状细胞（HSC）后能显著刺激 HSC 增殖并诱导肝纤维化，而用哌唑嗪（一种 α-肾上腺素受体拮抗剂）阻断抑制了这些。有趣的是，去甲肾上腺素受瘦素的调节，ob/ob 小鼠，其瘦素缺乏（去甲肾上腺素减少），不会进展为 NASH 纤维化，但用去甲肾上腺素处理 ob/ob 小鼠后诱导了 HSC 的增殖，上调 TGF-β 且增加了肝纤维化[49]。

缺氧和阻塞性睡眠呼吸暂停

阻塞性睡眠呼吸暂停(OSA)在 NAFLD 肥胖个体中很常见。最近研究表明，作为 OSA 标志的夜间缺氧的发生风险与 NAFLD(OR 2.37)、NASH(OR 2.16)以及晚期肝纤维化(OR 2.30)独立相关[50]。即使在那些不肥胖的群体中也适用；OSA 患者白天嗜睡与 NASH 和纤维化有关。二者之间的相关机制尚不清楚，可能与血管生成因子有关。无论在肝损伤的人还是动物模型中，血管生成与纤维化都平行发展，并且慢性肝病常检测到高水平的血管内皮生长因子(VEGF，促血管生成因子)且与 HSC 有关。细胞培养发现，HSC 对低氧的反应是通过以缺氧诱导因子(HIF)-1α 依赖的方式上调 VEGF 来实现的；VEGF 反过来刺激 HSC 增殖并促进胶原沉积[51]。

关键的分子途径

来自肝细胞、免疫细胞和肝外组织的不同机制和多个信号整合以产生一个连贯的修复反应。我们将突出 3 个分子途径，它们目前正在被评估作为抗肝纤维化治疗的靶标。

Hedgehog(Hh)信号

Hh 途径是组织发育和细胞反应的关键，包括细胞增殖、凋亡和分化[52-53]。发展中的 Hh 信号通路的过度激活会导致儿童肿瘤，如髓母细胞瘤，而不损害伤口愈合。

Hh 通路的组成成分

在细胞表膜上，Hh 配体(Sonic Hh 或印度 Hh)与同源受体碎片蛋白(Ptc)结合，从而抑制辅受体平滑蛋白(Smo)。被抑制的 Smo 负责下游信号转导并且导致胶质母细胞瘤(Gli1、Gli2 和 Gli3)转录因子的核易位并表达 Hh 靶基因(即典型的 Hh 信号)。非依赖 PTC/SMO 的 Hh 途径的激活也被描述(即非典型 Hh 信号)。

Hh 与其他促纤维化因子的关系

Hh 信号通路的调控是复杂的，并且需要进一步的研究来充分认识典型与非典型途径对肝脏结果的影响。有趣的是，瘦素和 PDGF 的作用是通过分泌增加的 Hh 配体(典型的信号)来介导的[54]，而 TGF-β、胰岛素样生长因子增强了了非典型 Hh 信号[55]。TGF-β 诱导 Gli 转录和 Gli 蛋白稳定，而胰岛素样生长因子通过糖原合成酶激酶-3β(GSK-3β)抑制 Gli 的磷酸化，防止蛋白酶体的降解(即通路激活)。最近，Hh 信号也被证明是脂多糖(LPS)反应的调控者，并且通过 HIF-1α 连接缺氧与纤维化。

Hh 机制总结

损伤(内质网应激)或肝细胞死亡(促凋亡刺激)产生的高水平 Hh 配体作用于周围

肝祖细胞、肝周细胞、肝窦内皮细胞和免疫细胞(即 Hh 反应细胞)[25, 56]：

- Hh 配体刺激 HSC 的增殖并促进其转变为产生胶原蛋白的肌成纤维细胞。反之，HSC 和肌成纤维细胞分泌更多的 Hh 配体进而放大纤维化[26, 54]。

- Hh 配体诱导肝脏祖细胞增殖，促进上皮细胞祖细胞重新编程为间质(纤维化)表型[27]。他们同时也刺激分泌趋化因子如 CXCL16，其募集炎性 T 细胞和 NKT 细胞亚群进入肝脏[28]。

- 浸润的免疫细胞是 Hh 应答的，活化的 T 细胞、NKT 细胞和巨噬细胞分泌 Hh 配体，使肝损伤[37, 57-58]。

- Hh 途径的活化激活肝窦内皮细胞，上调关键黏附分子的表达且诱导肝窦内皮细胞毛细管堵塞[29]。

Hh 通路在人类肝脏疾病中的作用证据

一个健康成年人的肝脏存在着最小的 Hh 通路活性。相比之下，Hh 通路的激活发生在慢性肝病(酒精性肝病、非酒精性脂肪性肝病、原发性胆汁性肝硬变和慢性病毒性肝炎)中，并且 Hh 通路的活性与肝纤维化阶段一致[27, 30, 59-61]。

调节体内的 Hh 通路

Hh 途径的激活也发生在肝纤维化模型[慢性四氯化碳、胆管结扎、蛋氨酸胆碱缺乏饮食(NASH)、酒精引起的损伤和胆管纤维化的遗传模型或者 NAFLD]中，转基因小鼠比野生型小鼠表现出更大的 Hh 途径激活，从而发生更多的肝纤维化[27, 60-62]。通过药物抑制 Hh 通路(即环巴胺或 GDC-0449：都是 Smo 拮抗剂)或遗传方法(即 Smo 基因的条件性删除)可以阻止肝纤维化的进展[17-18-27]。

临床相关性

人类和小鼠的汇总数据表明，Hh 通路是纤维化信号(如 LPS/TLR4、瘦素、TGF-β 和 HIF1α)的一个关键的调控者和整合者。Hh 通路抑制剂例如 vismodegib(GDC-0449)已经被授权用于晚期皮肤和血液系统癌症患者，并且应评为估抗肝纤维化药物。

骨桥蛋白

OPN 是一种促炎(Th1)细胞因子和基质蛋白，并在炎症、修复和恶性肿瘤部位高表达[63]。OPN 缺陷小鼠表现出伤口愈合不良(即减少纤维化)和防癌效应，而过表达 OPN 导致过量的纤维化以及自发性肿瘤的发生[64-65]。

肝祖细胞、肝周细胞、肝窦内皮细胞和免疫细胞(巨噬细胞、树突状细胞、T 细胞和 B 细胞、NKT 细胞)表达和(或)分泌 OPN，促炎性细胞因子(TNF-α、IL-6)、生长因子(PDGF)、成形素(Hh、Wnt 信号)、脂肪因子(瘦素)和交感神经激素(肾上腺素)调节 OPN 的表达[63]。其功能多效性可以通过 OPN 分子结合多种整合素(α_v、α_4、α_9)和 CD44 的能力来解释。近期研究进一步表明，OPN 作为多个异构体存在(包括细胞内和细胞外的 OPN)，从而增加其调控和功能的复杂性[66]。

OPN 行为总结

• OPN 刺激 HSC 的增殖和活化，而通过 RNA 干扰或中和 OPN 的抗体导致 OPN 缺失，进而抑制此现象[21, 67]。初步的研究进一步支持 OPN 在调节 MMP-TIMP 平衡中的作用。

• OPN 通过增强 TGF-β 信号促进肝脏祖细胞的增殖和伤口愈合：中和 OPN 可以抑制磷酸化的 Smad2/3 水平(代表减少的 TGF-β 活化)，维持转录共抑制因子 Ski 和 SnoN 水平[21]。

• 免疫细胞是 OPN 应答的，并且分泌放大炎症反应的 OPN[68]。

• OPN 激活肝窦内皮细胞，上调黏附分子和趋化因子，并调节白细胞运输(个体通信)。

OPN 在人类肝脏疾病中作用的证据

肝和血浆中 OPN 水平在 ALD、NASH、PBC/PSC 和慢性病毒性肝炎中显著上调[21, 67, 69]。最近的研究表明，OPN 受 Hh 调控，并且是 Hh 信号的下游效应因子[67]。因此，OPN 在 Hh 应答细胞共表达，并且 OPN 的表达与 Hh 信号通路的活性和肝纤维化阶段一致。

体内靶 OPN

迄今为止的多项研究都利用 OPN 遗传缺陷的小动物模型。这些研究并不一定能反映体内 OPN 的作用，因为 OPN 基因沉默导致细胞内和细胞外 OPN 蛋白异构体同时缺失[21]。另一方面，用 OPN 抗体和 OPN 特异性核酸适配体中和体外的 OPN 可导致肝损伤和 NASH 的肝纤维化现象显著减少。

临床相关性

在肝外，越来越多的证据表明，OPN 是代谢结果的关键因子[70]。OPN 在发炎的脂肪组织和发炎的血管内皮细胞中显著增加，且在缺血性心脏病和 2 型糖尿病患者中上调。OPN 基因缺陷小鼠也表现出改善的外周胰岛素灵敏度和代谢概况(改善的脂质和葡萄糖处理)。各种整合数据(细胞培养、动物和人)均提示 OPN 靶向治疗可能有益于晚期(NASH)纤维化患者。

TGF-β

TGF-β 是最强的促纤维化细胞因子，它可以通过直接活化 HSC 和肝祖细胞诱导纤维化，刺激细胞外基质合成，并通过产生 TIMP 抑制基质降解[31]。分泌的 TGF-β 作为灭活蛋白绑定到一个潜伏相关肽上；当激活 TGF-β 时，TGF-β 信号通过其同源受体(即活化受体样激酶 ALK5)，导致其转录因子(Smad2/3)磷酸化及核转位。

TGF-β 的过表达促进纤维化，而 TGF-β 和 Smad3 的缺失防止纤维化。因此，这一靶向治疗途径似乎是有吸引力的，包括反义寡核苷酸(抑制 TGF-β 的 mRNA)、特异性中和抗体(干扰配体结合)、天然 TGF-β 拮抗剂(如 Smad7)和 TGF-β 受体激酶阻滞剂等多种方法。然而，作为 TGF-β 信号，其对肿瘤的抑制，免疫调控和细胞分化也很重要，因此需要开发选择性地针对多余基质沉淀和积累的策略。在最近的一项研究中，研究人员描述了一种选择性信号转导的方法：通过 ALK5 抑制剂耦合化合物到 6-磷酸果糖的人血清白蛋白（M6PHSA）上，M6PHSA 允许通过 HSC（负责基质沉积的主要肝细胞类型）来选择性摄取[71]。在整合素 αv 中表达的 HSC 的封闭或缺失（分别通过药理学和遗传学方法）抑制 TGF-β 的活化和纤维化[72]。

临床相关性

吡非尼酮（Esbrict）通过抑制 TGF-β 的表达和功能来抗纤维化。它已被批准用于治疗晚期特发性肺纤维化患者，目前正在评估其治疗肝纤维化的可能性[73]。

结论与展望

调节肝脏修复的机制和分子途径非常复杂，涉及多个肝脏局部和非肝因素（肠、脑、脂肪组织），没有一个机制或途径比另一个更重要。可能的情况是，各种途径相互作用和信号整合组成一个共同的纤维化反应。因此，识别和瞄准这些调节纤维化的核心或公共介质（如 Hh、OPN 和 TGF-β）比靶向任何一个终端效应因子途径可能更有临床意义。

致　谢

WKS 受到肝病研究会以及 Polkemmet 基金会、EASL 和 CORE 的资助。AMD 受到美国国家卫生研究所（NIH）资助，注册号为 R37AA0101154 和 R01DK077794。

参考文献

［1］Adams LA, et al. The natural history of nonalcoholic fatty live disease：a population-based cohort study. Gastroenterology, 2005, 129(1)：113 – 121

［2］Matteoni CA, et al. Nonalcoholic fatty liver disease：a spectrum of clinical and pathological severity. Gastroenterology, 1999, 116(6)：1413 – 1419

［3］Day CP, James OF. Steatohepatitis：a tale of two "hits"? Gastroenterology, 1998, 114(4)：842 – 845

［4］Fan Y, Bergmann A. Apoptosis-induced compensatory proliferation. the cell is dead. Long live the cell! Trends Cell Bio1, 2008, 18(10)：467 – 473

［5］Diehl AM, Chute J. Underlying potential：cellular and molecular determinants of adult liverrepair. J Clin Invest, 2013, 123(5)：1858 – 1860

［6］Holt AP, et al. Immune interactions in hepatic fibrosis. Clin Liver Dis, 2008, 12(4)：

861 – 882, x

[7] Feldstein AE, et al. Hepatocyte apoptosis and fas expression are prominent features of human nonalcoholic steatohepatitis. Gastroenterology, 2003, 125(2): 437 – 443

[8] Wieckowska A, et al. In vivo assessment of liver cell apoptosis as a novel biomarker of disease severity in nonalcoholic fatty liver disease. Hepatology, 2006, 44(1): 27 – 33

[9] Yang S, et al. Oval cells compensate for damage and replicative senescence of mature hepatocytes in mice with fatty liver disease. Hepatology, 2004, 39(2): 403 – 411

[10] Roskams T, Desmet V. Ductular reaction and its diagnostic significance. Semin Diagn Pathol, 1998, 15(4): 259 – 269

[11] Richardson MM, et al. Progressive fibrosis in nonalcoholic steatohepatitis: association with altered regeneration and a ductular reaction. Gastroenterology, 2007, 133(1): 80 – 90

[12] Feldstein AE, et al. Cytokeratin-18 fragment levels as noninvasive biomarkers for nonalcoholic steatohepatitis: a multicenter validation study. Hepatology, 2009 Oct, 50(4): 1072 – 1078

[13] Machado MV, et al. Reduced lipoapoptosis, hedgehog pathway activation and fibrosis in caspase-2 deficient mice with non-alcoholic steatohepatitis. Gut, 2014 Jul 22. doi: 10.1136/gutjnl-2014 – 307362

[14] Witek RP, et al. Pan-caspase inhibitor VX-166 reduces fibrosis in an animal model of nonalcoholic steatohepatitis. Hepatology, 2009, 50(5): 1421 – 1430

[15] Santoni-Rugiu E, et al. Progenitor cells in liver regeneration: molecular responses controlling their activation and expansion. APMIS, 2005, 113(11 – 12): 876 – 902

[16] Roskams T. Relationships among stellate cell activation, progenitor cells, and hepatic regeneration. Clin Liver Dis, 2008, 12(4): 853 – 860, ix

[17] Michelotti GA, et al. Smoothened is a master regulator of adult liver repair. J Clin Invest, 2013, 123: 2380 – 2394

[18] Swiderska-Syn M, et al. Myofibroblastic cells function as progenitors to regenerate murine livers after partial hepatectomy. Gut, 2014 Aug, 63(8): 1333 – 1344

[19] Kordes C, et al. Stellate cells from rat pancreas are stem cells and can contribute to liver regeneration. PLoS One, 2012. 7(12): e51878

[20] Kordes C, et al. Hepatic stellate cells contribute to progenitor cells and liver regeneration. J Clin Invest, 2014 Dec 1, 124(12): 5503 – 5515

[21] Coombes J, et al. Osteopontin neutralisation abrogates the liver progenitor cell response and fibrogenesis in mice. Gut, 2014 Jun 5, doi: 10.1136/gutjnl-2013-306484

[22] Canbay A, et al. Kupffer cell engulfment of apoptotic bodies stimulates death ligand and cytokine expression. Hepatology, 2003, 38(5): 1188 – 1198

［23］ Wree A, et al. NLRP3 inflammasome activation results in hepatocyte pyroptosis, liver inflammation, and fibrosis in mice. Hepatology, 2014 Mar, 59(3): 898 – 910

［24］ Pusterla T, et al. Receptor for advanced glycation endproducts(RAGE) is a key regulator of oval cell activation and inflammation-associated liver carcinogenesis in mice. Hepatology, 2013, 58(1): 363 – 373

［25］ Jung Y, et al. Signals from dying hepatocytes trigger growth of liver progenitors. Gut, 2010, 59(5): 655 – 665

［26］ Choi SS, et al. Hedgehog pathway activation and epithelial-to-mesenchymal transitions during myofibroblastic transformation of rat hepatic cells in culture and cirrhosis. Am J Physiol Gastrointest Liver Physiol, 2009, 297(6): G1093 – 1106

［27］ Syn WK, et al. Hedgehog-mediatedepithelial-to-mesenchymal transition and fibrogenic repair in nonalcoholic fatty liver disease. Gastroenterology, 2009, 137 (4): 1478 – 1488e8

［28］ Omenetti A, et al. Repair-related activation of hedgehog signaling promotes cholangiocyte chemokine production. Hepatology, 2009, 50(2): 518 – 527

［29］ Xie G, et al. Hedgehog signalling regulates liver sinusoidal endothelial cell capillarisation. Gut, 2013, 62(2): 299 – 309

［30］ Pereira Tde A, et al. Viral factors induce Hedgehog pathway activation in humans with viral hepatitis, cirrhosis and hepatocellular carcinoma. Lab Invest, 2010, 90 (12): 1690 – 1703

［31］ Dooley S, Ten Dijke P. TGF-beta in progression of liver disease. Cell Tissue Res, 2012, 347(1): 245 – 256

［32］ Iredale JP, et al. Human hepatic lipocytes synthesize tissue inhibitor of metalloproteinases-l. Implications for regulation of matrix degradation in liver. J Clin Invest, 1992, 90(1): 282 – 287

［33］ Arthur MJ, et al. Secretion of 72 kDa type IV collagenase gelatinase by cultured human lipocytes. Analysis of gene expression, protein synthesis and proteinase activity. Biochem J, 1992, 87(Pt 3): 701 – 707

［34］ Garcia-Bañuelos J, et al. Cirrhotic rat livers with extensive fibrosis can be safely transduced with clinical-grade adenoviral vectors. Evidence of cirrhosis reversion. Gene Ther, 2002 Jan, 9(2): 127 – 134

［35］ Lalor PF, Adams DH. The liver: a model of organ-specific lymphocyte recruitment. Expert Rev Mol Med, 2002, 4(2): 1 – 16

［36］ Shetty S, et al. Lymphocyte recruitment to the liver: molecular insights into the pathogenesis of liver injury and hepatitis. Toxicology, 2008 Dec30, 254(3): 136 – 146

［37］ Syn WK, et al. NKT-associated hedgehog and osteopontin drive fibrogenesis in non-alcoholic fatty liver disease. Gut, 2012, 61(9): 1323 - 1329

[38] Syn WK, et al. Accumulation of natural killer T cells in progressive nonalcoholic fatty liver disease. Hepatology, 2010, 51(6): 1998 - 2007

[39] Ramachandran P, et al. Differential Ly-6C expression identifies the recruited macrophage phenotype, which orchestrates the regression of murine liver fibrosis. Proc Natl Acad Sci USA, 2012, 109(46): E3186 - E3195

[40] Bäckhed F, et al. The gut microbiota as an environmental factor that regulates fat storage. Proc Natl Acad Sci USA, 2004, 101(44): 15718 - 15723

[41] De Minicis S, et al. Dysbiosis contributes to fibrogenesis in the course of chronic liver injury in mice. Hepatology, 2014, 59(5): 1738 - 1749

[42] Klaus S. Adipose tissue as a regulator of energy balance. Curr Drug Targets, 2004, 5 (3): 241 - 250

[43] Choi SS, et al. Leptin promotes the myofibroblastic phenotype in hepatic stellate cells by activating the hedgehog pathway. J Biol Chem, 2010, 285(47): 36551 - 36560

[44] Bataller R, Brenner DA. Liver fibrosis. J Clin Invest, 2005, 115(2): 209 - 218

[45] Kumar P, et al. Adiponectin modulates focal adhesion disassembly in activated hepatic stellate cells: implication for reversing hepatic fibrosis. FASEB J, 2014, 28(12): 5172 - 5183

[46] Nishizawa H, et al. Nonalcoholic fatty liver disease in adult hypopituitary patients with GH deficiency and the impact of GH replacement therapy. Eur J Endocrinol, 2012, 167 (1): 67 - 74

[47] Stiedl P, et al. Growth hormone resistance exacerbates cholestasis-induced murine liver fibrosis. Hepatology, 2014 Sep 1, doi: 10. 1002/hep. 27408

[48] Oben JA, et al. Sympathetic nervous system regulation of liver repair. Anat Rec A Discov Mol Cell Evol Biol, 2004, 280(1): 874 - 883

[49] Li Z, et al. Norepinephrine regulates hepatic innate immune system in leptin-deficient mice with nonalcoholic steatohepatitis. Hepatology, 2004, 40(2): 434 - 441

[50] Pulixi EA, et al. Risk of obstructive sleep apnea with day-time sleepiness is associated with liver damage in non-morbidly obese patients with nonalcoholic fatty liver disease. PLoS One, 2014, 9(4): e96349

[51] Nath B, et al. Hypoxia and hypoxia inducible factors: diverse roles in liver diseases. Hepatology, 2012, 55(2): 622 - 633

[52] Hirose Y, Itoh T, and Miyajima A. Hedgehog signal activation coordinates proliferation and differentiation of fetal liver progenitor cells. Exp Cell Res, 2009, 315(15): 2648 - 2657

[53] Briscoe J, et al. The mechanisms of Hedgehog signalling and its roles in development

and disease. Nat Rev Mol Cell Biol, 2013, 14(7): 416 - 429

[54] Yang L, et al. Sonic hedgehog is an autocrine viability factor for myofibroblastic hepatic stellate cells. J Hepatol, 2008, 48(1): 98 - 106

[55] Yoo YA, et al. Sonic hedgehog signaling promotes motility and invasiveness of gastric cancer cells through TGF-beta-mediated activation of the ALK5-Smad 3 pathway. Carcinogenesis, 2008, 29(3): 480 - 490

[56] Rangwala F, et al. Increased production of sonic hedgehog by ballooned hepatocytes. J Pathol, 2011, 224(3): 401 - 410

[57] Syn WK, et al. Role for hedgehog pathway in regulating growth and function of invariant NKT cells. Eur J Immunol, 2009, 39(7): 1879 - 1892

[58] Pereira TA, et al. Macrophage-derived Hedgehog ligands promotes fibrogenic and angiogenic responses in human schistosomiasis mansoni. Liver Int, 2013, 33(1): 149 - 161

[59] Guy CD, et al. Hedgehog pathway activation parallels histologic severity of injury and fibrosis in human nonalcoholic fatty liver disease. Hepatology, 2012, 55 (6): 1711 - 1721

[60] Omenetti A, et al. Hedgehog signaling regulates epithelial mesenchymal transition during biliary fibrosis in rodents and humans. J Clin Invest, 2008, 118(10): 3331 - 3342

[61] Jung Y, et al. Accumulation of hedgehog-responsive progenitors parallels alcoholic liver disease severity in mice and humans. Gastroenterology, 2008, 134(5): 1532 - 1543

[62] Omenetti A, et al. Hedgehog-mediated mesenchymal-epithelial interactions modulate hepatic response to bile duct ligation. Lab Invest, 2007, 87(5): 499 - 514

[63] Uede T. Osteopontin, intrinsic tissue regulator of intractable inflammatory diseases. Patho J Int, 2011, 61(5): 265 - 280

[64] Liaw L, et al. Altered wound healing in mice lacking a functional osteopontin gene (spp1). J Clin Invest, 1998, 101(7): 1468 - 1478

[65] Rangaswami H, Bulbule A, and Kundu GC. Osteopontin: role in cell signaling and cancer progression. Trends Cell Biol, 2006, 16(2): 79 - 87

[66] Inoue M, et al. Intracellular osteopontin(iOPN) and immunity. Immunot Res, 2011, 49(1 - 3): 160 - 172

[67] Syn WK, et al. Osteopontin is induced by hedgehog pathway activation and promotes fibrosis progression in nonalcoholic steatohepatitis. Hepatology, 2011, 53(1): 106 - 115

[68] Ashkar S, et al. Eta-1 (osteopontin): an early component of type-l (cell-mediated) immunity. Science, 2000, 287(5454): 860 - 864

[69] Patouraux S, et al. The osteopontin level in liver, adipose tissue and serum is correlated with fibrosis in patients with alcoholic liver disease. PLoS One, 2012, 7(4): e35612

[70] Kiefer FW, et al, Neutralization of osteopontin inhibits obesity-induced inflammation and

insulin resistance. Diabetes, 2010, 59(4): 935 – 946

[71] van Beuge MM, et al. Enhanced effectivity of an ALK5-inhibitor after cell-specific delivery to hepatic stellate cells in mice with liver injury. PLoS One, 2013, 8(2): e56442

[72] Henderson NC, et al. Targeting of av integrin identifies a core molecular pathway that regulates fibrosis in several organs. Nat Med, 2013, 19(12): 1617 – 1624

[73] King TE Jr, et al. A phase 3 trial of pirfenidone in patients with idiopathic pulmonary fibrosis. N Engl J Med, 2014, 370(22): 2083 – 2092

（买三月　译，王全楚　审校）

第9章 肝活检的组织学评估：非酒精性脂肪性肝病与酒精性肝病

Elizabeth M. Brunt，*David E. Kleiner*

摘 要

- 尽管酒精性和非酒精性肝病有许多共同特征，但是也有一些差异，支持对两种肝病进行区分。
- 小儿脂肪性肝病中，有一种唯一的模式是1区带交界性损伤模式，它与酒精性肝病中的损伤模式不同。
- 弥漫性小泡性脂肪变性、胆汁淤积、含马洛里小体的气球样细胞被中性粒细胞卫星样浸润，以及小叶内致密的窦周纤维网，上述表现在酒精性脂肪性肝炎中更常见。
- 仅酒精性肝炎有静脉闭塞性病变和硬化性透明坏死。
- 微胆管胆汁淤积在酒精性肝炎中可见，但是当此病变出现在确定的非酒精性脂肪性肝病（NAFLD）或非酒精性脂肪性肝炎（NASH）中时，应该考虑是否存在其他病因。

引 言

有关脂肪性肝病的大部分病理学文献和几乎所有的临床文献均认为，酒精性和非酒精性脂肪性肝病在组织学上难以鉴别。所以，不得不用"非"这一否定式术语，来特指一种与肥胖相关的、非严重酒精摄入的脂肪性肝病——非酒精性脂肪性肝病（NAFLD）。如果仅凭酒精性肝病（ALD）和NAFLD共有的脂肪变性和中度的脂肪性肝炎的确难以进行区分，但病理学家认为仍有一些病变特征可资鉴别，尤其对重度ALD患者[1-2]。这些病变包括ALD早期研究中提到的引流区静脉病变[3]和微胆管胆汁淤积[4]，后者已纳入酒精性肝炎新评分系统中[5]，这些均不是NASH的特征。

本章我们综述了酒精性和非酒精性脂肪性肝病共同的基础病变，以及它们各自独有的特征或相对出现较多的特征。有综述对一些研究结果进行归纳和比较后发现，一些共同的病变在重度酒精性肝病中程度较重[2]，在做病理解释时结合临床背景也很重要。最后，针对两者的分级系统业已出版[6-7]，对于NAFLD患者有助于临床试验中进行病变间的比较，而对于ALD患者有助于酒精性肝炎的预后评估。在这些系统中涵盖的病变，都是重要特征的反映。因此无论是这些实体中共同的，还是不同的组织学特征，都应被视作不同的组织学表现。表 9.1 总结了 ALD 和 NAFLD 的共同特征和不同特征，下面我们进行详细介绍。

脂肪变性

大泡性

在 ALD 和 NAFLD 中经常可见大泡性脂肪变性，它是脂肪蓄积的一种形式。最简单的一种方式，就是肝细胞中有一个大的脂肪空泡，几乎占据整个细胞，细胞核被挤到了一边，脂滴的主要成分是三酰甘油，被脂滴充满的肝细胞扩张、比正常大，显著的大泡性脂肪变性常伴发肝大。大泡性脂肪变性中也常见到大小不等的多发脂肪空泡，空泡小者小于 1μm，大者大于肝细胞核，这与小泡性脂肪变性不同，后者的肝细胞胞质呈泡沫样，肝细胞内聚集无数小于 1μm 的微小空泡。有学者把具有中等大小空泡的脂肪变性称为中间型脂肪变性，或者混合型大泡性脂肪变性，它也是一种类型的大泡性脂肪变性。需要指出的是，不能将小脂滴和小泡性脂肪变性相混淆，它们实际意义不同。

在 ALD 和 NAFLD 中，大泡性脂肪变性可能是它们唯一的重要组织学发现，或者是作为酒精性肝炎或 NASH 的一部分。脂肪变性的特征和分布也相似。特别是在疾病的早期或中期，大泡性脂肪变性在肝腺泡的 3 区带最显著[8-9]。随着脂肪变性的加重，病变会蔓延到整个肝腺泡区，随着重度纤维化和 NASH 的进展，NAFLD 中的脂肪变性分布不均匀，不再仅分布在一个区带[9]。虽然没有研究过，但是在 ALD 中也存在上述表现。

在 ALD 和 NAFLD 中，大泡性脂肪变性的分布或特征没有差别。脂肪变性并不是诊断酒精性肝炎的必需条件[8]，但是脂肪变性的程度（通常为 5%）是诊断 NASH 的必要条件[10-11]，原因是在 ALD 中，脂肪变性对停止饮酒非常敏感，例如酒精性肝炎的患者，如果停止饮酒几周后再活检，可能就不再有脂肪变性，但是仍有其他损伤的特征。在 ALD 和 NAFLD 中，脂肪变性的程度会随着硬化的进展而减轻。

除了以 3 区带为中心的脂肪变性之外，有一个值得注意的例外就是儿童 NAFLD。青春期前和青春期儿童会出现以 1 区带为中心的大泡性脂肪变性[12-13]。它与汇管区炎症加重和汇管区周围纤维化有关，而与 3 区带肝窦周围纤维化无关。无典型的气球样损伤或仅少量出现，无马洛里小体。这种模式的 NAFLD 又被称为"1 区带交界型"，因为它表现的是进展性脂肪性肝病的一些特征，但是又达不到诊断 NASH 的标准[11,13]。一项针对美国儿童的大型队列研究发现，28% 的病例是 1 区带交界型[13]，而通过对病理学者的双盲测试，此类病变在成人中仅占 1%[14]。

在 ALD 和 NAFLD 中，大泡性脂肪变性的自然病程会随着病因的不同而不同。在 NAFLD 中，如果没有其他疾病进展的证据，不伴炎症或纤维化的大泡性脂肪变性常提示预后较好。持续饮酒的 ALD 患者，大泡性脂肪变性是进展的危险因素。对 88 例酒精性脂肪肝患者的早期跟踪研究发现，10% 的患者进展成肝硬化，其中位时间是 10.5 年[15]。在另一项研究中，22% 的患者从没有或仅有轻微纤维化的脂肪性肝病进展到肝硬化的中位时间是 12.8 年[16]。在后一项研究中还发现，严重脂肪变性比轻度脂肪变性更有可能进展。最近的研究数据提示在 NAFLD 中的脂肪肝并不完全是良性的。Pais 等报道 25 例非酒精性仅脂肪变性的患者中 16 例平均经历 3.7 年就发展为脂肪性肝炎，其中还有 6 例形成桥样连接[17]。哪些因素可以将非酒精性脂肪变性患者分为进展型和非进展型，目前还在研究中。在 ALD 中，持续饮酒是病情进展的最重要的驱动因子之一。

表 9.1　酒精性肝病和非酒精性脂肪性肝病的共同特征与不同特征

ALD 和 NAFLD 的共同特征

脂肪变性，大泡性	从 3 区带到肝腺泡，两者都可以看到数量不等的脂肪变性
炎症，小叶	实质炎症很普遍，尤其是单核细胞灶
炎症，汇管区	汇管区单核细胞浸润很常见，特别是纤维进展期时
气球样变	是酒精性肝炎和 NASH 的特征，二者在气球样细胞的特征、分布和数量上都有重叠
马洛里小体	酒精性肝炎和 NASH 中都可见到
纤维化	在 ALD 和成人型 NAFLD 中，早期纤维化是涉及 3 区带的窦周纤维化，随后为门脉纤维化和桥接连接，最后发展为硬化。
凋亡肝细胞	在 ALD 和 NAFLD 中，都可看到
巨大线粒体	在 ALD 和 NAFLD 中，都可看到

ALD 和 NAFLD 的不同特征

	ALD	NAFLD
脂肪变性，大泡性	脂肪变性不是酒精性肝炎的必需特征	脂肪变性需要到一定程度方可诊断，在儿童可出现 1 区带脂肪变性
脂肪变性，小泡性	可以看到弥漫性小泡性脂肪变性（酒精性泡沫样变性）	小泡性脂肪变性通常仅限于单个细胞或在 NASH 中的小斑块区域
炎症，小叶	在活动性 ALD 中，常见中性粒细胞浸润，特别是对于含有马洛里小体肝细胞的卫星样浸润	中性粒细胞浸润不常见
炎症，汇管区	可见中性粒细胞浸润，特别是与小胆管反应有关以及在活动性 ALD 中	中性粒细胞浸润很少见
马洛里小体	马洛里小体数量多，更易形成，并和中性粒细胞的卫星样浸润有关	马洛里小体数量很少，不易形成，很难见到中性粒细胞

纤维化	窦周纤维化致密且延伸至整个小叶。可见到厚的静脉周围纤维化，且其与静脉阻塞性纤维化（硬化性透明性坏死）有关，并可导致先于肝硬化发生的门静脉高压	儿童可发生汇管区周围纤维化，而无 3 区带的窦周纤维化
小胆管反应	在汇管区很明显，可发展至静脉周围	通常比较轻，尤其是在硬化前的 NAFLD
毛细胆管胆汁淤积	在酒精性肝炎中可见到，还要考虑胰腺炎或胆道梗阻	在 NAFLD 或 NASH 中从未见过，如果出现应该考虑其他疾病或 ALD
铁	肝细胞铁沉积很严重，尤其是在硬化时	如可见肝细胞铁沉积，通常也是轻度的

ALD = 酒精性肝病。NAFLD = 非酒精性脂肪性肝病

小泡性

小泡性脂肪变性是指肝细胞胞质呈泡沫样改变，正常嗜酸性颗粒样胞质被数不清的微小小泡取代，细胞核仍处于中心位置。在毒性损伤中，它与线粒体损伤有关，常出现在大部分肝细胞中。在 NAFLD 中，小泡性脂肪变性常是点状出现，而非区带性和（或）斑块状分布。在一项纳入美国患者的队列研究中发现了小泡性脂肪变性[18]。伴有小泡性脂肪变性的活检，常有较严重的病变，包括伴有更多的脂肪变性和气球样损伤，更多的马洛里小体和纤维化。但是在临床特征中没有差别，包括年龄、性别、体重指数、糖尿病的发生率或转氨酶的水平。弥漫性小泡性脂肪变性在 NAFLD 中并无报道，然而在 ALD 中存在，被称为酒精性泡沫样变性。

酒精性泡沫样变性是存在于 ALD 中的一种形式，但在 NAFLD 中没有。它的特征是以 3 区带为主的小泡性脂肪变性，伴有或不伴有其他酒精性肝炎的特征[19]。这种形式很少见，在一项 ALD 活检研究中仅占 2.3%[20]，仅在少数肝细胞内见到典型的大泡性脂肪变性，大多数患者都有黄疸和血清转氨酶升高，还伴有急性肝损伤。显微镜下见到肝细胞和小胆管内胆汁淤积以及肝窦周围纤维化，但常不是进展期，马洛里小体也罕见。电子显微镜下，可见到线粒体损伤，伴有基质降解、线粒体嵴消失和明显扩张。巨大线粒体甚至在光学显微镜水平都可看到。后文介绍的胆汁淤积，虽然不是 NASH 或 NAFLD 的特征，但是也是需要关注的病变，因为它可能提示其他原因的肝损伤（包括酒精）。

炎　症

炎症可分为肝小叶和汇管区的炎症。ALD 和 NAFLD 的所有分期，汇管区炎症程度

是不同的。慢性炎症是最常见的形式[21-22]，且随着纤维化的进展，炎症也逐渐加重[23-24]。在 NAFLD 中，Gadd 等研究了免疫亚型发现，巨噬细胞出现于最早的分期，甚至先于肝小叶内炎症，而且，所有慢性炎症细胞在汇管区的出现要比在肝小叶更普遍，它们是对汇管区胆管的反应。在小叶内的炎症细胞与汇管区纤维化或胆管反应无关[22]。巨噬细胞聚集，需经特殊染色才能观察到，随后我们会讨论。汇管区慢性炎症不是脂肪性肝病评估的关键指标。需要注意的是，汇管区脂质肉芽肿是过去饮酒史的标志，而且这些被巨噬细胞包围的脂质聚集堆[25]，在 NAFLD 中也可见到。

另一方面，汇管区出现大量分叶核白细胞(中性粒细胞，PMN)，与胆管反应有关，且 ALD 中要比 NAFLD 更为常见。另外，汇管区周围还可见到胆管扭曲和纤维化[26]。当 3 区带出现胆汁淤积时，需要鉴别的是胰腺炎[27]和(或)胆总管结石。这些表现在非酒精性病例中罕见。

在 ALD 和 NAFLD 中都能见到小叶内炎症，但是浸润的本质却千变万化。慢性浸润通常可见，主要细胞是单核细胞、巨噬细胞[22,28]。位于终末肝静脉(THV)附近的脂质肉芽肿，其大小不一，常被纤细的胶原纤维束包绕。轻、中、重度的慢性炎症浸润，在 NAFLD 中都可见到，当炎症聚集到终末肝静脉和小叶动脉附近的 3 区带时，容易与无管的汇管区相混淆[29]。另一方面，在 NAFLD 中偶尔见到中性粒细胞浸润，很少见到灶性卫星现象，或中性粒细胞围绕(或浸润)含马洛里小体的肝细胞，或气球样肝细胞、嗜酸性肝细胞。这可能是与"酒精性肝炎"最有鉴别意义的病变之一，它们在酒精性肝炎中很常见，且提示临床预后差。最近的酒精性肝炎评分系统指出，中性粒细胞浸润是预后佳的相关独立因素[7]。

在 ALD 和 NAFLD 的小叶中，除单纯的脂肪变性外，均可见多发小灶性单核细胞浸润，主要是淋巴细胞[11,27]。ALD 和 NAFLD 中的巨噬细胞浸润，在苏木精 - 伊红染色的切片上很难见到，它需要特殊染色，比如淀粉酶消化的过碘酸希夫(PAS)染色或免疫组化，通过这些染色，能清楚地看到许多巨噬细胞系的细胞。

肝细胞损伤

肝细胞气球样变性是诊断脂肪性肝炎的必要条件，也是 ALD 和 NAFLD 最常见的一种损伤模式，它的出现先于结构重建，而且在肝腺泡的 3 区带最显著。它最典型的特征就是肝细胞体积增大，胞质稀薄或呈絮状改变，细胞可以含一个脂滴，核常深染。它们还可以含有马洛里小体。NAFLD 中的马洛里小体仅出现在气球样肝细胞内，正如"炎症"一节中提到的，ALD 中的马洛里小体可以出现在要凋亡的肝细胞内。马洛里小体是由成群的角蛋白(CK)8/18，以及 p62 和泛素组成的。通过三色染色或更敏感和特异的免疫染色，如 CK8/18、p62 和泛素探针，可以检测到这些浓稠的胞质内含物。已经有报道，马洛里小体在 ALD 中，比在 NAFLD 中，更易见到[30]，但是在严重的 NASH 病例中，马洛里小体不能成为鉴别点。然而，当出现大量的马洛里小体和多灶卫星现象时，我们应先考虑 ALD[31]。

凋亡是脂肪性肝病第二种最常见的细胞损伤模式。组织学表现为明显的嗜酸性变，以及聚集成堆的、从肝细胞索中挤出的圆形细胞质，有时还见到深染的核碎片，但这不是凋亡诊断的必需条件。这种细胞死亡形式，在 ALD 和 NAFLD 中很普遍，因此，不能成为组织学上的鉴别点。

由于不再做空回肠旁路手术，所以 NAFLD 中的坏死极其罕见。Nanki 等在 1991 年报道了 1 例伴有桥接坏死的肝衰竭，患者因红斑狼疮接受泼尼松龙治疗后出现桥接坏死[32]。Caldwell 等在 2002 年报道 5 例伴有亚急性肝衰竭的隐源性肝硬化，其中有 2 例出现坏死[33]。另一方面，坏死是慢性和重度酒精性肝炎的标志，最常见的就是硬化性透明性坏死，此病变是由 Edmonson[3] 等在 1963 年首次提出的，但今天仍可见到。常缺乏脂肪变性，THV 被致密结缔组织取代，只有特殊染色才能观察到残留的静脉鞘。邻近肝细胞内可见到许多马洛里小体。

纤维化

ALD 和 NAFLD 的整个病情发展和进展是相似的。早期纤维化需要结缔组织染色才能看到。在 NAFLD 中，最早期的纤维化出现在 3 区带，在窦周间隙(Disse)有纤细的胶原纤维束沉积，窦周纤维从中央静脉延伸出来形成网，包绕肝细胞或肝细胞团。在 ALD 中，最早期纤维化是静脉周围纤维化伴增厚，即中央静脉四周大部分区域至少有 4μm 厚的胶原纤维层[34]。其与在 NAFLD 中看到的窦周纤维化密切相关。窦周纤维化干扰肝细胞和窦间隙间蛋白质以及其他大分子的交换，导致内皮细胞毛细血管化。在 ALD 中，最早期纤维化可在仅有脂肪变性的病例中看到，伴有脂肪变性和早期纤维化的患者，要比仅有脂肪变性的患者，更有可能发展为晚期纤维化和硬化[35]。在 NAFLD 中，早期纤维化几乎总是伴有 NASH 的其他改变[14, 36]。尽管纤维化不是 NASH 诊断的必需条件[11]，但是世界卫生组织(WHO)最初定义的酒精性肝炎诊断标准，要求必须有窦周纤维化[8]。

在 ALD 和 NAFLD 中，汇管区纤维化出现在 3 区带窦周纤维化之后。肝细胞间胶原纤维向外延伸，破坏汇管区的边缘，使汇管区扩大，呈星状。这一模式有一例外，就是小儿 NAFLD 的 1 区带交界模式，这些病例中，先发生汇管区纤维化，而 3 区带的静脉和窦周没有纤维化[12-13]。在 ALD 和 NAFLD 中的桥接纤维化，主要发生在中央静脉和门管区之间或中央静脉之间。桥接纤维化实际是编织篮样的窦周纤维向外延伸形成的，随着被限制的肝细胞缺失，形成宽阔的纤维连接。伴有 1 区带交界模式的儿童可以发展成汇管区至汇管区的桥接纤维化，类似于慢性肝炎的纤维化进展。在最后的硬化阶段，大部分大血管结构都被纳入纤维束中，留下没有静脉或汇管区的微小肝细胞结节。在硬化性肝脏中 ALD 和 NAFLD 的许多特异性特征都缺失或很难辨认，导致许多病例被归类为"隐源性"。然而，对活检组织仔细检查，经常会发现气球样损伤或马洛里小体，即这类脂肪性肝病的特征性表现。

　　NAFLD/NASH 的纤维化分期按照现行标准划分[6, 37 - 38]。共分 5 期：无纤维化，窦周或汇管区纤维化，窦周和汇管区纤维化，桥接纤维化，肝硬化。不同系统之间差异不大。尽管 ALD 尚无同样平行的分期系统用于临床，但大多数病理学家都会仿照 NAFLD/NASH 分期系统或采用描述性方法来分期。无论在 NAFLD 还是 ALD 中，纤维化的发展均提示预后不良[34 - 35, 39]。

　　尽管 NAFLD 和 ALD 的纤维化进展大致相似，但是一些细微差别也有助于鉴别。在 ALD 中，静脉周围纤维化特别严重，并常伴有坏死或其周围肝细胞逸出。后文会讨论这类病变。另外，致密的窦周纤维化网常包绕完整的肝腺泡，这仅出现在 ALD 中并和严重的门静脉高压有关。最新的一个评分系统，是对酒精性肝炎的预后评分，其中包含了小叶纤维化（出现和区带延伸），这不仅是首次提出，而且强调它仅在 ALD 中出现[7]。

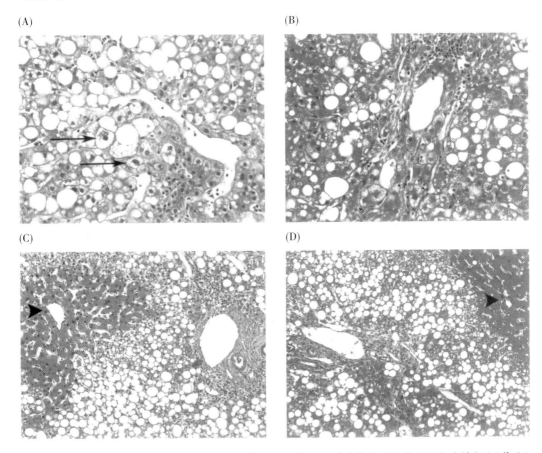

图 9.1　非酒精性脂肪性肝病，3 区带和 1 区带损伤模式。A. 伴有静脉周围炎症和气球样变性（箭头）的典型的脂肪性肝炎。B. 同病例马森三色染色显示 3 区带窦周细小纤维化。C. 伴有汇管区周围脂肪变性和门静脉炎症的 1 区带交界性模式，中央静脉周围无损伤（箭头头）。D. 同病例马森三色染色显示汇管区纤维化，但没有静脉周围纤维化（箭头头）（见彩插）

(A)   (B)

(C)   (D)

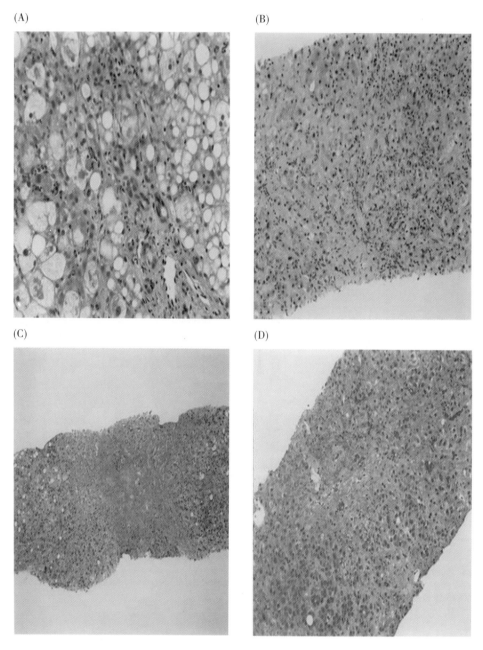

图 9.2 酒精性肝病。A. 酒精性脂肪性肝炎，右边脂肪变性很明显，左边肝细胞内显著的气球样变性和马洛里小体，还可见到卫星样炎症和小胆管反应。B~D 的图片来自一个患者，该患者有静脉回流受阻的症状和体征。B. 酒精性肝炎，可看到脂肪变性很少，但在所有闭塞静脉附近，包括中央静脉和汇管区静脉，可见到炎症浸润的主要细胞是中性粒细胞，仔细检查，还可见到含马洛里小体和胆汁的肝细胞。可见硬化性透明性坏死，此坏死在 NAFLD/NASH 中看不到。C. 低剂量马森三色染色显示小叶中心区域的闭塞性纤维化，这种类型和程度的纤维反应，在 NAFLD/NASH 中是看不到的。D. 高倍镜下的马森三色染色清晰地显示出小叶中心剩余的肝静脉终末支和致密的肝窦纤维化。在酒精性肝病中，如果毛细血管化到这种程度，即使没有硬化的组织学特征，也可以引起门静脉高压(见彩插)

其他病变

胆汁淤积

急性胆汁淤积，即可见的胆汁淤积或胆红素沉积，常见于重度 ALD，很少发生于 NAFLD(除失代偿期肝硬化)，提示要么发生 ALD 要么还有其他问题。最新的酒精性肝炎评分系统，也加入了胆汁淤积，它与细菌感染有关[7]。在 ALD 中，3 区带的肝细胞胆管面可以看到胆汁淤积或肝小叶内出现胆汁淤积花结。脓毒症时，门静脉周围的毛细胆管内可出现胆汁淤积，称为"迁延性胆管炎"。胰腺炎或结石阻塞也可引起其他形式的胆汁淤积。在 ALD 或 NAFLD 中看不到慢性胆汁淤积，因此要注意与其他疾病相鉴别。

THV 病变

要强调的是，硬化性透明性坏死仅出现在 ALD。ALD 的其他病变发生在 THV 和小叶下静脉[8]，如内皮下纤维化[40]，静脉周围纤维化或静脉硬化[41-42]，以及伴有致密窦周纤维化、延伸至间质的静脉周围纤维化[43]。上述这些病变在 NAFLD 中都没有。

巨大线粒体

在 ALD 和 NAFLD 中，巨大线粒体很常见[44-45]。但是其意义还不清楚。它们在 ALD 中是慢性炎症或中度病变的标志[46-47]。巨大线粒体可见于小泡性脂肪变性的肝细胞中。Teli 等发现，在 ALD 的纯脂肪变性中，混合性脂肪变性和巨大线粒体并存与纤维化的进展有关[15]。在前文提到的酒精性肝炎预后评分系统中，巨大线粒体提示预后良好。而在 NAFLD 中，巨大线粒体与预后无关。

糖化核

核空泡化与 NAFLD 有关，有研究者认为它是异常糖代谢的标志[48]。在 NAFLD 中很常见，要比在 ALD 中更常见[26]。

ALD 和 NAFLD 的分级和分期

正如引言中所提及的，分级和分期的意义在于，这是一个有价值的方法。仅通过一个重要的病变就可以知道这个疾病的过程，这就是评分系统的意义。因此，用于慢性肝炎和慢性胆汁淤积性肝病的方法不能用于 ALD 或 NAFLD，反之亦然。同样，尽管在脂肪性肝病谱中有许多病变重叠，如脂肪变性和中度脂肪性肝炎，但是在 ALD 的所有形式中未必如此，因此适用于酒精性肝炎的评分方法不一定适用于非酒精性脂肪性肝病。因此，病理学家不能受评分系统中病变的限制。最后，正如慢性肝炎的评分不能作为诊断，脂肪性肝炎的评分也不能作为诊断或病因的确定。然而，合并的病变和严重损伤，首先应该考虑 ALD。对于一个可疑病例，病理诊断医生给出的最好和最直接的诊断就是"脂肪性肝炎",但是适当的评论,也可以给临床团队进一步管理所需的信息。

图 9.1 和图 9.2 分别展示的是 NAFLD 和 ALD。前者包含成人和小儿 NAFLD。后者重点讨论的是 ALD 中的一些严重病变。

参考文献

[1] Diehl AM. Alcoholic liver disease: natural history. Liver Transpl Surg, 1997, 3: 206 – 211

[2] Brunt EM. Alcoholic and nonalcoholic steatohepatitis. Clin Liver Dis, 2002, 6: 399 – 420

[3] Edmondson HA, Peters RL, Reynolds TB, et al. Sclerosing hyaline necrosis in the liver of the chronic alcoholic. A recognizable lesion. Ann Intern Med, 1963, 59: 646 – 673

[4] Mac Sween RNM, Burt AD. Histologic spectrum of alcoholic liver disease. Semin Liver Dis, 1986, 6: 221 – 232

[5] Altamirano J, Miquel R, Katoonizadeh A, et al. A histologic scoring system for prognosis of patients with alcoholic hepatitis. Gastroenterology, 2014, 146(5): 1231 – 1239

[6] Kleiner DE, Brunt EM, Van Natta M, et al. Design and validation of a histological scoring system for nonalcoholic fatty liver disease. Hepatology, 2005, 41(6): 1313 – 1321

[7] Altamarino J, Miquel R, Katoonizadeh A, et al. Development and validation of a novel histological classification with prognostic value for alcoholic hepatitis. Hepatology, 2011, 54: 968A

[8] Baptista A, Bianchi L, de Groote J. Alcoholic liver disease: morphological manifestations. Review by an international group. Lancet, 1981, 1: 707 – 711

[9] Chalasani N, Wilson L, Kleiner DE, et al. Relationship of steatosis grade and zonal location to histological features of steatohepatitis in adult patients with non-alcoholic fatty liver disease. J Hepatol, 2008, 48: 829 – 834

[10] Sanyal AJ, Brunt EM, Kleiner DE, et al. Endpoints and clinical trial design for nonalcoholic steatohepatitis. Hepatology, 2011, 54(1): 344 – 353

[11] Kleiner DE, Brunt EM. Nonalcoholic fatty liver disease: pathologic patterns and biopsy evaluation in clinical research. Semin Liver Dis, 2012, 32(1): 3 – 13

[12] Schwimmer JB, Behling C, Newbury R, et al. Histopathology of pediatric nonalcoholic fatty liver disease. Hepatology, 2005, 42: 641 – 649

[13] Patton HM, Lavine JE, Van Natta ML, et al. Clinical correlates of histopathology in pediatric nonalcoholic steatohepatitis. Gastroenterology, 2008, 135(6): 1961 – 1971

[14] Neuschwander-Tetri BA, Clark JM, Bass NM, et al. Clinical, laboratory and histological associations in adults with nonalcoholic fatty liver disease. Hepatology, 2010, 52(3): 913 – 924

[15] Teli MR, Day CP, Burt AD, et al. Determinants of progression to cirrhosis or fibrosis in pure alcoholic fatty liver. Lancet, 1995, 346: 987 – 990

[16] Dam-Larsen S, Franzmann MB, Christoffersen P, et al. Histological characteristics and

prognosis in patients with fatty liver. Scand J Gastroenterol, 2005, 40(4): 460 – 467

[17] Pais R, Charlotte F, Fedchuk L, et al. A systematic review of follow-up biopsies reveals disease progression in patients with non-alcoholic fatty liver. J Hepatol, 2013, 59(3): 550 – 556

[18] Tandra S, Yeh MM, Brunt EM, et al. Presence and significance of microvesicular steatosis in nonalcoholic fatty liver disease. J Hepatol, 2011, 55(3): 654 – 659

[19] Uchida T, Kao H, Quispe-Sjogren M, et al. Alcoholic foamy degeneration—a pattern of acute alcoholic injury of the liver. Gastroenterology, 1983, 84: 683 – 689

[20] Montull S, Pares A, Bruguera M, et al. Alcoholic foamy degeneration in Spain. Prevalence and clinicopathological features. Liver, 1989, 9(2): 79 – 85

[21] Colombat M, Charlotte F, Ratziu V, et al. Portal lymphocytic infiltrate in alcoholic liver disease. Hum Pathol, 2002, 33(12): 1170 – 1174

[22] Gadd VL, Skoien R, Powell EE, et al. The portal inflammatory infiltrate and ductular reaction in human nonalcoholic fatty liver disease. Hepatology, 2014, 59(4): 1393 – 1405

[23] Brunt EM, Kleiner DE, Wilson LA, et al. Portal chronic inflammation in nonalcoholic fatty liver disease (NAFLD): a histologic marker of advanced NAFLD-Clinicopathologic correlations from the nonalcoholic steatohepatitis clinical research network. Hepatology, 2009, 49: 809 – 820

[24] Rakha EA, Adamson L, Bell E, et al. Portal inflammation is associated with advanced histological changes in alcoholic and nonalcoholic fatty liver disease. J Clin Pathol, 2010, 63(9): 790 – 795

[25] Yip WW, Burt AD. Alcoholic liver disease. Semin Diagn Pathol. 2006, 23: 149 – 160

[26] Itoh S, Yougel T, Kawagoe K. Comparison between nonalcoholic steatohepatitis and alcoholic hepatitis. Am J Gastroenterol, 1987, 82(7): 650 – 654

[27] Lefkowitch JH. Morphology of alcoholic liver disease. Clin Liver Dis, 2005, 9(1): 37 – 53

[28] Lee J, French B, Morgan T, et al. The liver is populated by a broad spectrum of markers for macrophages. In alcoholic hepatitis the macrophages are M1 and M2. Exp Mol Pathol, 2014, 96(1): 118 – 125

[29] Gill RM, Belt P, Wilson L, et al. Centrizonal Arteries and Microvessels in Nonalcoholic Steatohepatitis. Am J Surg Pathol, 2011, 35(9): 1400 – 1404

[30] Ludwig J, McGill DB, Lindor KD. Nonalcoholic steatohepatitis. J Gastroenterol Hepatol, 1997, 12(5): 398 – 403

[31] Diehl AM, Goodman Z, Ishak KG. Alcoholic liver disease in nonalcoholics. A clinical and histologic comparison with alcohol-induced liver injury. Gastroenterology, 1988, 95: 1056 – 1062

[32] Nanki T, Koike R, Miyasaka N. Subacute severe steatohepatitis during prednisolone therapy for systemic lupus erythematosus(Letter to editor). Am J Gastroenterol, 1999,

94(11): 3379

[33] Caldwell SH, Hespenheide EE. Subacute liver failure in obese women. Am J Gastroenterol, 2002, 97: 2058 – 2062

[34] Nasrallah SM, Nassar VH, Galambos JT. Importance of terminal hepatic venule thickening. Arch Pathol Lab Med, 1980, 104(2): 84 – 86

[35] Worner TM, Lieber CS. Perivenular fibrosis as precursor lesion of cirrhosis. JAMA, 1985, 254(5): 627 – 630

[36] Gramlich T, Kleiner DE, McCullough AJ, et al. Pathologic features associated with fibrosis in nonalcoholic fatty liver disease. Hum Pathol, 2004, 35: 196 – 199

[37] Brunt EM, Janney CG, Di Bisceglie AM, et al. Nonalcoholic steatohepatitis: a proposal for grading and staging the histological lesions. Am J Gastroenterol, 1999, 94(9): 2467 – 2474

[38] Bedossa P, Poitou C, Veyrie N, et al. Histopathological algorithm and scoring system for evaluation of liver lesions in morbidly obese Patients. Hepatology, 2012, 56(5): 1571 – 1579

[39] Matteoni CA, Younossi ZM, Gramlich T, et al. Nonalcoholic fatty liver disease: a spectrum of clinical and pathological severity. Gastroenterology, 1999, 116(6): 1413 – 1419

[40] Goodman ZD, Ishak KG. Occlusive venous lesions in alcoholic liver disease. A study of 200 cases. Gastroenterology, 1982 Oct, 83(4): 786 – 796

[41] Burt AD, MacSween RNM. Hepatic vein lesions in alcoholic liver disease: retrospective biopsy and necropsy study. J Clin Pathol, 1986, 39: 63 – 67

[42] Brunelli E, Macarri G, Jezequel AM, et al. Diagnostic value of the fibrosis of the terminal hepatic venule in fatty liver and chronic hepatitis due to ethanol or other aetiology. Liver, 1985, 5(5): 261 – 266

[43] Savolainen V, Perola M, Lalu K, et al. Early perivenular fibrogenesis-precirrhotic lesions among moderate alcohol consumers and chronic alcoholics. J Hepatol, 1995, 23(5): 524 – 531

[44] Porta EA, Bergman BJ, Stein AA. Acute Alcoholic Hepatitis. Am J Pathol, 1965, 46: 657 – 689

[45] Caldwell SH, Swerdlow RH, Khan EM, et al. Mitochondrial abnormalities in nonalcoholic steatohepatitis. J Hepatol, 1999, 31(3): 430 – 434

[46] Hall PDLM. Alcoholic liver disease//MacSween RNM, Burt AD, Portmann BC, et al Pathology of the Liver. 4th ed. London: Churchill Livingstone, 2002: 273 – 311

[47] Chedid A, Mendenhall CL, Tosch T, et al. Significance of megamitochondria in alcoholic liver disease. Gastroenterology, 1986, 90(6): 1858 – 1864

[48] Ludwig J, Viggiano TR, McGill DB, et al. Nonalcoholic steatohepatitis: Mayo Clinic experiences with a hitherto unnamed disease. Mayo Clin Proc, 1980, 55(7): 434 – 438

（初　霞　译，王全楚　审校）

第10章 肠道微生物在非酒精性脂肪性肝病中的作用

Mohammad Bilal Siddiqui, *Mohammad Shadab Siddiqui*, *Arun J. Sanyal*

摘 要

● 理解肠道微生物的生理作用。

● 理解肠道微生物与肥胖的关系。

● 理解肠道微生物在 NAFLD 中的作用。

引 言

随着肥胖或糖尿病的发生率日益升高,非酒精性脂肪性肝病(NAFLD)已影响到1/3 的美国人口[1-4],同时 NAFLD 与其他代谢障碍性疾病的关系也极为密切,包括肥胖、胰岛素抵抗(IR)、高血压、血脂异常及阻塞性睡眠呼吸暂停综合征[5-6]。心血管疾病、肝外恶性肿瘤的高发病率以及易于发生肝硬化是导致 NAFLD 患者长期生存率下降的主要原因[5,7-8]。NAFLD 的疾病负担能反映其他代谢障碍性疾病的增长情况,将成为进展至肝硬化和需要肝移植的主要病因[9]。

NAFLD 的特点是在排除过量饮酒(女性 <20g/d,男性 <30g/d)和肝脏继发损害情况下肝内脂肪堆积[10-13]。NAFLD 代表一个组织病理学疾病谱,从单纯性肝脏脂肪变性到有坏死性炎症变化表现的非酒精性脂肪性肝炎(NASH),后者与晚期肝纤维化和肝硬化有关[5,14-15]。

尽管 NAFLD 与代谢综合征的其他特征常联系在一起,但 IR 和 NAFLD 之间存在独立流行病学相关性已经在非糖尿病患者中得到证实[16-17]。与非显性糖尿病患者相比,脂肪肝患者更可能有较高的总体胰岛素分泌量和较低的胰岛素灵敏度。空腹胰岛素水平是肝脂肪变性的最佳预测因子,而 IR 是 NASH 进展的一个独立危险因素,其与体重指数(BMI)无关。在谷丙转氨酶(ALT)正常的 NAFLD 患者中,IR 与晚期肝纤维化存在独立相关性[18]。最新数据表明,肠道微生物在代谢性疾病,特别是肥胖和糖尿病的发病中扮演着重要角色。本章重点探索肠道菌群与 NAFLD 的关系,以及它们与肥胖和 IR 的关系。

肠道微生物

人肠道中有超过 1×10^{14} 个微生物,这些统称为肠道菌群[19]。肠道菌群在人体免疫系统的成熟、增强宿主防御能力、维生素的合成与吸收以及多糖的发酵方面有着重要的作用[20-22]。既往研究已证实肥胖与糖尿病的发病机制密切相关,而最新的研究数据表明肠道菌群与 NAFLD 之间也存在因果联系[23-28]。

肥胖、胰岛素抵抗和肠道微生物

饮食对肠道菌群而言是一个重要的决定因素,而无法消化的多糖对于肠道菌群而言是主要的酶作用底物。在短链脂肪酸(SCFA)和其他代谢产物中,通过肠道微生物作用的多糖代谢在细菌 – 宿主相互作用中发挥关键作用。肠道微生物组在体重调节中的作用最初是在动物实验中被证实的[20,29]。与常规饲养的小鼠相比,无菌小鼠即便增加食物喂养也会减少脂肪和体重的增加[29]。此外,将来源于盲肠的微生物从常规饲养的小鼠移植到无菌小鼠体内这一标准化的过程可以使小鼠体重增加,也会导致肥胖,这与饲料或能量消耗均无关[29-30]。通过使用 16S RNA 测序可知,肥胖型与类杆菌属的减少和厚壁菌属的增加有关[30-31]。该结果在人体研究中也被证实,体重降低的程度与类杆菌属的恢复程度呈正相关[32]。同样,高脂饮食已经被证实能通过提升厚壁菌属和蛋白菌的相对浓度来改变肠道微生物[33-34]。虽然肠道微生物的变化导致体重增加的机制还正在研究中,但有几种微生物的变化已经被证实会引起肥胖。例如,在糖分过量的情况下,类杆菌会上调糖苷水解酶的分泌,由此将别的无法消化的多糖降解为短链脂肪酸(SCFA),使其更容易被宿主吸收[21,35]。此外,微生物还会诱导宿主的单糖转运蛋白以提高宿主对游离多糖的利用率,使得宿主能从饮食中摄取更有效的热量。丁酸,一种短链脂肪酸,可以促使瘦素的产生和胰高血糖素样肽 1(GLP-1)的分泌,由此来促使肥胖基因的形成,而丙酸则用于肝细胞中的糖原异生和脂肪合成[36]。

肠道菌群通过影响空腹诱导的脂肪因子(FIAF)来调节体重,FIAF 是一种循环脂蛋白脂酶(LPL)抑制剂,在小肠、肝、脂肪细胞中存在。FIAF 水平的升高可以防止体重增加,原因在于其抑制了脂肪细胞的 LPL,从而降低了可获取的游离脂肪酸,这种游离脂肪酸对于脂肪组织扩展而言很重要[20]。在无菌小鼠中,在 FIAF 显著减少后,其体重和肥胖会增加[20]。将 FIAF 减少后的无菌小鼠与同样的常规饲养的小鼠相比,在体重增加和肥胖增加方面,改变相似,这进一步证实 FIAF 的调节作用对肠道菌群有重大意义。

由于体重增加而使脂肪组织扩张(图 10.1),由于活化的巨噬细胞浸润超载脂肪组织导致初级的慢性炎症,这是 IR 发生的一个重要原因[37]。肠源性内毒素、膳食脂肪、相对缺氧和激素都会影响脂肪组织炎症[38]。巨噬细胞浸润的脂肪组织会通过脂肪细胞中高水平的肿瘤坏死因子 α(TNF-α)、白介素 6(IL-6)以及脂联素水平的降低来促使促炎性细胞因子的生产和分泌[39-40]。这种炎症的代谢环境会导致 IR 进一步恶化。此外，这些脂肪细胞分泌的细胞因子(细胞因子)进入门静脉循环，同时通过肝脏的代谢，将释放更多的细胞因子(如 HS-CRP)，这是急性反应的一部分。这些细胞因子使得血管内皮功能障碍，促进动脉粥样硬化的形成，促进血栓形成，影响纤维蛋白溶解，影响葡萄糖的代谢，并导致肝脂肪变性。

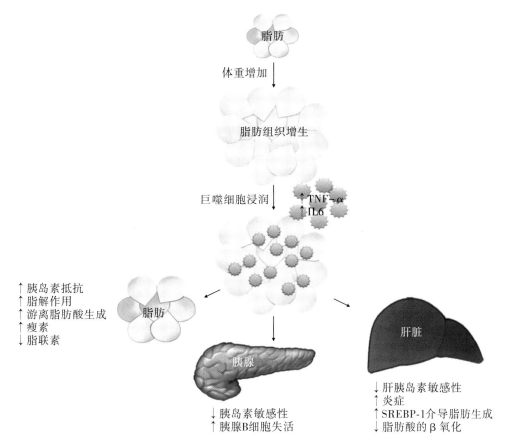

图 10.1　体重增加导致脂肪组织增生与炎症，释放炎症因子引起肝脏炎症与胰岛素抵抗，后者导致胰腺 B 细胞失活、肝脏脂肪变性(见彩插)

非酒精性脂肪性肝病与肠道菌群

　　门静脉从肠道循环中接受 70% 的血流量，这使得门静脉成为肠道菌群和受肠道微生物分泌物影响的肝脏之间的直接联系。在 NAFLD 患者中，小肠细菌过度生长(SIBO)明显增加，通过肠道通透性改变而加强了微生物与肝细胞之间的相互作用[41-42]。通常，细胞间紧密连接的完整性是通过闭合蛋白(claudins)和咬合蛋白(occludins)等跨膜蛋白的相互作用而维持的，而跨膜蛋白则依靠膜蛋白闭锁小带 1 和 2(ZO-1 和 ZO-2)来起作用[43-45]。SIBO 会扰乱紧密连接蛋白 ZO-1 的功能，从而增加肠道通透性，最终有利于微生物内毒素进入门静脉循环中[42-43](图 10.2)。此外，肠道通透性和肝细胞脂肪变性之间的关联与代谢综合征和 SIBO 是无关的，说明肠 – 肝轴是脂肪肝的一个重要驱动因素[42]。

肝脏与肠道内部胆汁酸的相互影响

胆汁酸由肝内胆固醇代谢生成，与甘氨酸或牛磺酸结合，分泌到小肠中，促进肝脏和小肠之间的联系。胆汁酸有直接的抑菌作用，在肝硬化动物模型中，结合型胆汁酸可以减少细菌的过度生长和迁移[46]。在肠上皮细胞中，结合胆汁酸由法尼酯 X 受体控制，该受体增加了抗菌蛋白、血管生成素 1 和核糖核酸酶受体的生成，从而防止细菌过度生长，提升上皮细胞的完整性[47]。此外，在 NASH 动物模型中，胆汁酸代谢被打乱可能是由潜在的肝脏炎症和损伤所致[48]。与动物实验数据一致，近期在 2 型糖尿病和 NAFLD 患者中 FXR 激动剂奥贝胆酸的 Ⅱ 期临床试验中已经可以看到，其可以显著改善炎症和纤维化的标记物[49]。

肠道菌群与慢性炎症

除了脂肪因子的聚集之外，微生物也通过内毒素来引起慢性炎症。内毒素是微生物细胞壁的关键成分，通过释放内毒素可以引起宿主异常的免疫应答。脂多糖(LPS)是内毒素的活性成分。食物摄入量会影响血清内毒素水平，内毒素水平通常在进餐后增加，在空腹时减少。然而，高脂肪饮食会破坏血清内毒素这种循环变化，而且还会导致慢性肠源性内毒素血症，这种情况在经过短短 3d 的高脂喂养的小鼠中就可以表现出来(图 10.2)[26, 31]。另外，分泌 LPS 细菌的比例也会随着高脂肪饮食而增加[28]。在慢性低浓度或代谢性内毒素血症中，血清内毒素水平通常比在败血症或感染中的水平要低 10 ~ 50 倍，这与代谢性疾病，包括脂肪肝的发病机制有关[28, 50]。LPS 首先与 LPS 结合蛋白相(LBP)结合，随后再结合 CD-14，并激活 Toll 样受体 4(TLR-4)。TLR 是模式识别受体，它能识别出高度隐藏的微生物分子，这种分子被称为病原相关分子模式(PAMP)。在库普弗细胞中，由 LPS 介导的 TLR 的活化导致促炎性细胞因子的表达及肝损伤的发生[28]。CD 14 和 TLR 4 在宿主对由 LPS 介导的肝毒性的免疫应答中的重要性，已在敲除了 CD 14 和 TLR 4 的小鼠中被证实，这种小鼠对高脂饮食反应迟钝[28, 51 - 52]。

在肝脏和内脏脂肪组织中的诱导性促炎症状态的特点是体内高水平的 TNF-α、IL-β1、IL-6 和纤溶酶原激活物抑制物 1(PAI-1)[27, 53 - 55]。这些促炎细胞因子会干扰胰岛素信号，进而导致肝脏和全身胰岛素灵敏度的退化[40]。代谢性内毒素血症也会促进肝脏三酰甘油的合成和肝脏脂肪堆积。有趣的是，先前存在的肥胖问题，会增大宿主对由 LPS 介导的肝损伤的免疫应答。肥胖大鼠腹腔注射 LPS 后，会表现出比瘦小大鼠更明显的脂肪性肝炎和肝损伤。虽然由库普弗细胞分泌的 TNF-α 是相似的。但库普弗细胞的吞噬活性在肥胖动物中会明显增加。数据表明，患有代谢性内毒素血症的肝脏可能会引导库普弗细胞趋向 LPS 那里，从而对 TNF-α 的毒性作用更敏感[56]。

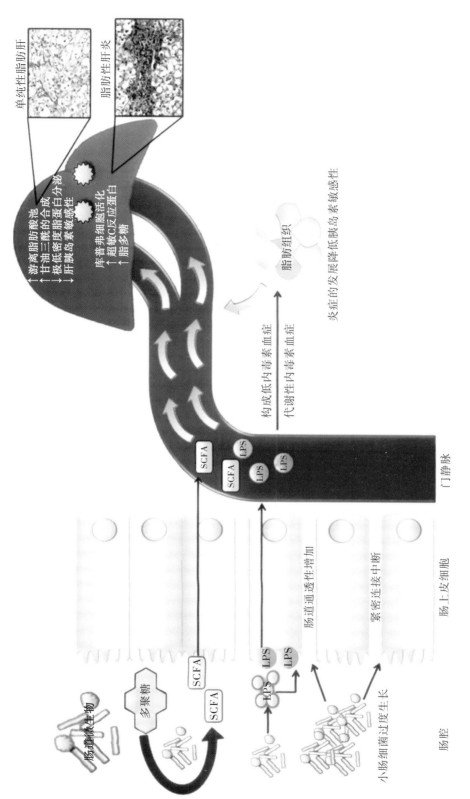

图10.2　非酒精性脂肪性肝病与小肠细菌过度生长（SIBO）有关。肠道微生物多糖分解成短链脂肪酸（SCFA），并增加细菌产物（如脂多糖），很容易被吸收到门静脉循环中。这些消化和肠道微生物的副产物影响胰岛素抵抗和肝脏甘油三酰合成，损害肝脏三酰甘油的合成，导致肝脏脂肪变性（见彩插）

另外，对 NAFLD 益生菌的调查发现，肠道菌群在 NAFLD 中起到了重要作用。在动物研究中，经益生菌治疗后血清内毒素血症、肠屏障功能、IR 和肝脏脂肪含量都有显著改善[57]。人体也是如此，当经过 VSL#3（一种益生菌株的混合物）治疗后，可以显著改善血清 TNF-α 水平和肝组织炎症[58]。在一项近期的队列研究中，与健康受试者和轻度肝脂肪变性患者相比，类杆菌与普雷沃菌这两种肠道微生物种类的相对不足与脂肪性肝炎有关[59]。此外，与轻度的肝细胞脂肪变性相比，那些脂肪性肝炎的患者排泄物中球形梭菌含量更高。这种联系与膳食脂肪的摄入量和体重指数无关，这也提示了肠道微生物组在脂肪肝的演变中起了相应的作用[59]。另一项 NAFLD 与健康对照组比较的横断面研究显示，在 NAFLD 中，厚壁菌属（Lactobacillaceae、Veillonellaceae、Lachnospiraceae 家族）和蛋白菌（Kiloniellaceae、Pasteurellaceae 家族）所占比例过高，而类杆菌属（Porphyromonadaceae）比例则相对减少[60]。挥发性有机化合物（VOC）是一种由微生物衍生而来的化合物，它在人体肠道中的作用尚不明确。有趣的是，VOC 在 NAFLD 患者的粪便标本中经常被发现，虽然这些发现的临床意义尚不得而知[60]。

此外，这种慢性炎症状态已被证明能促进小鼠肝癌的发生[61]。经过低水平 LPS 处理后的小鼠在由四氯化碳（CCl_4）介导的肝癌形成中，肿瘤的大小和数量均有所增加[61]。这种在肿瘤负荷上的增加，很有可能与 TLR-4 依赖的途径有关，比如在 TLR-4 缺乏的小鼠中，肿瘤的数量和大小会减少 80% ~ 90%[61]。此外，无菌小鼠和经肠道消毒过的小鼠肿瘤负荷减小，这点提示肠道菌群是肝细胞癌进展中的一个关键因子[61]。

然而，在试图更好地了解肠道微生物对 NAFLD 作用的人体研究中，却存在显著差异甚至矛盾的结果[59 - 60, 62 - 63]。这些差异可能是由于人口统计学特征（如地理位置、种族、年龄等）、方法论、小样本和非 NAFLD 组织学特征的不同而产生的。

胆碱缺乏与肝脂肪变性

胆碱是生物膜的有机组成部分，同时也是三酰甘油从肝脏分泌至极低密度脂蛋白（VLDL）的关键所在[64 - 66]。胆碱的缺乏会导致肝脏三酰甘油清除率的降低和肝脂肪变性，这些都能通过胆碱补充来逆转[65, 67]。γ-蛋白菌和丹毒丝菌属这两类肠道细菌的相对减少与患者的胆碱缺乏症和脂肪肝相关[63]。肠道菌群介导的胆碱缺乏症可能是多因素造成的。经肠道微生物产生的酶第一步是催化膳食中的胆碱转化为甲胺、二甲胺和三甲胺[68]。甲胺随后通过微绒毛吸收，到达肝脏的门静脉，在那里它们会激活炎症通路，导致肝损伤。此外，胆碱转化成的甲胺会减少胆碱对于卵磷脂的生物利用度[69]。胆碱和卵磷脂的相对不足，接下来会影响 VLDL 的合成和三酰甘油的分泌，进而导致肝性脂肪变性[69]（图 10.3）。

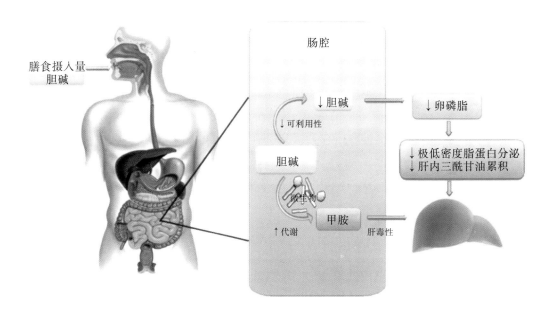

图 10.3　肠道微生物催化膳食胆碱转化为甲胺，后者进入门静脉循环并促进肝细胞损伤。胆碱向甲胺的转化也降低了胆碱的生物利用度，导致磷脂酰胆碱缺乏，这将损伤极低密度脂蛋白分泌并促进脂肪变性(见彩插)

NAFLD 中内源性乙醇的生产

　　肠道微生物组中的某些微生物种类可能会产生肝脏毒物，如乙醇，甚至在没有外源性酒精摄入的状态下也会出现。内源性乙醇会代谢为醋酸和乙醛，这些物质随后会经门静脉循环运送到肝脏[62]。在肝脏中，醋酸可以用作生成脂肪的底物，而乙醛可以激活库普弗细胞产生活性氧(ROS)而导致肝损伤。与控制体重者相比，脂肪性肝炎患者的微生物群多富含蛋白菌，这种菌是人体内源性乙醇生产的主要来源[70]。蛋白菌相对浓度的增加与血液中乙醇浓度的增加呈正相关。

结　论

　　肠道微生物群在 NAFLD 发病机制中的作用正在不断被证实。虽然有些机制与其他代谢异常疾病(如 IR 和肥胖症)也密切相关，但多数机制被证实具有肝脏特异性，如库普弗细胞的活化、脂肪生成和内源性乙醇生成等。

参考文献

[1] Browning JD, Szczepaniak LS, Dobbins R, et al. Prevalence of hepatic steatosis in an ur-

ban population in the United States: Impact of ethnicity. Hepatology, 2004, 40(6): 1387 – 1395

[2] Bhala N, Angulo P, van der Poorten D, et al. The natural history of nonalcoholic fatty liver disease with advanced fibrosis or cirrhosis: An international collaborative study. Hepatology, 2011, 54(4): 1208 – 1216

[3] Bellentani S, Tiribelli C, Saccoccio G, et al. Prevalence of chronic liver disease in the general population of northern Italy: The dionysos study. Hepatology, 1994, 20(6): 1442 – 1449

[4] Kallwitz ER, Kumar M, Aggarwal R, et al. Ethnicity and nonalcoholic fatty liver disease in an obesity clinic: The impact of triglycerides. Dig Dis Sci, 2008, 53(5): 1358 – 1363

[5] Adams LA, Lymp JF, St Sauver J, et al. The natural history of nonalcoholic fatty liver disease: A population-based cohort study. Gastroenterology, 2005, 129(1): 113 – 121

[6] Vernon G, Baranova A, Younossi ZM. Systematic review: The epidemiology and natural history of non-alcoholic fatty liver disease and non-alcoholic steatohepatitis in adults. Hepatology, 2011, 34(3): 274 – 285

[7] Söderberg C, Stål P, Askling J, et al. Decreased survival of subjects with elevated liver function tests during a 28-year follow-up. Hepatology, 2009, 51: 595 – 602

[8] Ekstedt M, Franzen LE, Mathiesen UL, et al. Long-term follow up of patients with NAFLD and elevated liver enzymes. Hepatology, 2006, 44(4): 865 – 873

[9] Charlton MR, Burns JM, Pedersen RA, et al. Frequency and outcomes of liver transplantation for nonalcoholic steatohepatitis in the United States. Gastroenterology, 2011, 141: 1249 – 1253

[10] Ludwig J, Viggiano TR, McGill DB, et al. Nonalcoholic steatohepatitis: Mayo clinic experiences with a hitherto unnamed disease. Mayo Clin Proc, 1980, 55(7): 434 – 438

[11] Chalasani N, Younossi Z, Lavine JE, et al. The diagnosis and management of non-alcoholic fatty liver disease: Practice guideline by the American association for the study of liver diseases, American college of gastroenterology, and the American gastroenterological association. Hepatology, 2012, 55(6): 2005 – 2023

[12] Bacon BR, Farahvash MJ, Janney CG, et al. Nonalcoholic steatohepatitis: An expanded clinical entity. Gastroenterology, 1994, 107(4): 1103 – 1109

[13] Matteoni CA, Younossi ZM, Gramlich T, et al. Nonalcoholic fatty liver disease: A spectrum of clinical and pathological severity. Gastroenterology, 1999, 116(6): 1413 – 1419

[14] Kleiner DE, Brunt EM, Van Natta M, et al. Design and validation of a histological scoring system for nonalcoholic fatty liver disease. Hepatology, 2005, 41(6): 1313 – 1321

[15] Brunt EM, Janney CG, Di Bisceglie AM, et al. Nonalcoholic steatohepatitis: A proposal

for grading and staging the histological lesions. Am J Gastroenterol, 1999, 94(9):
2467 - 2474

[16] Pagano G, Pacini G, Musso G, et al. Nonalcoholic steatohepatitis, insulin resistance, and metabolic syndrome: Further evidence for an etiologic association. Hepatology, 2002, 35(2): 367 - 372

[17] Sanyal AJ, Campbell-Sargent C, Mirshahi F, et al. Nonalcoholic steatohepatitis: Association of insulin resistance and mitochondrial abnormalities. Gastroenterology, 2001, 120(5): 1183 - 1192

[18] Fracanzani AL, Valenti L, Bugianesi E, et al. Risk of severe liver disease in nonalcoholic fatty liver disease with normal aminotransferase levels: A role for insulin resistance and diabetes. Hepatology, 2008, 48(3): 792 - 798

[19] Savage DC. Microbial ecology of the gastrointestinal tract. Annu Rev Microbiol, 1977, 31: 107 - 133

[20] Backhed F, Ding H, Wang T, et al. The gut microbiota as an environmental factor that regulates fat storage. Proc Natl Acad Sci USA, 2004, 101(44): 15718 - 15723

[21] Backhed F, Ley RE, Sonnenburg JL, et al. Host-bacterial mutualism in the human intestine. Science, 2005, 307(5717): 1915 - 1920

[22] Xu J, Bjursell MK, Himrod J, et al. A genomic view of the human-bacteroides thetaiotaomicron symbiosis. Science, 2003, 299(5615): 2074 - 2076

[23] Tilg H, Moschen AR, Kaser A. Obesity and the microbiota. Gastroenterology, 2009, 136(5): 1476 - 1483

[24] Tilg H, Kaser A. Gut microbiome, obesity, and metabolic dysfunction. J Clin Invest, 2011, 121(6): 2126 - 2132

[25] Tilg H. Obesity, metabolic syndrome, and microbiota: Multiple interactions. J Clin Gastroenterol, 2010, 44(Suppl 1): S16 - S18

[26] Amar J, Burcelin R, Ruidavets JB, et al. Energy intake is associated with endotoxemia in apparently healthy men. Am J Clin Nutr, 2008, 87(5): 1219 - 1223

[27] Brun P, Castagliuolo I, Di Leo V, et al. Increased intestinal permeability in obese mice: New evidence in the pathogenesis of nonalcoholic steatohepatitis. Am J Physiol Gastrointest Liver Physiol, 2007, 292(2): G518 - G525

[28] Cani PD, Amar J, Iglesias MA, et al. Metabolic endotoxemia initiates obesity and insulin resistance. Diabetes, 2007, 56(7): 1761 - 1772

[29] Backhed F, Manchester JK, Semenkovich CF, et al. Mechanisms underlying the resistance to diet-induced obesity in germ-free mice. Proc Natl Acad Sci USA, 2007, 104(3): 979 - 984

[30] Turnbaugh PJ, Ley RE, Mahowald MA, et al. An obesity-associated gut microbiome

with increased capacity for energy harvest. Nature, 2006, 444(7122): 1027 - 1031

[31] Turnbaugh PJ, Backhed F, Fulton L, et al. Diet-induced obesity is linked to marked but reversible alterations in the mouse distal gut microbiome. Cell Host Microbe, 2008, 3(4): 213 - 223

[32] Ley RE, Turnbaugh PJ, Klein S, et al. Microbial ecology: Human gut microbes associated with obesity. Nature, 2006, 444(7122): 1022 - 1023

[33] Le Chatelier E, Nielsen T, Qin J, et al. Richness of human gut microbiome correlates with metabolic markers. Nature, 2013, 500(7464): 541 - 546

[34] Cotillard A, Kennedy SP, Kong LC, et al. Dietary intervention impact on gut microbial gene richness. Nature, 2013, 500(7464): 2585 - 588

[35] Sonnenburg JL, Xu J, Leip DD, et al. Glycan foraging in vivo by an intestine-adapted bacterial symbiont. Science, 2005, 307(5717): 1955 - 1959

[36] Samuel BS, Shaito A, Motoike T, et al. Effects of the gut microbiota on host adiposity are modulated by the short-chain fatty-acid binding G protein-coupled receptor, Gpr41. Proc Natl Acad Sci USA, 2008, 105(43): 16767 - 16772

[37] Chawla A, Nguyen KD, Goh YP. Macrophage-mediated inflammation in metabolic disease. Nat Rev Immunol, 2011, 11(11): 738 - 749

[38] Lolmede K, Durand de Saint Front V, Galitzky J, et al. Effects of hypoxia on the expression of proangiogenic factors in differentiated 3T3-F442A adipocytes. Int J Obes Relat Metab Disord, 2003, 27(10): 1187 - 1195

[39] Weisberg SP, McCann D, Desai M, et al. Obesity is associated with macrophage accumulation in adipose tissue. J Clin Invest, 2003, 1 12(12): 1796 - 1808

[40] Xu H, Barnes GT, Yang Q, et al. Chronic inflammation in fat plays a crucial role in the development of obesity-related insulin resistance. J Clin Invest, 2003, 112(12): 1821 - 1830

[41] Sabate JM, Jouet P, Harnois F, et al. High prevalence of small intestinal bacterial overgrowth in patients with morbid obesity: A contributor to severe hepatic steatosis. Ohes Surg, 2008, 18(4): 371 - 377

[42] Miele L, Valenza V, La Torre G, et al. Increased intestinal permeability and tight junction alterations in nonalcoholic fatty liver disease. Hepatology, 2009, 49 (6): 1877 - 1887

[43] Anderson JM, Van Itallie CM. Tight junctions and the molecular basis for regulation of paracellular permeability. Am J Physiol, 1995, 269(4 Pt 1): G467 - G475

[44] Furuse M, Hirase T, Itoh M, et al. A novel integral membrane protein localizing at tight junctions. J Cell Biol, 1993, 123(6 Pt 2): 1777 - 1788

[45] Furuse M, Fujita K, Hiiragi T, et al. Claudin-1 and -2: Novel integral membrane pro-

teins localizing at tight junctions with no sequence similarity to occludin. J Cell Biol, 1998, 141(7): 1539 – 1550

[46] Kakiyama G, Pandak WM, Gillevet PM, et al. Modulation of the fecal bile acid profile by gut microbiota in cirrhosis. J Hepatol, 2013, 58(5): 949 – 955

[47] Inagaki T, Moschetta A, Lee YK, et al. Regulation of antibacterial defense in the small intestine by the nuclear bile acid receptor. Proc Natl Acad Sci USA, 2006, 103(10): 3920 – 3925

[48] Tanaka N, Matsubara T, Krausz KW, et al. Disruption of phospholipid and bile acid homeostasis in mice with nonalcoholic steatohepatitis. Hepatology, 2012, 56(1): 118 – 129

[49] Mudaliar S, Henry RR, Sanyal AJ, et al. Efficacy and safety of the farnesoid X receptor agonist obeticholic acid in patients with type 2 diabetes and nonalcoholic fatty liver disease. Gastroenterology, 2013, 145(3): 574 – 582

[50] Mydel P, Takahashi Y, Yumoto H, et al. Roles of the host oxidative immune response and bacterial antioxidant rubrerythrin during porphyromonas gingivalis infection. PLoS Pathog, 2006, 2(7): e7

[51] Roncon-Albuquerque R Jr, Moreira-Rodrigues M, Faria B, et al. Attenuation of the cardiovascular and metabolic complications of obesity in CD14 knockout mice. Life Sci, 2008, 83(13 – 14): 502 – 510

[52] Shi H, Kokoeva MV, Inouye K, et al. TLR4 links innate immunity and fatty acid-induced insulin resistance. J Clin Invest, 2006, 116(11): 3015 – 3025

[53] Laugerette F, Vors C, Peretti N, et al. Complex links between dietary lipids, endogenous endotoxins and metabolic inflammation. Biochimie, 2011, 93: 39 – 45

[54] Ruiz AG, Casafont F, Crespo J, et al. Lipopolysaccharide-binding protein plasma levels and liver TNF-alpha gene expression in obese patients: Evidence for the potential role of endotoxin in the pathogenesis of non-alcoholic steatohepatitis. Obes Surg, 2007, 17(10): 1374 – 1380

[55] Nolan JP. The role of intestinal endotoxin in liver injury: A long and evolving history. Hepatology, 2010, 52(5): 1829 – 1835

[56] Yang SQ, Lin HZ, Lane MD, et al. Obesity increases sensitivity to endotoxin liver injury: Implications for the pathogenesis of steatohepatitis. Proc Natl Acad Sci USA, 1997, 94(6): 2557 – 2562

[57] Li Z, Yang S, Lin H, et al. Probiotics and antibodies to TNF inhibit inflammatory activity and improve nonalcoholic fatty liver disease. Hepatology, 2003, 37(2): 343 – 350

[58] Loguercio C, Federico A, Tuccillo C, et al. Beneficial effects of a probiotic VSL#3 on parameters of liver dysfunction in chronic liver diseases. J Clin Gastroenterol, 2005, 39

(6): 540 - 543

[59] Mouzaki M, Comelli EM, Arendt BM, et al. Intestinal microbiota in patients with nonalcoholic fatty liver disease. Hepatology, 2013, 58(1): 120 - 127

[60] Raman M, Ahmed J, Gillevet PM, et al. Fecal microbiome and volatile organic compound metabolome in obese humans with non-alcoholic fatty liver disease. Clin Gastroenterol Hepatol, 2013, 11(7): 868 - 875 el - 3

[61] Dapito DH, Mencin A, Gwak GY, et al. Promotion of hepatocellular carcinoma by the intestinal microbiota and TLR4. Cancer Cell, 2012, 21(4): 504 - 516

[62] Zhu L, Baker SS, Gill C, et al. Characterization of the gut microbiome in non-alcoholic steatohepatitis (NASH) patients: A connection between endogenous alcohol and NASH. Hepatology, 2013, 57(2): 609

[63] Spencer MD, Hamp TJ, Reid RW, et al. Association between composition of the human gastrointestinal microbiome and development of fatty liver with choline deficiency. Gastroenterology, 2011, 140(3): 976 - 986

[64] Zeisel SH, da Costa KA. Choline: An essential nutrient for public health. Nutr Rev, 2009, 67(11): 615 - 623

[65] Rinella ME, Elias MS, Smolak RR, et al. Mechanisms of hepatic steatosis in mice fed a lipogenic methionine choline-deficient diet. J Lipid Res, 2008, 49(5): 1068 - 1076

[66] Yao ZM, Vance DE. The active synthesis of phosphatidylcholine is required for very low density lipoprotein secretion from rat hepatocytes. J Biol Chem, 1988, 263(6): 2998 - 3004

[67] Buchman AL, Dubin MD, Moukarzel AA, et al. Choline deficiency: A cause of hepatic steatosis during parenteral nutrition that can be reversed with intravenous choline supplementation. Hepatology, 1995, 22(5): 1399 - 1403

[68] Zeisel SH, Wishnok JS, Blusztajn JK. Formation of methylamines from ingested choline and lecithin. J Pharmacol Exp Ther, 1983, 225(2): 320 - 324

[69] Dumas ME, Barton RH, Toye A, et al. Metabolic profiling revealsa contribution of gut microbiota to fatty liver phenotype in insulin-resistant mice. Proc Natl Acad Sci USA, 2006, 103(33): 12511 - 12516

[70] Clark DP. The fermentation pathways of Escherichia coli. FEMS Microbiol Rev, 1989, 5(3): 223 - 234

（张晓琦　译，王全楚　审校）

第 11 章

非酒精性脂肪性肝病的遗传因素

Yang-Lin Liu，*Christopher P. Day*，*Quentin M. Anstee*

摘 要

- 非酒精性脂肪性肝病是一种受遗传和环境因素综合决定的多因素复杂性疾病。
- 尽管一些遗传变异是基于先验的假设被证实的，但一些最确定的基因变异是通过全基因组关联研究(GWAS)被确定的。
- *PNPLA3* 与脂肪变性、肝纤维化和肝细胞癌的风险有关。
- 最近，*SF6TM2* 基因突变体与非酒精性脂肪性肝病(NAFLD)进展和心血管疾病风险有关。
- 了解遗传突变体影响疾病进展的机制和病理生理过程至关重要。

引 言

前文已述，非酒精性脂肪性肝病(NAFLD)是一个范围较广的疾病谱，在没有过量饮酒的情况下，包含从脂肪变性(肝细胞三酰甘油的积累 > 5%)[1]、脂肪性肝炎(NASH)到肝纤维化/肝硬化甚至肝细胞性肝癌(HCC)各种疾病。NAFLD 与中心性肥胖、胰岛素抵抗、2 型糖尿病(T2DM)、血脂异常以及心血管疾病密切相关[1]。由于久坐不动的生活方式和富含脂肪碳水化合物的饮食增加，这些代谢综合征的危险因素已广泛流行，非酒精性脂肪性肝病的发病率急剧上升，成为世界范围内主要的慢性肝病[1]。

根据研究人群(不同种族、性别和并发症)和运用方法的灵敏度(如放射学或组织学)不同，NAFLD 的患病率估值有所不同[2-3]。采用 ^{1}H-MRS 检测肝脏三酰甘油(HT-GC)含量 > 5.5% 为诊断标准，对北美人群非选择性研究发现，其 NAFLD 患病率为 35%。当选择已知危险因素的人群时，NAFLD 患病率估值会更高。例如，在意大利，91% 的肥胖患者[体重指数(BMI) > 30kg/m²]、67% 的超重患者(BMI 25 ~ 30kg/m²)以及 25% 正常体重的个体患 NAFLD，40% ~ 70% 的 T2DM 患者伴有 NAFLD[1]。这存在一个重要的悖论：由代谢综合征发展成脂肪肝的患者居多，NAFLD 现在极为普遍，但只有少数患有 NAFLD 的患者发展成以 NASH 和肝纤维化为特征的晚期肝病[1]。认识到这一重大差异，促使人们开始寻找发病的危险因素以及影响预后的因素。

提示 NAFLD 的遗传性组成成分的证据

NAFLD 是一种复杂的疾病[4]。与许多常见病一样，NAFLD 的个人风险，NASH 的发展，纤维化进展以及临床结局是内在因素(遗传、表观遗传和年龄相关)和一系列外在(环境)影响(包括膳食/营养因素、肠道菌群/微生物，外源性化学物质以及活动/行为因素)相互作用的结果。并且这些因素也影响碳水化合物和脂质代谢，改变内分泌功能(尤其是在细胞和组织水平的胰岛素灵敏度)，促进肝细胞毒性和氧化应激，影响炎症反应并驱动肝脏疾病(从纤维化到肝硬化再到原发性肝癌)以及心血管疾病。与先天遗传性疾病(如囊性纤维化)由罕见的高度相关的单基因突变引起不同，复杂疾病是由多种遗传修饰(每个单独不足以导致疾病)与后天环境暴露相互作用的结果[4]。因此，每个个体遗传变异的作用是相对微弱的，但当这些作用结合在一起时，在宽松的环境下，这些结合产生疾病表型。在非酒精性脂肪性肝病的情况下，遗传度(部分疾病变异归功于遗传因素)用放射学测量 HTGC 估计为 26% ~ 27%[5]。通过在疾病患病率和家族性疾病种群观察到的种族差异，NAFLD 的遗传成分被进一步证实：

● NAFLD 和 NAFLD 相关的隐源性肝硬化的种族差异已有报道[6-7]。在美国未经选择的多种族人口的一项大型研究中发现，排除 BMI、胰岛素耐受性或酒精消耗的影响，45% 的拉美裔，33% 的白人，以及 24% 的黑人患有 NAFLD[6]。由于一些代谢危险因素和与非酒精性脂肪性肝病有关的社会经济特征在不同的族群中不同，使得这些数据很难精确解释，在下面的讨论中，马铃薯糖蛋白样磷脂酶域(PNPLA3)基因变异的人群患病率差异(包括 rs738409 多态性)有助于解释这种变异，而且其在达拉斯心脏研究队列中占 72% 的种族差异[8]。

● NAFLD 家族聚集水平大于预期[4]。通过比较同样肥胖的两组儿童(一组父母及其兄弟姐妹有 NAFLD，一组父母及其兄弟姐妹无 NAFLD)但没有酒精性的 HTGC 发现，即使在调整潜在的混杂因素后，脂肪变性在父母和兄弟姐妹患 NAFLD 的孩子中更为常见(分别是 59% 和 78% vs 17% 和 37%)[9]。重要的是，磁共振确定的肝脂肪沉积与患有 NAFLD 的儿童家庭的 BMI 联系更紧密[9]。比较双胞胎的血清谷丙转氨酶(ALT)和空腹血清胰岛素水平，发现同卵双胞胎显著高于异卵双胞胎，该研究进一步支持了上述观点[10]。

已确定的遗传因素有哪些？

候选基因的病例对照关联研究和全基因组关联研究(GWAS)极大地促进我们理解遗传因素对 NAFLD 发病机制和预后的作用(见参考文献[4])。候选基因的研究仍是目前鉴定复杂疾病性状(如 NAFLD 的修饰基因)的主要方法。通过评估大型无关群体中特定基因变异与表型(疾病)的相关性来检测其效果。然而，选择哪些候选基因进行研究取决于一个先验假设或生物学或者生理知识提示该基因可能是相关的。人类基因组测序的完成，以及随之可见的整个基因组序列变异的模式编目革新了复杂疾病的研究方法，并为 GWAS 技术的发展铺平了道路[4]。这使得使用单核苷酸多态性(SNP)基因序列同时调查整个人类基因组上的常见变异成为可能并开始鉴定与 NAFLD 发病机制相关但目前尚无生物学证据的新基因。表 11.1 总结了迄今已经发表的与 NAFLD 相关的 GWAS。

影响 NAFLD 灵敏度的几个基因已经通过 GWAS 确定，在随后的 GWAS 或候选基因关联研究中已证实其作用(表 11.2)。22 和 19 号染色体上有两个位点，分别包含 *PNPLA3* 和跨膜 6 超家族成员(*TM6SF2*)基因，值得特别关注，下面将详细讨论。除此之外，只有与 NAFLD 相关的少数基因位点得到了独立验证。它们包括：葡萄糖激酶调节剂(GCKR)，其是葡萄糖激酶活性的关键调控者，可以调控血糖代谢[5]；线粒体超氧化物歧化酶 2(SOD2)，其影响细胞内的抗氧化应激[18]；磷脂酰乙醇胺 N-甲基转移酶(PEMT)，催化磷脂酰乙醇胺转换成磷脂酰胆碱，所以其对正常的肝超低密度脂蛋白 VLDL 的分泌是必需的[19]；Kruppel 样因子 6(KLF6)，通过损伤后活化的星状细胞高表达的一个转录因子[20]。

22 号染色体上的位点：*PNPLA3*

第一个变异基因是在 NAFLD 中通过 GWAS 确认的，它是 *PNPLA3*(rs738409 CA44)的非同义 SNP[8]，已在多个患者群中得到验证。下面将讨论，该 SNP 的运输不仅与脂肪变性相关也与临床因素有关，包括严重的肝纤维化/肝硬化以及 HCC 相关的 NAFLD 的进展[21-23]。

PNPLA3 和放射学测量的脂肪变性(HTGC)

最初的 GWAS，强调 *PNPLA3* 在 NAFLD 发病机制中的作用。从达拉斯心脏研究所的 2051 个多种族(拉美裔、非洲裔和欧洲裔)患者中通过 MRI 进行高温气相色谱的测定，发现了 9229 个非同义 SNP[24]。*PNPLA3* rs738409 变体使异亮氨酸转变为蛋氨酸(1448M)，后者与脂肪变性密切相关($P = 5.9 \times 10^{-10}$)。多态性的次要等位基因频率(MAF)以西班牙裔最高(0.49)，该群体更易发生 NAFLD 进展和 ALT 和 AST 升高。而 MAF 在欧洲裔和非洲裔美国人中较低，分别为 0.23 和 0.17，这部分解释了先前描述的 NAFLD 中的种族差异。随后，一些研究相关表型的其他 GWAS，已经验证 *PNPLA3* 与 NAFLD 的相关性。这些包含两阶段 GWAS 的荟萃分析，独立证实了 *PNPLA3* 和高温气相色谱之间的关联[5]；常规临床生化(ALT 升高)变化相关研究以及数项小型研究也报道了组织学脂肪变性与 *PNPLA3* 临界位置的 SNP 之间的关联(表 11.1 进行了总结)。

PNPLA3 和组织学评估脂肪性肝炎/肝纤维化

用影像学方法研究 *PNPLA3* 与 NAFLD 之间的联系无法评估如 NASH 或肝纤维化等病变的特点，后者只能通过组织学进行检测。正因为如此，反映通过肝活检等侵入性操作区分的样本量足够大的患者群的特征是多么困难。这些不足之处意味着大多数 GWAS 是基于放射检查的，检测 HTGC 变异受型别的限制。因此，具有组织学特征患

表 11.1 全基因组关联分析证实与非酒精性脂肪性肝病相关

	人群	方法	样本量	SNP 数	确定基因
Romeo 等[8]	美国(多种族)	¹H-MRS 脂肪变性	2051(B:1032; W:636; H:383)	9229	Chr 22: PNPLA3 (rs738409)
Yuan 等[11]	欧洲(多种族)	临床生化(ALT)	12 419(3 发现 3 复制组)	—	(CPN1-ERLN1-CHUK)(rs1159739~rs11591741, rs11597086)
Chalasani 等[12]	美国(女性,欧洲白人)	组织学	236	324 623	FDFT1(rs2645424) COL13A(rs1227756) EFCAB4B(rs887304) PZP(rs6487679) Chromosome 7(rs343062)
Speliotes 等[5]	美国和欧洲地区(既往研究荟萃分析)	CT 脂肪变性(组织学候选基因验证集)	7176	填补前 329~618k	Chr 22: PNPLA3(rs738409) Chr 19: NCAN(rs2228603); GCKR(rs780094), LYPLAL1(rs12137855), PPP1R3B(rs4240624)
Chambers 等[13]	欧洲(多民族)	临床生化(ALT)	61 089	~2 600 000	Chr 22. PNPLA3(rs738409) TRIB1(rs2954021) HSD17B13 和 MAPK10 附近位点(rs6834314) CPN1(rs10883437)
Kawaguchi 等[14]	日本	组织学	529	484 751	Chr 22: PNPLA3(rs738409)
Kitamoto 等[15]	日本	组织学 NAFLD	392	261 540	Chr 22: PNPLA3(rs738409)

续表

	人群	方法	样本量	SNP 数	确定基因
Feitosa 等[16]	美国	CT 检测出的脂肪变性	2705	~2 400 000	Chr 22: PNPLA3 (rs738409); PPP1R3B (rs2126259); ERLIN1-CHUK-CWF19L1 (2 个单倍体) 9 SNPs
Kozlitina 等[17]	美国(多种族)	1H-MRS 脂肪变性	2736 (B:1324; W:882; H:467; O:63)	138 374 (数据库)	Chr 22: PNPLA3 (rs738409); Chr 19: TM65F2

表 11.2 在候选基因研究中鉴定的非酒精性脂肪肝病附加遗传修饰

基因	蛋白	注释
糖代谢与胰岛素抵抗		
ENPP1;IRS1	核苷酸内焦磷酸酶/磷酸二酯酶家族成员 1；胰岛素受体底物 1	在 702 个活检验证的 NAFLD 病例中发现,ENPP1,PC-1 和 IRS1 中的功能变体损害胰岛素受体信号,并促进胰岛素耐受,ENPP1(rs1044498,编码赖氨酸 121 谷氨酰胺)和 IRS1 (rs1801278,编码谷氨酰胺 972 精氨酸)中的非同义 SNPs 降低 AKT 的活化,促进胰岛素耐受及纤维化进展有关 ENPP1 的第 2 个小型研究未发现显著影响
GCKR	葡萄糖激酶调节蛋白	GCKR SNP rs780094 是强大的功能非同义 SNP(rs1260326,编码脯氨酸 446 亮氨酸),数项研究发现其与肝 TAG 积累相关
SLC2A1	溶质载体家族 2,促进葡萄糖转运蛋白 1	在一项包含 3072 个 SNP,囊括 92 个候选基因的研究中,发现变种 SLC2A1 与 NAFLD 有关,不依赖胰岛素耐受或 T2DM 下调体外的 SLC2A1 促进脂的积累并增加氧化应激,其可能与 NAFLD 的关键致病特性有关:氧化损伤和增加脂肪蓄积
TCF7L2	转录因子 7 类似物 2	与 T2DM 一样,TCF7L2 在 Wnt 信号通路中发挥的关键作用,在 NAFLD 中也有报道

续表

基因	蛋白	注释
PPARG	过氧化物酶体增殖物激活受体 γ	一个失去功能的 SNP（rs1805192，编码脯氨酸 12 丙氨酸）会损害转录激活并影响胰岛素敏感度 单倍型包括脯氨酸 12 丙氨酸等位基因与 NAFLD 发展有关，也有 2 项研究发现无关
脂肪变性		
肝脏脂质摄取或合成		
SLC27A5	脂肪酸转运蛋白 5	FATPs 的两个主要亚型在肝脏中表达，包括 *SLC27A2*（也被称为 *FATP2*）和 *SLC27A5*（又名 *FATP5*） 沉默 *Slc27a5* 能够恢复饮食诱导的 NAFLD，并提高小鼠的高血糖 *SLC27A5* rs6225452 基因启动子区域多态性与较高的 ALT 水平，更高的餐后胰岛素以及三酰甘油水平有关
LPIN1	磷脂酸磷酸酶 LPIN1	组织学证实的 NAFLD 患者，BMI 对于脂肪变性程度的影响因 *SLC27A5* 基因型不同而不同 LPIN1 是脂肪组织和肝脏中脂肪形成和正常代谢通所必需，它还可以作为一种可诱导转录共激活因子调节脂肪酸代谢 变体与代谢综合征的多种组分有关 虽然一项大型病例对照研究（n = 17 538）发现肥胖或相关状况与 T2DM 无关，但一个包含 8504 个体的荟萃分析发现 *LPIN1* rs13412852 [T] 等位基因与低 BMI 和胰岛素水平有关 这种多态性在儿童（不是成人）NAFLD 中是非代表性的，提示更少的严重性肝损伤
肝脂质输出或脂肪变性氧化		
PNPLA3	含马铃薯糖蛋白样脂肪酶 3	非同义 617 C > G 核苷酸横向突变（rs738409，编码异亮氨酸 148 蛋氨酸）与脂肪变性、脂肪型肝炎和肝纤维化密切相关，但其功能尚不清楚
NR1I2	核受体亚家族 1 组 I 成员 2（也称为妊娠 X 受体）	*NR1I2* 编码一种转录因子，调节肝脏解毒作用，并且通过 CD36（脂肪酸转移酶）和各种脂肪生成酶控制脂质代谢 Nri2 基因缺陷小鼠发生脂肪变性 2 个单核苷酸多态性（rs7643645 和 rs2461823）与非酒精性脂肪性肝病有关，且是疾病严重程度的预测因子

续表

基因	蛋白	注释
PPARA	过氧化物酶体增殖物激活受体 α	PPAR-α 是一种分子传感器或长链脂肪酸、花生酸和贝特类药物,其通过增加肝细胞脂肪酸进而被激活,且通过增加脂肪酸氧化限制 TAG 积累 一个非同义 SNP(rs1800234,编码结氨酸 227 丙氨酸)与 NAFLD 相关,但 BMI 减少 一个功能缺失多态性(rs 1800206,编码亮氨酸 162 结氨酸)与 NAFLD 不相关
PEMT	磷脂酰乙醇胺 N-甲基转移酶	2 项研究已报道 NAFLD 与一个非同义 PEMT 外显子 8590 > A 转换(rs7946,编码结氨酸 175 蛋氨酸)有关
MTTP	微粒体三酰甘油转运蛋白大亚基	MTTP 介导 VLDL 的肝合成与分泌 β-脂蛋白缺乏血症(OMIM # 200100)是 MTTP 功能缺失的一个移码突变结果;而这种突变导致严重 TAG 积累,脂肪型肝炎和纤维化的现象很少发生 启动子区域的颠换(-493G > T,rs1800591),在小的患者群中倾向于患脂肪变性和 NASH,但在一个包含 131 例的更大研究中未发现有关联
APOC3	载脂蛋白 C-III	在一个亚洲印度和非亚洲种族小型患者群(n = 95 和 n = 163)中,发现两个启动子区的单核苷酸多态性(455T > C,rs2854116 和 482C > T,rs2854117)能够增加脂肪变性 至今同时检测超过 4000 人无法重复该发现
ApoE	载脂蛋白 E	ApoE 是一个参与脂质转运和代谢的血浆蛋白 3 个等位基因(ε2,ε3,ε4)决定了 3 个亚型(ApoE2、ApoE3 和 ApoE4),导致了 6 个 ApoE 基因型(ApoE2 E2/2、E3/3、E4/4、E2/3、E3/4、ApoE3、ApoE4) 在一项研究中,ε2 等位基因的纯合子与血脂异常常而非 NAFLD 有关 在非肥胖型的亚群中,ε2 等位基因和 E2/3 基因型在对照组中更常见,提示该等位基因可能是保护性的 与此一致,ApoE3/3 基因型与土耳其其群中的 NASH 有关,而 ApoE3/4 是保护性的

续表

基因	蛋白	注释
脂肪性肝炎		
氧化应激		
HFE	遗传性血色素沉着病蛋白	肝铁积累可促进氧化应激反应。有两项研究共检测 177 例患者发现一个 HFE 多态性 (rs1800562，编码 Cys282Tyr) 与更严重的脂肪性肝炎和肝纤维化相关 3 项其他研究没有显示出 Cys282 或 His63Asp (rs1799945) 突变的作用。荟萃分析结果相互矛盾，最新研究没有提供相应证据
GCLC; GCLM	谷氨酸半胱氨酸连接酶催化装置；谷氨酸半胱氨酸连接酶调节	谷氨酸半胱氨酸连接酶 (γ－谷氨酰半胱氨酸合成酶) 是谷胱甘肽的限速酶，缺乏 GCLC 导致氨酸连接酶调节装置小鼠脂肪变性和肝衰竭 一项 131 例 NAFLD 患者的研究表明，GCLC 基因启动子多态性 (－129 > T,rs17883901) 脂肪性肝炎而非单纯性脂肪肝密切相关
ABCC2	ATP 结合盒, 亚族 C (CFTR/MRP), 成员 2	关联研究支持 ABCC2 (也称为 MRP2) 便于终末排泄内源有机阴离子和外源物的解毒作用，包括脂质过氧化物
SOD2	线粒体超氧化物歧化酶[Mn]，线粒体的	非同义 SNP (rs4880, 编码 Ala (6Val)) 与 NAFLD 的肝纤维化进展相关，在日本和欧洲地区都是如此
内毒素反应		
TLR4	Toll 样受体 4	C3H/J 小鼠 TLR4 自发无效突变的实验证实 TLR4 (内毒素) 与 NAFLD 发病机制有关 TLR4 基因多态性 (rs4986791 和 rs4986790) 影响丙型肝炎相关的肝纤维化而非 NAFLD，亦未发现 TLR4 或 NOD2 (菌细胞壁肽聚糖受体) 突变体
CD14	单核细胞分化抗原 CD14	CD14 是表达在单核细胞、巨噬细胞和中性粒细胞表面的 LPS 受体，可以增强 TLR4 的内毒素信号 有报道启动子区的多态性 (－159C > T,rs2569190) 可增强 CD14 的表达

续表

基因	蛋白	注释
细胞因子		
TNF	肿瘤坏死因子	*TNF*(−238G > A,rs361525)启动子多态性和 NASH 相关,提示其在从脂肪变性到脂肪性肝炎过渡中的重要作用;一项单独研究表明其他 2 个启动子区域多态性(−1031T > C,rs1799964 和 −863C > A,rs1800630)在脂肪性肝炎中较脂肪变性中更常见,但是在 NAFLD 中与正常组无异
IL6	白细胞介素 6	*IL6* 启动子区域多态性(−174G > C,1800795)与 NASH 相关
纤维化		
AGTR1	1 型血管紧张素 II 受体	2 项研究已证实 AGTR1 rs3772622 SNP 和脂肪变性的分度及纤维化的分期相关,最新的研究表明其与 *PNPLA3* 基因型有交互作用
KLF6	Kruppel 样因子 6	3 项独立的欧洲研究证实 KLF6-IVS1-27G > A(rs3750861)SNP 与 NAFLD 相关的轻度肝纤维化相关

引自参考文献[4]。ALT = 谷丙转氨酶。FATE = 脂肪酶。ACLD = 转运蛋白。LD = 连锁不平衡。SNP = 单核苷酸多态性。TAG = 三酰甘油。T2DM = 2 型糖尿病。VLDL = 极低密度脂蛋白

者群中候选基因与疾病相关性的研究必须通过 GWAS 鉴定是否存在变异，例如 *PNPLA3*，确实影响更多临床相关表型疾病的发展。*PNPLA3* rs738409 变异能增加 NASH 和晚期肝纤维化风险，而与潜在混杂因素如年龄、BMI 或 T2DM 等无关[4,21]。

PNPLA3 与 NAFLD-HCC

许多国家的 NAFLD 患病率升高与肝癌发病率的显著上升是一致的。肝癌是 NAFLD 的一种罕见并发症，NAFLD 患病率升高意味着与 NAFLD 相关的肝癌是疾病负担的一个重要原因。*PNPLA3* rs738409 变异增加肥胖和酒精性肝病进展为肝癌的风险，但与慢性病毒性肝炎相关性不强。关于 NAFLD 相关性的最大型研究涉及一个特殊群体，包括 NAFLD 相关 HCC 的 100 个欧洲白人以及有 NAFLD 组织学特征的 275 人对照，因此能够控制晚期肝纤维化/肝硬化的混杂作用。在校正了年龄、性别、糖尿病、BMI 和肝硬化后的多变量分析中，*PNPLA3* rs738409 的小（G）等位基因变化和 NAFLD 发展成 HCC 的风险密切相关[校正 OR 2.26（95% CI 1.23～4,14），$P = 0.008\,2$]。小（G）等位基因的每个拷贝赋予 HCC 增加的风险，而 GG 纯合子相较于 CC 纯合子，表现出增加 5 倍的风险（95% CI 1.47～17.29，$P = 0.01$）。与英国一般人群（1958 年出生队列，$n = 1476$）相比，风险效应更为明显[GC vs CC：未校正 OR 2.52（95% CI 1.55～4.10），$P = 0.000\,2$；GG vs CC；OR 12.19（95% CI 6.89～21.58），$P < 0.000\,1$][23]。这相当于 *PNPLA3* rs738409 的人群归因危险度（PAR）对于 NAFLD-HCC 而言是 55%，并且 AUROC 的 0.68 归因于这种变异[23]。越来越多的证据证明 *PNPLA3* 与肝癌具有相关性[22]，所以应及时考虑 *PNPLA3* 基因分型用于患者危险分层的临床效果。虽然使用 *PNPLA3* 基因分型单独预测肝癌风险不太可能，但阴性预测值的价值更大，这表明遗传测试最终可能在集中监测或对那些最有可能发展为肝癌的潜在风险加强应对方面发挥作用。通过临床试验评估多因素风险分层的效用和经济价值，并整合 *PNPLA3* rs738409 基因型和其他公认的 HCC 危险因素，可能是必要的。

PNPLA3 的生物学功能：强大而奇妙的修饰功能

PNPLA3 基因编码一个由 481 个氨基酸组成的蛋白质（也被称为脂肪营养蛋白），其属于脂质水解酶（马铃薯糖蛋白样磷脂酶区域结合蛋白质，PNPLA1-9）家族蛋白[25]。在人类 PNPLA 蛋白中，PNPLA3 与脂肪组织中主要的三酰甘油水解酶，即脂肪三酰甘油脂肪酶（ATGL，也称 PNPLA2）结构相关[26-27]。因此，PNPLA3 最初被认为具有类似 ATGL 的功能。然而，对比 ATGL 缺失小鼠中出现的过度三酰甘油累积，*PNPLA3* 基因敲除小鼠并不表现出肝脏三酰甘油含量的增加[27]。同样，当 *PNPLA3*（I148）野生型突变过表达时没有观察到三酰甘油含量减少，而这样的现象能够在 ATGL 过表达时观察到[28]。这些研究都表明，PNPLA3/脂肪营养蛋白的功能与 ATGL 大不相同。

迄今为止的证据表明，在人类和小鼠中 *PNPLA3* 的表达分布组织不同，这使得 *PNPLA3* 功能研究更加困难。在代谢活跃的器官中，*PNPLA3* 主要表达在人的肝脏中[29]以及小鼠的脂肪组织中[30]。*PNPLA3* 表达以营养依赖的方式进行调控：禁食时，表达下调，摄入高碳水化合物饮食时则表达上调[31]。除了从脂肪组织的膳食摄入和释放，从头合成也是游离脂肪酸/三酰甘油摄取的来源。PNPLA3 受碳水化合物反应元件结合蛋白(ChREBP)调节[32-33]，其中 ChREBP 是一个关键的转录因子，其激活高血糖下的从头合成，高血糖可以促进肝脏糖酵解和脂肪生成(过多的葡萄糖转化为游离脂肪酸)。胰岛素通过肝 X 受体-视黄素 X 受体和转录因子-固醇调节元件结合蛋白－1c(SREBP-1c)控制餐后 PNPLA3 基因的表达，而 SREBP-1c 也增加了肝脏脂肪的从头合成[34-35]。

尽管一个效应的遗传证据很多，但 PNPLA3 的生理作用以及它是如何通过一系列的 rs738409(I148M)变异被扰乱仍然难以确定。这方面虽然已经取得了一些进展，但数据有时是相互矛盾的，并且对于这个变异是否是一个真正的功能缺失突变仍然存在争论。在野生型和脂肪营养蛋白重组突变型的体外研究中，发现 PNPLA3 介导甘油酯的水解，最大水解活性是以三大甘油酯(三酰甘油、二酰甘油和单油酰甘油)作为底物的，其对以油酸为酰基部分底物有强烈偏好[28,36]。相比于 PNPLA3 野生型蛋白，I148M 变异最大幅度降低酶活性，但对底物的亲和力似乎没有任何改变[28,36]。这些发现与对超重或肥胖男性稳定同位素追踪研究的结果一致，并且体外研究表明，一系列 rs738409(I148M)变异减少 VLDL 的分泌，其是从细胞内脂滴动员三酰甘油失败的结果[37]。与单一基因缺失导致功能改变不同，PNPLA3 基因敲除小鼠并不发生脂肪肝[38]。事实上，有人提出，I148M 突变体替代作为一个获得性功能突变，具有一定的溶血磷脂酸乙酰转移酶活性，导致三酰甘油合成增加[39]。与此一致的是，小鼠过表达野生型 PNPLA3 时不诱导脂肪变性，但过表达其变体(I148M)时诱导脂肪变性[40]。总之，目前的有效数据表明 PNPLA3 基因的 I148M 变体改变三酰甘油在肝细胞内脂滴的重塑[40-41]。

除了脂肪变性，PNPLA3 如何影响 NASH 和肝纤维化发展仍不确定。最近的数据表明 PNPLA3 可能在视黄醇的代谢上发挥作用，其在人肝星状细胞(HSC)中作为棕榈酸视黄酯水解酶，而 HSC 是肝纤维化的主要参与者[42]。在 HSC 中过表达野生型 PNPLA3 后，脂滴大量减少，I148M 突变体则无此作用。然而，PNPLA3 如何改变 HSC 的活化以及影响胶原沉积和纤维化尚不清楚，但它确实说明，PNPLA3 可能在不同的细胞类型和代谢条件下有特定的作用，无论哪一个都有助于 NAFLD 从脂肪肝发展为肝纤维化。因此，采用何种细胞类型和实验条件来研究 PNPLA3 在 NAFLD 中的综合作用，目前仍是一种挑战。

19 号染色体上的位点：TM6SF2

同样的 GWAS 荟萃分析证明 NAFLD 与 19 号染色体有关联，除此之外，同样也首次验证 PNPLA3 与 HTGC 有关联[5]。两阶段荟萃分析从 7176 个病例中研究 240 万个 SNP，初步确定 45 位点与 CT 测量的 HTGC 有关。采用候选基因的方法，在一个独立的小群体中对组织学证实的 NAFLD 与基因的相关性进行再检测。除了 PNPLA3 外，也发现了一些新的关联，包括 19 号染色体上 19p13.11 区域，它包含一些基因，例如神经蛋白聚糖基因(NCAN)、TM6SF2 以及 CLIP2 和 PBX4[5]。既往的研究中，这个区域也与血浆胆固醇、三酰甘油和低密度脂蛋白水平的变化有关[43-44]。

最初的研究主要集中在以 *NCAN* 为主的候选基因，其在脂肪变性、炎症和纤维化中复制。然而，缺乏 *NCAN* 在 NAFLD 中发挥功能的生物学证据[4]。在 2736 例受试者中，使用全基因组外显子芯片分型方法，结合在 19p13.11 区域上先前公布的变异的详细关联分析，确定影响 HTGC 的非同义变异与先前鉴定的 *NCAN* 基因变异存在强大的不均衡相关性（D' = − 0.926，r^2 = − 0.798），但实际上与邻近的基因 *TM6SF2*（rs58542926，c.449）有关[17]。*TM6SF2* rs58542926 小（T）等位基因与 HTGC 增加有关。巧合的是，另一组表明，共同（C）等位基因也与循环胆固醇水平增加和心血管疾病风险升高有关[45]。在一项大型（组织学证实 NAFLD 的欧洲白人患者群，n = 1074）独立研究中，证实了 *TM6SF2* 的重要性，并且表明 *TM6SF2* 小（T）等位基因不仅与 HTGC 增加有关，也与 NAFLD 相关的晚期肝纤维化/肝硬化有关[46]。每一份小（T）等位基因的晚期肝纤维化优势比为 1.88（95% CI 1.4 ~ 2.5），与年龄、T2DM、肥胖或者 *PNPLA3* rs738409 基因型等混杂因素无关[46]。这些发现已在另一项欧洲研究中被验证，因此进一步证实了小（T）等位基因与 NASH 和晚期纤维化进展、预防动脉粥样硬化和心血管疾病有关[47]。

TM6SF2 的生物学功能：正在研究中

关于 *TM6SF2* 基因编码蛋白的生物学功能目前知之甚少，这反映了最近这些发现的性质；然而，肝细胞内的表达似乎定位于内质网/内质网高尔基中间隔室中[48]。体内[17,45]和体外[17,45,48]功能研究表明，*TM6SF2* 基因控制肝脂质流出，其缺失会导致脂蛋白（VLDL、TG、APOB）分泌减少，这与肝细胞脂滴的大小和内容增加相符。与 SNP 作为一个功能缺失等位基因一致，Kozlitina 等发现 *TM6SF2* 变异（E167K）蛋白的表达量低于野生型[17]。他们还发现，小鼠 *TM6SF2* 敲低导致肝脏脂肪沉积增加，肝 VLDL 分泌减少，血清 TG 和 LDL 水平降低[17]。

因此 *TM6SF2* 为 NAFLD 发生的机制以及 NAFLD 和 CVD 的关联提供了新的见解。根据现有的数据，*TM6SF2* 似乎是多个涉及代谢综合征相关的末端器官损伤临床结局的一个重要决定因素。*TM6SF2* rs58542926 小（T）等位基因介导三酰甘油和胆固醇的肝潴留，诱发脂肪性肝炎和 NAFLD 相关的纤维化。相反，共同（C）等位基因促进肝 VLDL 分泌，保护肝脏，但以动脉粥样硬化和最终心血管疾病风险增加为代价（图 11.1）。因此，虽然代谢综合征和 NAFLD 一般与增加的心血管疾病相关，但携带小（T）等位基因的 *TM6SF2* rs58542926 的个人可能更容易经历肝脏相关疾病而不是心血管疾病发病率和死亡率。因此需要进一步研究 *TM6SF2* 蛋白的确切功能以及如何在临床进行应用。

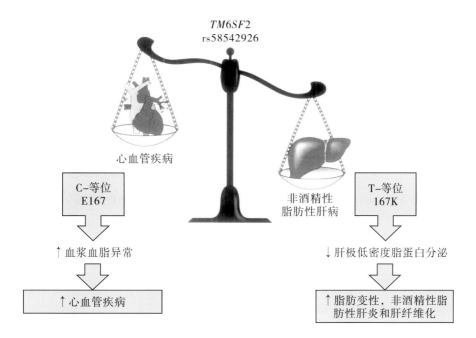

图 11.1　代谢综合征的预后：*TM6SF2* 与心血管疾病引起的非酒精性脂肪性肝病无关

结论与临床相关性

　　NAFLD 是一种复杂的疾病，患者间的遗传变异和环境因素的相互作用决定其疾病表型与发展。最近的技术进步导致了重要遗传修饰的识别，尤其是 *PNPLA*3(*I*148*M*) 和 *TM6SF*2(E167K) 的非同义基因变异，它们不依赖于脂肪变性程度、脂肪肝等级和纤维化/肝硬化阶段。这些虽然都是重要的发现，但应记住，我们的遗传基因已经稳定了几千年，所以近期观察到的 NAFLD 患病率快速上升大部分是由环境(饮食或生活方式)改变引起的。忽视复杂疾病(例如 NAFLD)的遗传因素是不明智的。虽然这方面的知识还到不了"床边"或用于临床，然而了解遗传变异如何发挥作用有助于我们理解疾病的发病机制，并且未来可能引导对风险分层的个性化用药，或者运用这方面知识探索新的药物治疗。

参考文献

[1] Anstee QM, Targher G, Day CP. Progression of NAFLD to diabetes mellitus, cardiovascular disease or cirrhosis. Nat Rev Gastroenterol Hepatol, 2013, 10(6)：330 – 344

[2] Musso G, Gambino R, Cassader M, et al. Meta-analysis：natural history of non-alcoholic fatty liver disease (NAFLD) and diagnostic accuracy of noninvasive tests for liver disease severity. Ann Med, 2011, 43(8)：617 – 649

［3］ Argo CK, Caldwell SH. Epidemiology and natural history of non-alcoholic steatohepatitis. Clin Liver Dis, 2009, 13(4): 511 – 531

［4］ Anstee QM, Day CP. The genetics of NAFLD. Nat Rev Gastroenterol Hepatol, 2013, 10 (11): 645 – 655

［5］ Speliotes EK, Yerges-Armstrong LM, Wu J, et al. Genome-wide association analysis identifies variants associated with nonalcoholic fatty liver disease that have distinct effects on metabolic traits. PLoS Genet, 2011, 7(3): e1001324

［6］ Browning JD, Szczepaniak LS, Dobbins R, et al. Prevalence of hepatic steatosis in an urban population in the United States: impact of ethnicity. Hepatology, 2004, 40(6): 1387 – 1395

［7］ Bambha K, Belt P, Abraham M, et al. Ethnicity and nonalcoholic fatty liver disease. Hepatology, 2012, 55(3): 769 – 780

［8］ Romeo S, Kozlitina J, Xing C, et al. Genetic variation in PNPLA3 confers susceptibility to nonalcoholic fatty liver disease. Nat Genet, 2008, 40(12): 1461 – 1465

［9］ Schwimmer JB, Celedon MA, Lavine JE, et al. Heritability of nonalcoholic fatty liver disease. Gastroenterology, 2009, 136(5): 1585 – 1592

［10］ Makkonen J, Pietilainen KH, Rissanen A, et al. Genetic factors contribute to variation in serum alanine aminotransferase activity independent of obesity and alcohol: a study in monozygotic and dizygotic twins. J Hepatol, 2009, 50(5): 1035 – 1042

［11］ Yuan X, Waterworth D, Perry JR, et al. Population-based genome-wide association studies reveal six loci influencing plasma levels of liver enzymes. Am J Hum Genet, 2008, 83: 520 – 528

［12］ Chalasani N, Guo X, Loomba R, et al. Genome-wide association study identifies variants associated with histologic features of nonalcoholic Fatty liver disease. Gastroenterology, 2010, 139: 1567 – 1576, 1576. e1561 – e1566

［13］ Chambers JC, Zhang W, Sehmi L, et al. Genome-wide association study identifies loci influencing concentrations of liver enzymes in plasma. Nat Genet, 2011, 43: 1131 – 1138

［14］ Kawaguchi T, Sumida Y, Umemura A, et al. Genetic polymorphisms of the human PNPLA3 gene are strongly associated with severity of non-alcoholic fatty liver disease in Japanese. PLoS One, 2012, 7: e38322

［15］ Kitamoto T, Kitamoto A, Yoneda M, et al. Genome-wide scan revealed that polymorphisms in the PNPLA3, SAMM50, and PARVB genes are associated with development and progression of nonalcoholic fatty liver disease in Japan. Hum Genet, 2013, 132: 783 – 792

［16］ Feitosa MF, Wojczynski MK, North KE, et al. The ERLIN1-CHUK-CWF19L1 gene cluster influences liver fat deposition and hepatic inflammation in the NHLBI Family Heart Study. Atherosclerosis, 2013, 228: 175 – 180

[17] Kozlitina J, Smagris E, Stender S, et al. Exome-wide association study identifies a TM6SF2 variant that confers susceptibility to nonalcoholic fatty liver disease. Nat Genet, 2014, 46(4): 352 – 356

[18] Al-Serri A, Anstee QM, Valenti L, et al. The SOD2 C47T polymorphism influences NAFLD fibrosis severity: evidence from case-control and intra-familial allele association studies. J Hepatol, 2012, 56(2): 448 – 454

[19] Dong H, Wang J, Li C, et al. The phosphatidylethanolamine N-methyltransferase gene V175M single nucleotide polymorphism confers the susceptibility to NASH in Japanese population. J Hepatol, 2007, 46(5): 915 – 920

[20] Miele L, Beale G, Patman G, et al. The Kruppel-like factor 6 genotype is associated with fibrosis in nonalcoholic fatty liver disease. Gastroenterology, 2008, 135(1): 282 – 291. el

[21] Valenti L, Al-Serri A, Daly AK, et al. Homozygosity for the patatin-like phospholipase-3/adiponutrin I148M polymorphism influences liver fibrosis in patients with nonalcoholic fatty liver disease. Hepatology, 2010, 51(4): 1209 – 1217

[22] Trepo E, Nahon P, Bontempi G, et al. Association between the PNPLA3 (rs738409 C > G) variant and hepatocellular carcinoma: evidence from a meta-analysis of individual participant data. Hepatology, 2013, 59(6): 2170 – 2177

[23] Liu YL, Patman GL, Leathart JB, et al. Carriage of the PNPLA3 rs738409 C > G polymorphism confers an increased risk of non-alcoholic fatty liver disease associated hepatocellular carcinoma. J Hepatol, 2014, 61(1): 75 – 81

[24] Victor RG, Haley RW, Willett DL, et al. The Dallas Heart Study: a population-based probability sample for the multidisciplinary study of ethnic differences in cardiovascular health. Am J Cardiol, 2004, 93(12): 1473 – 1480

[25] Park WD, Blackwood C, Mignery GA, et al. Analysis of the heterogeneity of the 40, 000 molecular weight tuber glycoprotein of potatoes by immunological methods and by NH(2)-terminal sequence analysis. Plant Physiol, 1983, 71(1): 156 – 160

[26] Kienesberger PC, Lee D, Pulinilkunnil T, et al. Adipose triglyceride lipase deficiency causes tissue-specific changes in insulin signaling. J Biol Chem, 2009, 284(44): 30218 – 30229

[27] Zimmermann R, Strauss JG, Haemmerle G, et al. Fat mobilization in adipose tissue is promoted by adipose triglyceride lipase. Science, 2004, 306(5700): 1383 – 1386

[28] He S, McPhaul C, Li JZ, et al. A sequence variation (I148M) in PNPLA3 associated with nonalcoholic fatty liver disease disrupts triglyceride hydrolysis. J Biol Chem, 2010,

285(9)：6706 - 6715

[29] Wilson PA. Gardner SD, Lambie NM, et al. Characterization of the human patatin-like phospholipase family. J Lipid Res, 2006, 47(9)：1940 - 1949

[30] Lake AC, Sun Y, Li JL, et al. Expression, regulation, and triglyceride hydrolase activity of adiponutrin family members. J Lipid Res, 2005, 46(1 1)：2477 - 2487

[31] Dubuquoy C, Robichon C, Lasnier F, et al. Distinct regulation of adiponutrin/PNPLA3 gene expression by the transcription factors ChREBP and SREBPlc in mouse and human hepatocytes. J Hepatol, 2011, 55(1)：145 - 153

[32] Rae-Whitcombe SM, Kennedy D, Voyles M, et al. Regulation of the promoter region of the human adiponutrin/PNPLA3 gene by glucose and insulin. Biochem Biophys Res Commun, 2010, 402(4)：767 - 772

[33] Perttila J, Huaman-Samanez C, Caron S, et al. PNPLA3 is regulated by glucose in human hepatocytes, and its I148M mutant slows down triglyceride hydrolysis. Am J Physiol Endocrinol Metab, 2012, 302(9)：E1063 - E1069

[34] Shimomura I, Bashmakov Y, Horton JD. Increased levels of nuclear SREBP-lc associated with fatty livers in two mouse models of diabetes mellitus. J Biol Chem, 1999, 274 (42)：30028 - 30032

[35] Huang Y, He S, Li JZ, et al. A feed-forward loop amplifies nutritional regulation of PNPLA3. Proc Natl Acad Sci USA, 2010, 107(17)：7892 - 7897

[36] Huang Y, Cohen JC, Hobbs HH. Expression and characterization of a PNPIA3 protein isoform (I148M) associated with nonalcoholic fatty liver disease. J Biol Chem, 2011, 286(43)：37085 - 37093

[37] Pirazzi C, Adiels M, Burza MA, et al. Patatin-like phospholipase domain-containing 3 (PNPLA3) I148M (rs738409) affects hepatic VLDL secretion in humans and in vitro. J Hepatol, 2012, 57(6)：1276 - 1282

[38] Basantani MK, Sitnick MT, Cai L, et al. Pnpla3/Adiponutrin deficiency in mice does not contribute to fatty liver disease or metabolic syndrome. J Lipid Res, 2011, 52：318 - 329

[39] Kumari M, Schoiswohl G, Chitraju C, et al. Adiponutrin functions as a nutritionally regulated lysophosphatidic acid acyltransferase. Cell Metab, 2012, 15(5)：691 - 702

[40] Li JZ, Huang Y, Karaman R, et al. Chronic overexpression of PNPLA3I148M in mouse liver causes hepatic steatosis. J Clin Invest, 2012, 122：4130 - 4144

[41] Ruhanen H, Perttila J, Holtta-Vuori M, et al. PNPLA3 mediates hepatocyte triacylglycerol remodeling. J Lipid Res, 2014, 55(4)：739 - 746

[42] Pirazzi C, Valenti L, Motta BM, et al. PNPLA3 has retinyl-palmitate lipase activity in human hepatic stellate cells. Hum Mol Genet, 2014, 23(15)：4077 - 4085

[43] Kathiresan S, Melander O, Guiducci C, et al. Six new loci associated with blood low-

density lipoprotein cholesterol, high-density lipoprotein cholesterol or triglycerides in humans. Nat Genet, 2008, 40(2): 189-197

[44] Teslovich TM, Musunuru K, Smith AV, et al. Biological, clinical and population relevance of 95 loci for blood lipids. Nature, 2010, 466(7307): 707-713

[45] Holmen OL, Zhang H, Fan Y, et al. Systematic evaluation of coding variation identifies a candidate causal variant in TM6SF2 influencing total cholesterol and myocardial infarction risk. Nat Genet, 2014, 46(4): 345-351

[46] Liu YL, Reeves HL, Burt AD, et al. TM6SF2 rs58542926 influences hepatic fibrosis progression in patients with non-alcoholic fatty liver disease. Nat Commun, 2014, 5: 4309

[47] Dongiovanni P, Petta S, Maglio C, et al. TM6SF2 gene variant disentangles nonalcoholic steatohepatitis from cardiovascular disease. Hepatology, 2015, 61: 506-514

[48] Mahdessian H, Taxiarchis A, Popov S, et al. TM6SF2 is a regulator of liver fat metabolism influencing triglyceride secretion and hepatic lipid droplet content. Proc Natl Acad Sci USA, 2014, 111(24): 8913-8918

（买三月　译，王全楚　审校）

第 12 章 肝脏脂肪变性与心脏事件的联系比肝脏事件更紧密?

Soo Lim

摘 要

- 非酒精性脂肪性肝病(NAFLD)与心血管代谢失调存在机制联系。
- 胰岛素抵抗、氧化应激及内质网(ER)应激反应均参与该过程。
- 炎症、血脂异常、分子标志物及遗传易感性在这一过程中同样发挥作用。
- NAFLD 作为心血管疾病的危险因素,需要密切关注。

引 言

非酒精性脂肪性肝病(NAFLD)会导致非酒精性脂肪性肝炎(NASH),进而引发肝硬化[1-2]。NAFLD 也是肝癌的危险因素之一[3]。几十年来,"二次打击"学说作为 NAFLD 的经典发病机制,已被大家广泛接受[4]。首次打击主要是指与胰岛素抵抗有关的肝实质细胞内的脂肪过多沉积,第二次打击为氧化应激反应,是在首次打击的基础上由活性氧诱导的肝实质细胞内的炎症反应。

由于诊断技术的不同,不同人群 NAFLD 患病率存在一定的差异。在美国,对潜在肝脏捐献者进行肝活检,发现其中 20% 由于肝脏脂肪变性(> 30%)而不适合肝脏捐献[5]。来自韩国的一项研究对连续 589 例潜在肝脏捐献者进行肝活检,结果显示 NAFLD 患病率高达 51%[6]。尽管肝脏组织活检是目前 NAFLD 诊断和分级的金标准,但其有创性导致其并不适用于大规模的人群研究。

不同的尸体解剖研究也显示 NAFLD 患病率存在较大差异。1990 年加拿大的一项研究对部分较瘦患者进行尸检,结果发现 NASH 的患病率为 3%[7]。而印度对 1230 例成年人进行尸检,发现其中 195 例(16%)患有脂肪肝[8]。另一项希腊研究显示,排除已知肝病后,NAFLD、NASH 患病率分别为 31% 、40%[9]。

非侵入性的影像技术,如磁共振成像(MRI)和超声检查,已广泛应用于测定肝脏脂肪沉积情况。对美国多种族人群进行 MRI 检查发现,NAFLD 的患病率为 31%[10]。而在西班牙,利用超声技术发现 NAFLD 的患病率在男性中为 33% ,在女性中为 20%[11]。在意大利一项研究中,排除已知肝脏疾病后,对受试者进行超声检查发现其

NAFLD 患病率为 20%[12]。日本对 35 519 例受试者进行长达 12 年的随访后发现，该人群的 NAFLD 患病率从基线的 13% 上升至 30%[13]。

整体而言，以上研究结果表明西方人群 NAFLD 患病率为 20%~30%，而亚洲国家 NAFLD 患病率为 5%~20%，且呈上升趋势。然而，在不同研究人群中以及不同的诊断方法下，NAFLD 的患病率却存在差异。

NAFLD 与心血管疾病关联的证据

目前已有多项研究证实非酒精性脂肪性肝病（NAFLD）与心血管事件之间存在关联。Framingham 心脏研究在调整包括腹部内脏脂肪在内的全身其他组织脂肪后，证实脂肪肝与心血管危险事件密切相关[14]。另一项研究显示与腹部内脏脂肪相比，肝内脂肪组织与心血管事件的关联更为密切[15]。Rafiq 等发现 NAFLD 患者发生心血管疾病（CVD）的风险显著高于对照组[16]。多项研究表明 NAFLD 患者具有更高的心血管疾病死亡率。一项长达 14 年的随访研究显示 NAFLD 患者死于心血管疾病多于肝脏相关疾病[17]。另一项临床试验提示心血管疾病为 NAFLD 患者的第二位主要死亡原因，并与肝脏相关疾病的死亡率接近[1]。整体而言，心脏疾病是 NAFLD 的第二位主要死亡原因，而且 NAFLD 患者的全因死亡率高于非 NAFLD 患者[3]。更直接的证据是，NAFLD 可以作为正常人群以及 2 型糖尿病（T2DM）患者发生心血管疾病的独立危险因素[18-19]。

NAFLD 与 CVD 关联的机制

目前，已有多个可能的机制被提出以阐述 NAFLD/NASH 与发生心血管危险事件之间的关系。动脉粥样硬化形成过程中的显著特征，例如血脂异常、胰岛素抵抗、炎症反应、氧化应激以及内质网应激，均能增加 NAFLD 患者发生心血管疾病的风险。

NAFLD/NASH 患者的脂代谢失衡

目前，"二次打击"学说作为 NAFLD 的经典发病机制来解释脂肪变性进展为脂肪性肝炎已经被广泛接受。脂类（主要为三酰甘油形式）在肝脏细胞的细胞质内的聚集（第一次打击）触发了一系列的细胞毒性事件（第二次打击），第二次打击为氧化应激反应，是在首次打击的基础上，由活性氧诱导的发生在肝脏实质细胞内的炎症反应[4]。但是，越来越多的体内外研究显示脂肪酸代谢产物引起了肝细胞的损伤[1]。脂肪组织释放的游离脂肪酸（FFA）在脂毒性肝损伤的发生发展过程中同样发挥了重要作用。肝脏的脂肪异位积聚，随后激活炎症通路，进而引发细胞损伤。功能紊乱的脂肪细胞、肝脏招募的各种类型的细胞，包括巨噬细胞以及其他免疫细胞，最终共同作用促进了心血管事件的发生与发展。

肝脏在脂质合成、储存、释放等方面发挥了重要的作用，同时也是胰岛素清除[20]、炎症因子产生的重要部位[21-22]。大量的临床研究以及试验数据支持内脏脂肪组织可以释放过多的游离脂肪酸，进而诱发肝细胞脂肪变性和胰岛素抵抗[23]。然而，肥胖与肝功能异常的关联尚无定论。一些研究者发现，谷丙转氨酶（ALT）水平的升高与 2 型糖尿病相关，且与肥胖无关[24]。同样，另一些研究也证实正常个体肝脏脂肪蓄积可导致胰岛素抵抗，也与肥胖无关[25]。在不同的研究中，高三酰甘油血症和腰围（WC）被作为反映内脏肥胖的指标[26]，并且在饮酒和非饮酒人群中，腰围和三酰甘油（TG）水平均对 ALT 活性具有累加效应。

除在三酰甘油合成和储存方面发挥作用外，在肝细胞的内质网管腔中包含富含极低密度脂蛋白（VLDL）的脂滴[27]。因此，肝脏以载脂蛋白 B（apoB）- VLDL 粒子的形式释放三酰甘油入血。NAFLD 引发胰岛素抵抗，进而通过 apoB 生成、脂质降解或合成速度的变化引起肝脏 VLDL 的产生[28]。

游离脂肪酸通过激活 N - 末端激酶（JNK）通路，将胰岛素受体底物 1（IRS1）、胰岛素受体底物 2（IRS2）磷酸化，同样引发胰岛素抵抗。内脏肥胖，为游离脂肪酸提供了原材料来源，随后游离脂肪酸进入门脉循环，引发 NAFLD，从而导致代谢失衡，最终引发动脉粥样硬化以及心血管事件[26, 29]。

胰岛素抵抗在 NAFLD 和 CVD 发生过程中的作用

胰岛素抵抗是 NAFLD 主要的病理生理特征。肝细胞内脂肪蓄积能够引起肝功能异常并促进 2 型糖尿病的发生，因此近些年来与肝功能相关的酶受到更多的关注。ALT、谷草转氨酶（AST）、谷氨酰转移酶（GGT）作为常见的肝功能酶学指标为我们所熟知，而其中 ALT 则是肝病最具特征性的标志物。一些前瞻性研究的结果表明肝酶水平的升高，包括 ALT、AST、GGT，能够预示胰岛素抵抗、2 型糖尿病、代谢综合征的发生[21, 30]，然而这些研究大都集中在西方国家。不过，近些年来，针对亚洲人群的研究不断增多，一项以日本中年男性为受试者的研究，证实血清 GGT 水平可以作为代谢综合征和 2 型糖尿病的重要标志物[31]。同样，在韩国开展的以社区为基础的前瞻性研究也发现肝酶水平的升高，尤其是 ALT 的升高，能够使 2 型糖尿病发生风险增加 2 倍[32]。

在一项纳入年龄和身体情况匹配的非肥胖 NAFLD 患者与对照的研究中，非肥胖的 NAFLD 个体代谢缺陷模式与胰岛素抵抗（肝脏组织和包括脂肪组织和肌肉组织在内的外周组织）一致[33]。因此，NAFLD 被认为是一类基于胰岛素抵抗的代谢综合征[34]。

总之，这些研究提示肝脏内脂肪蓄积是代谢通量、炎症反应的决定因素之一，可以作为胰岛素抵抗和 2 型糖尿病的重要治疗靶点。

NAFLD/NASH 和 CVD 参与共同的炎症途径

肝脏内脂肪蓄积能够刺激炎症因子的产生[35]。NASH 通过多种炎症因子、凝血因子以及氧化应激因子等介质启动 CVD 的发生[36]。细胞核转录因子（NF-κB）、JNK 都是介导 NAFLD 与炎症反应之间重要的细胞内信号通路。NAFLD 患者肝细胞内 NF-κB 的激活会导致脂肪变性或 NASH，而肝脏的脂肪变性或 NASH 反过来促进包括细胞间黏附分子 1、单核细胞趋化蛋白 1 在内的多个基因的表达，而这些因子的表达被认为与动脉粥样硬化的进展密切相关[37]。此外，JNK 通过 IRS1 的磷酸化以及降解等途径加重胰岛素抵抗，进而抑制胰岛素受体下游信号通路[38]。

　　肝酶活性升高可能影响炎症反应的程度，进而在局部或全身影响胰岛素信号通路[22]。并且，在 NAFLD 患者体内也确实检测到炎症相关细胞因子水平的升高，如超敏 C 反应蛋白（hsCRP）[39-40]。日本一项研究发现 ALT 水平升高是全身炎症反应以及体内氧化应激的独立标志[41]。我们也发现在 ALT 水平较高的人群中，其高值前 25% 的人群中体内 hsCRP 水平最高，而 C 反应蛋白水平升高亦被证实为 2 型糖尿病的独立预测因子[42]。

　　最近的一项研究发现，一种新的炎症介质介导脂肪肝与炎症反应的发生，该项基于 4 个不同种族的多中心长期随访研究纳入了非心血管疾病患者，利用 CT 随访发现，在剔除其他动脉粥样硬化的危险因素后，hsCRP 和 IL-6 的水平与脂肪肝的发生密切相关[43]。

　　作为固有免疫系统基础的 Toll 样受体（TLR）激活促炎通路[44]。TLR 是一类典型的促炎型免疫受体[45]。TLR 受体中，TLR2 和 TLR4 诱导胰岛素抵抗，在 NAFLD、肥胖以及代谢综合征的进展过程中发挥重要作用。脂肪酸、内毒素血症等激活 TLR4，进而促进 NF-κB 以及 IL-6、IL-1β、TNFα、单核细胞趋化蛋白 1 等炎症相关细胞因子的释放，这些因子在动脉粥样硬化以及心血管相关疾病的发生发展过程中发挥重要作用。

氧化应激在 NAFLD 和 CVD 关联中发挥重要作用

　　在单纯的脂肪肝进展为脂肪性肝炎的过程中，氧化应激起到重要作用（图 12.1）[46-47]。氧化应激诱导肝脏合成黏附因子和白介素，而这些物质参与炎症恶性循环过程[48]。基于这个理论，一项系统回顾及荟萃分析证实，氧化应激在 NAFLD 和 CVD 的关联中发挥着至关重要的作用[49]。

　　NAFLD 患者的肝脏组织活检和血清的免疫组化检查结果提示有 8-羟基脱氧鸟苷和脂质过氧化产物，提示氧化应激与 NAFLD 的关联[50]。门脉循环游离脂肪酸水平的升高增加氧化应激，进而引起 ALT 水平的升高、胰岛素的抵抗以及炎症反应[51]。同样有证据表明 NAFLD 患者体内同型半胱氨酸水平升高以及氧化应激活动增加[52]。这些研究支持 NAFLD 诱导的氧化应激参与 CVD 的发生及发展。因此 NAFLD 增加氧化应激水平以及全身炎症水平，进而诱发动脉粥样硬化和 CVD 的发生。

内质网应激：另一项在 NAFLD 和 CVD 关联中发挥作用的因素

　　内质网应激（ERS）同样与 NAFLD 或 NASH 的发生发展存在关联[53]。内质网应激是指由于各种原因导致内质网（ER）功能紊乱，新生蛋白超过了其本身蛋白质加工能力，致使未折叠蛋白或错误折叠蛋白在 ER 腔内聚集的一种病理状态。未折叠蛋白反应（UPR）是一种细胞自我保护性反应，通过上调 ER 分子伴侣以及增加不可逆错误折叠蛋白的降解来阻止新生蛋白的生成和增强细胞折叠功能[54]。

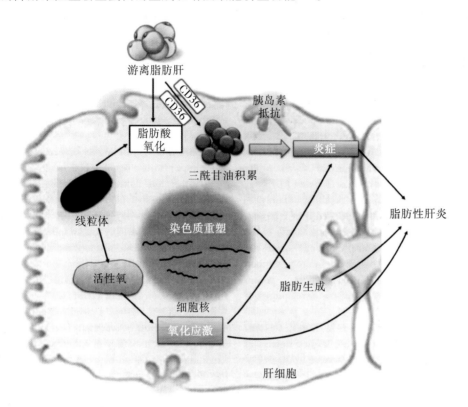

图 12.1 　氧化应激在脂肪变性发病机制中的作用。在胰岛素抵抗情况下，脂肪组织释放的大量游离脂肪酸（FFA）被肝脏吸收。FFA 超载增加了活化自由基的产生，降低抗自由基系统活性，导致氧化应激

越来越多的研究认为 ERS 引发动脉粥样硬化的发生并加快其发展。多个心血管疾病独立危险因素，如肥胖、吸烟、高血糖、高同型半胱氨酸血症等，被证实与 UPR 的激活相关[55-56]。在高血糖、高同型半胱氨酸血症以及高脂饮食小鼠模型的肝脏和动脉粥样硬化病变组织中也检测到 ERS 诊断标志物和糖原合成酶激酶 3β（GSK3β）水平的升高。这些数据进一步支持了 ERS 诱导的 GSK3β 加速肝脏脂肪变性和动脉粥样硬化的发展。

有证据显示 UPR 的获得性通路和促凋亡通路在 CVD 的发生和发展中具有重要作用，这其中包括动脉粥样硬化、冠心病及心力衰竭[57]。内质网应激途径也能激活半胱天冬酶从而引起内皮细胞、巨噬细胞和其他类型细胞产生凋亡，这与动脉粥样硬化密切相关[58]。

与 NAFLD 和 CVD 相关的其他因素

脂联素水平与内皮功能紊乱、动脉粥样硬化及心血管疾病有关，NAFLD 患者通常脂联素水平较低[59]。胰岛素抵抗和肥胖导致的脂联素水平降低可能反过来又促进 NAFLD 发展[60]。

凝血和纤维蛋白溶解系统相关因子[如纤维蛋白原、组织型纤溶酶原激活物和纤溶酶原激活物1(PAI-1)]与 NAFLD 的发生高度相关[61]。相对于脂肪组织,血浆 PAI-1 水平与肝脏脂肪沉积水平关系更为密切,这提示肝脏沉积的脂肪是 PAI-1 产物的重要来源[62]。

脂肪肝与心脏代谢风险的遗传相关性

从理论上讲,与胰岛素抵抗相关的候选基因出现的变异可能与 NAFLD 的发病机制有关。一项遗传学研究显示,在上千个基因中,运用微阵列方法进行显著性分析筛选出 21 个候选基因与 NAFLD 和胰岛素抵抗有关[63]。

另外,马铃薯糖蛋白样磷脂酶3或载脂蛋白 C3 等基因的功能也在 NAFLD 中有所描述[64]。马铃薯糖蛋白样磷脂酶3的等位基因,能够编码一种与脂酰基水解酶具有同源性的功能未知的蛋白,目前认为这种蛋白与肝脏脂肪蓄积有关。载脂蛋白 C3 的基因突变与胰岛素抵抗和 NAFLD 有关。因此,从潜在病理过程看来,很有必要开展一项旨在寻找与 NAFLD 发生发展和胰岛素抵抗及 CVD 关系的基因的综合性研究。

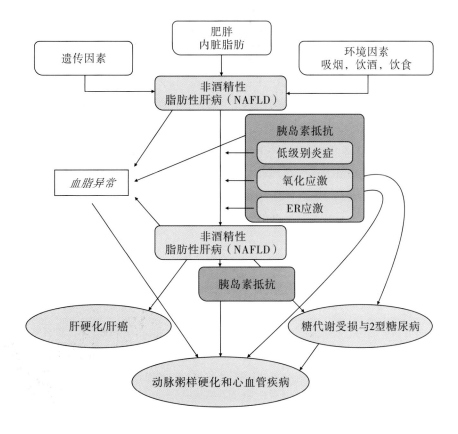

图 12.2 非酒精性脂肪性肝病与动脉粥样硬化及心血管疾病的发病机制的内在联系。ER = 内质网

结　论

　　NAFLD 是一种以肝脏脂肪蓄积和（或）肝脏炎性反应为特征的慢性肝病状态。肥胖、胰岛素抵抗和血脂异常的相关人群最容易发生 NAFLD。NAFLD 被认为是代谢综合征或胰岛素抵抗的一种表现形式。总之，在心血管疾病的病理过程中，NAFLD 和 NASH 通过释放多种与炎症、血栓形成和氧化应激相关的介质从而发挥相应的作用，同时，NAFLD 也进一步促进了胰岛素抵抗、动脉粥样硬化及血脂异常的发生发展（图 12.2）。如果未来的研究聚焦于 NAFLD 和 CVD 发生发展的共同分子机制和信号转导通路，可能会开发出治疗 NAFLD 和相关心血管疾病的新药物。

参考文献

[1] Matteoni CA, Younossi ZM, Gramlich T, et al. Nonalcoholic fatty liver disease: a spectrum of clinical and pathological severity. Gastroenterology, 1999, 116: 1413 – 1419

[2] Masarone M, Federico A, Abenavoli L, et al. Non alcoholic Fatty liver: epidemiology and natural history. Rev Recent Clin Trials, 2014, 9: 126 – 133

[3] Adams LA, Lymp JF, St Sauver J, et al. The natural history of nonalcoholic fatty liver disease: a population-based cohort study. Gastroenterology, 2005, 129: 113 – 121

[4] Mehta K, Van Thiel DH, Shah N, et al. Nonalcoholic fatty liver disease: pathogenesis and the role of antioxidants. Nutr Rev, 2002, 60: 289 – 293

[5] Marcos A, Fisher RA, Ham JM, et al. Selection and outcome of living donors for adult to adult right lobe transplantation. Transplantation, 2000, 69: 2410 – 2415

[6] Lee JY, Kim KM, Lee SG, et al. Prevalence and risk factors of non-alcoholic fatty liver disease in potential living liver donors in Korea: a review of 589 consecutive liver biopsies in a single center. J Hepatol, 2007, 47: 239 – 244

[7] Wanless IR, Lentz JS. Fatty liver hepatitis(steatohepatitis) and obesity: an autopsy study with analysis of risk factors. Hepatology, 1990, 12: 1106 – l110

[8] Amarapurkar A, Ghansar T. Fatty liver: experience from western India. Ann Hepatol, 2007, 6: 37 – 40

[9] Zois CD, Baltayiannis GH, Bekiari A, et al. Steatosis and steatohepatitis in postmortem material from Northwestern Greece. World J Gastroenterol, 2010, 16: 3944 – 3949

[10] Williams CD, Stengel J, Asike MI, et al. Prevalence of nonalcoholic fatty liver disease and nonalcoholic steatohepatitis among a largely middle-aged population utilizing ultrasound and liver biopsy: a prospective study. Gastroenterology, 2011, 140: 124 – 131

[11] Caballeria L, Pera G, Auladell MA, et al. Prevalence and factors associated with the

presence of nonalcoholic fatty liver disease in an adult population in Spain. Eur J Gastro-enterol Hepatol, 2010, 22: 24 – 32

[12] Bedogni G, Miglioli L, Masutti F, et al. Prevalence of and risk factors for nonalcoholic fatty liver disease: the Dionysos nutrition and liver study. Hepatology, 2005, 42: 44 – 52

[13] Kojima S, Watanabe N, Numata M, et al. Increase in the prevalence of fatty liver in Ja-pan over the past 12 years: analysis of clinical background. J Gastroenterol, 2003, 38: 954 – 961

[14] Speliotes EK, Massaro JM, Hoffmann U, et al. Fatty liver is associated with dyslipi-demia and dysglycemia independent of visceral fat: the Framingham Heart Study. Hepa-tology, 2010, 51: 1979 – 1987

[15] Fabbrini E, Magkos F. Mohammed BS, et al. Intrahepatic fat, not visceral fat, is linked with metabolic complications of obesity. Proc Natl Acad Sci USA, 2009, 106: 15430 – 15435

[16] Rafiq N, Bai C, Fang Y, et al. Long-term follow-up of patients with nonalcoholic fatty liver. Clin Gastroenterol Hepatol, 2009, 7: 234 – 238

[17] Ekstedt M, Franzen LE, Mathiesen UL, et al. Long-term follow-up of patients with NAFLD and elevated liver enzymes. Hepatology, 2006, 44: 865 – 873

[18] Targher G, Bertolini L, Rodella S, et al. Nonalcoholic fatty liver disease is indepen-dently associated with an increased incidence of cardiovascular events in type 2 diabetic patients. Diabetes Care, 2007, 30: 2119 – 2121

[19] Hamaguchi M, Kojima T, Takeda N, et al. Nonalcoholic fatty liver disease is a novel predictor of cardiovascular disease. World J Gastroenterol, 2007, 13: 1579 – 1584

[20] Michael MD, Kulkarni RN, Postic C, et al. Loss of insulin signaling in hepatocytes leads to severe insulin resistance and progressive hepatic dysfunction. Mol Cell, 2000, 6: 87 – 97

[21] Hanley AJ, Williams K, Festa A, et al. Liver markers and development of the metabolic syndrome: the insulin resistance atherosclerosis study. Diabetes, 2005, 54: 3140 – 3147

[22] Vozarova B, Stefan N, Lindsay RS, et al. High alanine aminotransferase is associated with decreased hepatic insulin sensitivity and predicts the development of type 2 diabe-tes. Diabetes, 2002, 51: 1889 – 1895

[23] Perry IJ, Wannamethee SG, Shaper AG. Prospective study of serum gamma-glutamyl-transferase and risk of NIDDM. Diabetes Care, l998, 21: 732 – 737

[24] Ohlson LO, Larsson B, Bjorntorp P, et al. Risk factors for type 2 (non-insulin-depen-dent) diabetes mellitus. Thirteen and one-half years of follow-up of the participants in a

study of Swedish men born in 1913. Diabetologia, 1988, 31: 798 – 805

[25] Seppala-Lindroos A, Vehkavaara S, Hakkinen AM, et al. Fat accumulation in the liver is associated with defects in insulin suppression of glucose production and serum free fatty acids independent of obesity in normal men. J Clin Endocrinol Metab, 2002, 87: 3023 – 3028

[26] Despres JP. Intra-abdominal obesity: an untreated risk factor for Type 2 diabetes and cardiovascular disease. J Endocrinol Invest, 2006, 29: 77 – 82

[27] Wang H, Quiroga AD, Lehner R. Analysis of lipid droplets in hepatocytes. Methods Cell Biol, 2013, 116: 107 – 127

[28] Meshkani R, Adeli K. Hepatic insulin resistance, metabolic syndrome and cardiovascular disease. Clin Biochem, 2009, 42: 1331 – 1346

[29] Liu KH, Chan YL, Chan WB, et al. Mesenteric fat thickness is an independent determinant of metabolic syndrome and identifies subjects with increased carotid intima-media thickness. Diabetes Care, 2006, 29: 379 – 384

[30] Sattar N, Scherbakova O, Ford I, et al. Elevated alanine aminotransferase predicts new-onset type 2 diabetes independently of classical risk factors, metabolic syndrome, and C-reactive protein in the west of Scotland coronary prevention study. Diabetes, 2004, 53: 2855 – 2860

[31] Nakanishi N, Suzuki K, Tatara K. Serum gamma-glutamyl-transferase and risk of metabolic syndrome and type 2 diabetes in middle-aged Japanese men. Diabetes Care, 2004, 27: 1427 – 1432

[32] Cho NH, Jang HC, Choi SH, et al. Abnormal liver function test predicts type 2 diabetes: a community-based prospective study. Diabetes Care, 2007, 30: 2566 – 2568

[33] Kotronen A, Juurinen L, Tiikkainen M, et al. Increased liver fat, impaired insulin clearance, and hepatic and adipose tissue insulin resistance in type 2 diabetes. Gastroenterology, 2008, 135: 122 – 130

[34] Marchesini G, Brizi M, Bianchi G, et al. Nonalcoholic fatty liver disease: a feature of the metabolic syndrome. Diabetes, 2001, 50: 1844 – 1850

[35] Lo L, McLennan SV, Williams PF, et al. Diabetes is a progression factor for hepatic fibrosis in a high fat fed mouse obesity model of non-alcoholic steatohepatitis. J Hepatol, 2011, 55: 435 – 444

[36] Targher G, Day CP, Bonora E. Risk of cardiovascular disease in patients with nonalcoholic fatty liver disease. N Engl J Med, 2010, 363: 1341 – 1350

[37] Stefan N, Kantartzis K, Haring HU. Causes and metabolic consequences of Fatty liver. Endocr Rev, 2008, 29: 939 – 960

[38] Shoelson SE, Lee J, Goldfine AB. Inflammation and insulin resistance. J Clin Invest,

2006, 116: 1793 - 1801

[39] Lavie CJ, Milani RV, Verma A, et al. C-reactive protein and cardiovascular diseases——is it ready for primetime? Am J Med Sci, 2009, 338: 486 - 492

[40] Dowman JK, Tomlinson JW, Newsome PN. Pathogenesis of non-alcoholic fatty liver disease. QJW, 2010, 103: 71 - 83

[41] Yamada J, Tomiyama H, Yambe M, et al. Elevated serum levels of alanine aminotransferase and gamma glutamyltransferase are markers of inflammation and oxidative stress independent of the metabolic syndrome. Atherosclerosis, 2006, 189(1): 198 - 205

[42] Herder C, Peltonen M, Koenig W, et al. Systemic immune mediators and lifestyle changes in the prevention of type 2 diabetes: results from the Finnish Diabetes Prevention Study. Diabetes, 2006, 55: 2340 - 2346

[43] Hamirani YS, Katz R, Nasir K, et al. Association between inflammatory markers and liver fat: the multi-ethnic study of atherosclerosis. J Clin Exp Cardiolog, 2014, 5: 344

[44] Kiechl S, Lorenz E, Reindl M, et al. Toll-like receptor 4 polymorphisms and atherogenesis. N Engl J Med, 2002, 347: 185 - 192

[45] Jialal I, Kaur H, Devaraj S. Toll-like receptor status in obesity and metabolic syndrome: a translational perspective. J Clin Endocrinol Metab, 2014, 99: 39 - 48

[46] Colak Y, Senates E, Yesil A, et al. Assessment of endothelial function in patients with nonalcoholic fatty liver disease. Endorcine, 2013, 43: 100 - 107

[47] Lim S and Barter P. Antioxidant effects of statins in the management of cardiometabolic disorders. J Atheroscler Thromb, 2014, 21: 997 - 1010

[48] Hotamisligil GS. Inflammatory pathways and insulin action. Int J Obes Relat Metab Disord, 2003, 27(Suppl 3): S53 - S55

[49] Cakir E, Ozbek M, Colak N, et al. Is NAFLD an independent risk factor for increased IMT in T2DM? Minerva Endocrinol, 2012, 37: 187 - 193

[50] Bhatia LS, Curzen NP, Byrne CD. Nonalcoholic fatty liver disease and vascular risk. Curr Opin Cardiol, 2012, 27: 420 - 428

[51] Cassader M, Gambino R, Musso G, et al. Postprandial triglyceride-rich lipoprotein metabolism and insulin sensitivity in nonalcoholic steatohepatitis patients. Lipids, 2001, 36: 1117 - 1124

[52] Leach NV, Dronca E, Vesa SC, et al. Serum homocysteine levels, oxidative stress and cardiovascular risk in non-alcoholic steatohepatitis. Eur J Intern Med, 2014, 25: 762 - 767

[53] McAlpine CS, Bowes AJ, Khan MI, et al. Endoplasmic reticulum stress and glycogen synthase kinase 3 beta activation in apolipoprotein E-deficient mouse models of accelerated atherosclerosis. Arteriosder Thromb Vasc Biol, 2012, 32: 82 - 91

[54] Pahl HL. Signal transduction from the endoplasmic reticulum to the cell nucleus. Physiol Rev, 1999, 79: 683 - 701

[55] Ozcan U, Cao Q, Yilmaz E, et al. Endoplasmic reticulum stress links obesity, insulin action, and type 2 diabetes. Science, 2004, 306: 457 - 461

[56] Khan MI, Pichna BA, Shi Y, et al. Evidence supporting a role for endoplasmic reticulum stress in the development of atherosclerosis in a hyperglycaemic mouse model. Antioxid Redox Signal, 2009, 11: 2289 - 2298

[57] Minamino T, Komuro I, Kitakaze M. Endoplasmic reticulum stress as a therapeutic target in cardiovascular disease. Circ Res, 2010, 107: 1071 - 1082

[58] Zinszner H, Kuroda M, Wang X, et al. CHOP is implicated in programmed cell death in response to impaired function of the endoplasmic reticulum. Genes Dev, 1998, 12: 982 - 995

[59] Lim S, Koo BK, Cho SW, et al. Association of adiponectin and resistin with cardiovascular events in Korean patients with type 2 diabetes: the Korean atherosderosis study (KAS): a 42 - month prospective study. Atherosclerosis, 2008, 196: 398 - 404

[60] Pagano C, Soardo G, Esposito W, et al. Plasma adiponectin is decreased in nonalcoholic fatty liver disease. Eur J Endocrinol, 2005, 152: 113 - 118

[61] Tuyama AC, Chang CY. Non-alcoholic fatty liver disease. J Diabetes, 2012, 4: 266 - 280

[62] Alessi MC, Bastelica D, Mavri A, et al. Plasma PAI-l levels are more strongly related to liver steatosis than to adipose tissue accumulation. Arterioscler Thromb Vasc Biol, 2003, 23: 1262 - 1268

[63] Wang XC, Zhan XR, Li XY, et al. Identification and validation co-differentially expressed genes with NAFLD and insulin resistance. Endocrine, 2015, 48(1): 143 - 151

[64] Tilg H, Moschen A. Update on nonalcoholic fatty liver disease: genes involved in nonalcoholic fatty liver disease and associated inflammation. Curr Opin Clin Nutr Metab Care, 2010, 13: 391 - 396

（李茂巍 译，梁 栋 审校）

第三部分
诊断篇

第 13 章　如何准确诊断非酒精性脂肪性肝病与非酒精性脂肪性肝炎?

Vlad Ratziu

摘　要

● 在绝大多数情况下，非酒精性脂肪性肝病（NAFLD）作为原发病与多种代谢危险因素暴露有关，但同时患有其他慢性肝病等继发因素虽不多见也不可忽视，早晚暴露于代谢危险因素对诊断至为重要。

● 通过肝活检鉴别非酒精性脂肪性肝炎（NASH）和非 NASH NAFLD（又称 NAFL）对预后判断非常有用。无创血清标志物诊断对脂肪变性有用，但尚无用于 NASH 诊断的可靠血清指标。

● 肝纤维化关乎预后，应早做诊断，广为研究的两种无创诊断手段对血清标志物和弹性扫描的阴性预测值较高，联合检测低值强烈提示没有或仅为轻度纤维化，不必做肝活检。如果两者结果不一致，则需要肝活检加以区分。

● 临床上肝活检的决定是根据患者个体情况考虑共患率和治疗需要做出的。组织学检测能提供诊断与预后信息。患者在不稳定的代谢状态下尤其最近在减肥过程中伴有转氨酶升高或胰岛素抵抗者，肝活检应推迟。NASH 的组织学诊断不能单凭 NAS 评分。

非酒精性脂肪性肝病（NAFLD）是由肝脏脂肪积累过多所致[1-3]。按病情进展依次表现为脂肪变性、不同程度的炎症和纤维化、进而形成非酒精性脂肪性肝炎（NASH）、最终发展为肝硬化和肝细胞癌[4]。NAFLD 与胰岛素抵抗有关系，超重、肥胖或偏瘦的 NAFLD 患者通常在胰岛素抵抗、血糖异常、内脏肥胖等方面比相同体重指数（BMI）的非 NAFLD 患者要严重得多[5]。脂肪肝本身可加重胰岛素抵抗，增加代谢综合征相关并发症的发生。由于肥胖和糖尿病的广泛流行，NAFLD 已经影响到全世界 1/3 的人口，因非酒精性脂肪性肝炎（NASH）与纤维化密切相关，NAFLD 正在成为慢性肝病的主要原因，也是引起肝脏与肝外并发症的主要健康问题[6-8]。此外，人们越来越认识到 NASH 与其他慢性肝病共存会使晚期肝病的发病风险更高[9-10]。

在 NAFLD 的诊断和治疗中的关键问题是如何区分单纯性脂肪肝和 NASH，前者被认为是独立的状态，后者则会不断进展且伴随着发病率与死亡率的不断升高[11-14]。另外 NAFLD 患者还伴有广泛的肝外并发症（心血管和肾脏疾病、内分泌疾病、癌症、术后并发症、阻塞性睡眠呼吸暂停、心理障碍）。而 NAFLD 会引发或加重这些并发症或与肝病进展互为因果从而影响生活质量和预后[15-21]。因此，NAFLD患者除了常规的肝脏检查外，有必要做一个全面的代谢和心血管评估。

本章旨在为疑似NAFLD的患者提供可行的诊断建议，归纳和总结NAFLD诊断、NASH检测和纤维化分期的常用方法并比较其优缺点。关于本话题的详细讨论见本书其他章节。

原发性或继发性NAFLD？

大多数NAFLD（可能在90%~99%）是原发性的。换句话说，NAFLD与胰岛素抵抗有关，它通常发生在有代谢危险因素的人中（表13.1）[2]。当然，重要的是不能因为有效的特异性干预措施而误诊为继发性NAFLD。表13.2列出了一些导致肝脏脂肪过多堆积的疾病。NAFLD继发原因的详细讨论在本书其他地方可见。

另一个重要方面是要知道NAFLD可以与其他慢性肝病并存。鉴于目前超重和糖尿病在一般人群中的高患病率，一些原本有慢性肝病的人同时也合并有NAFLD。在某些情况下，NAFLD合并另一种肝病（如慢性丙型肝炎、酒精性肝病或血色病）会导致更严重的肝损伤[22-24]。要罗列出每种因素在整个肝损伤中各自所起的作用不太可能。但关于胰岛素抵抗而发生的肝毒性是NAFLD/NASH[25-26]主要致病机制的认识对于正确定义NAFLD/NASH是必需的。这样根据一个确定的病因而非排除一个不相关的条件所下的定义要准确得多。

表13.1 代谢危险因素

体重指数>25kg/m² 和（或）腰围>94cm（男，白人），80cm（女，白人）
血压>135/85mmHg
空腹血糖>6.1mmol/L
血清三酰甘油>1.7mmol/L
高密度脂蛋白胆固醇<1mmol/L（男）；<1.3mmol/L（女）
血清铁蛋白>350pg/L
肥胖和（或）糖尿病患者的一级亲属

表13.2 继发性非酒精性脂肪性肝病的病因

药物（胺碘酮，皮质醇类，三苯氧胺，氨甲蝶呤）
慢性丙型肝炎
Wilson病
全垂体功能减退症
工业中毒
低蛋白血症A/低β脂蛋白血症
脂肪营养不良
胆固醇累积症
枸橼酸盐缺乏

组织学诊断

尽管会有抽样误差，肝活检仍然是诊断 NASH 所必需的，对 NAFLD 患者的预后危险分层也是必要的[27-28]。目前，肝活检是唯一能准确区分脂肪性肝炎（NASH）和 NAFL（非酒精性脂肪性肝病）的方法。

脂肪性肝炎

脂肪性肝炎的诊断是基于肝内脂肪沉积（大液泡或 5% 甚至更多的混合脂肪变性）、气球样变和小叶炎症作出的[29-31]。窦周纤维化是常见的有诊断意义的病理特征，但在脂肪性肝炎的正式诊断标准中并未列出。在早期阶段，损伤是顺着小叶中心展开的。而在后期，带状分布通常消失，NASH CRN 和 FLIP 共同构成了 NASH 精准和同质性的组织学定义[29-30,32]。FLIP 规则已被提前设计好，这样可以提高不同读片者的总体诊断符合率。它同样精确地定义了气球样变的分级，后者是脂肪性肝炎的基本特征，也是诊断 NASH 所必需的因素[30]。目前仍缺乏特异性的染色剂来准确判断肝细胞气球样变[33]，尽管在某些特殊情况下，细胞角蛋白 18 可能是有用的。在部分而非全部的肝硬化中，脂肪变性、炎症和气球样变等病理特征会逐渐消退以至表现为"消退性"的肝硬化。这些患者长期暴露于代谢性危险因素，与真正隐源性肝硬化不同[34-35]。因此，这种情况可称之为"脂肪燃烧殆尽的 NASH"。也有极少数患者只显示出桥接样纤维化和脂肪变性，而没有气球样变和炎症表现。至于气球样变和炎症表现是在肝硬化之前就自行消退，还是由于肝活检时取样误差没有取到目前还不清楚。从临床治疗角度看，这些患者应当被认为是 NASH 或者通常所说的脂肪性肝炎，而不是与桥接样纤维化有关的非酒精性脂肪性肝（见下文）。有些其他的组织学特征在脂肪性肝炎中可以见到，但对 NASH 的诊断却并不是必需的：门静脉炎症、窦周纤维化、中性粒细胞浸润、Mallory-Denk 结构、凋亡小体、细胞核空泡、空泡变性和巨大线粒体。门静脉炎症在小儿 NASH 患者中常见，但在成人患者中其可能与更严重的疾病相关[36]。纤维化具有典型的蜂窝状分布（窦周纤维化），同时在腺泡 3 区更丰富，也可在门管区。但没有门静脉炎症或门静脉纤维化也不能排除 NASH 的诊断。当中性粒细胞和 Mallory-Denk 结构数量能清楚地显示出来时（即卫星状态），应当考虑诊断为酒精性肝病（单独或联合）。

非酒精性脂肪肝

当有脂肪变性但无小叶炎症或气球样变时，由于脂肪肝最简单的要求没有满足，故诊断应该是 NAFL（非酒精性脂肪肝，即非 NASH NAFLD）[31]。因为疑似 NASH 患者的表述会给临床实践和临床试验带来困惑，应予摒弃。这样 NAFH 包括：①单纯的脂肪变性；②伴有小叶或汇管区炎症而没有气球样变的脂肪变性；③伴有气球样变而没有炎症[31]。最近的研究表明，脂肪变性和炎症之间没有区别：伴随有炎症的脂肪变性可能发展为脂肪性肝炎(有时会伴有桥接样纤维化),然而单纯脂肪样变的发展过程是个例外[37-38]。早期的研究表明炎症与纤维化的进展高度相关[39]。因此,NAFLD 的诊断应分为脂肪性肝炎(NASH)和非酒精性脂肪性肝病(非 NASH NAFLD)。后者可以进一步细分成单纯脂肪变性或伴有炎症的脂肪变性。虽然这两种分类方法(NAFL vs NASH)是客观的、有用的,但相对于前面提到的疾病,如脂肪性肝纤维化,就显得过于简化,不能反映出疾病的组织复杂性。事实上,与其他慢性肝病相比,NAFLD 可能会显示出一个具有广泛连续疾病谱的组织学改变,所以只是人为地将疾病分为 NAFL 和 NASH。因此,半定量评分系统可能更好地反映组织模式的复杂性。

组织学评分系统

在成人患者中,一些评分标准已经开始使用[29-30]。NAFLD 活动度评分(NAS)是肝细胞脂肪变性(0~3)、炎症(0~3)和气球(0~2)的加权总和。一旦被总体病理学评估确诊 NASH 后,这些评分系统的目的不是要替代脂肪肝的诊断,而是大致评估疾病的严重程度[29,32]。虽然 NAS 与转氨酶和 HOMA 值有关[32],但到目前为止还没有证据可以显示 NAS 的任何预后价值[40-41]。尽管按 NAS < 3 和 NAS > 4 分别诊断为 NAFL 和 NASH,但还有一个包含这两种情况(NAFL 和 NASH)的灰色地带(NAS = 3 或 4)。因此,在治疗性临床试验中把它作为组织学观察指标是存在问题的。SAF 评分具有能将脂肪变性(从 0~3)、活动期(0~4)(肝小叶炎症 0~2 + 气球样变 0~2)和纤维化(0~4)这些评分分别记录的优势。对于病理学家和专业的肝脏病理专家而言,这有好的重复性,但尚未经过临床试验的检验。非酒精性脂肪性肝病的纤维化分期依靠 Kleiner 纤维化阶段[29](也用在 SAF 评分的简化模式)[30]。不幸的是,这个评分系统强调小叶内部的窦周纤维化,这是一种常见的模式,尤其是在糖尿病患者中;在数字化图像中测量纤维组织数量的形态测量法可能是一个有益的辅助手段,这在许多临床试验中都使用。但该纤维化分期系统不能区别早期和晚期桥接纤维化。FLIP 分期系统由于第一阶段颗粒减少而具有较好的重现性[30]。

关键问题是,无论用 NAFLD 组织学特征来预测肝脏疾病的进展还是肝相关事件的死亡率,对于临床治疗性试验都是可接受的替代物。这些由病理学家开展的,伴随着长期的临床事件的观察,从组织学上定义的大型队列研究对于回答这些问题是很有必要的。这样的研究表明,无论是脂肪肝的诊断[40],还是肝纤维化的分期[40,42](桥接样纤维化或肝硬化),都预测了与肝脏相关疾病的死亡率。最近,一项包含 619 例患者历时 12.6 年的肝活检相关随访研究表明,无论是 NASH 还是肝纤维化的诊断都与总体死亡率和肝相关疾病的死亡率有关[43]。由于脂肪性肝炎最有可能导致纤维化,这两者的界定十分模糊,故而在纤维化中脂肪肝起的独立性作用的证据很难在统计学意义上被描述出来。

非侵入性诊断方法

在疑似 NAFLD 患者中，非侵入性标记的识别和验证应该针对以下情况：①对于已经暴露在具有 NAFLD 高风险的代谢性危险因素的个体进行一级预防；对于预后不良的晚期或严重 NASH 患者进行二级、三级预防，同时挑选需要特效药物治疗的患者；②监测疾病进展；③药物或非药物治疗反应的预测。如果实现这些目标，非侵入性的方法可以减少肝活检的需求，甚至取代肝活检作为诊断工具。

脂肪变性

肝细胞脂肪变性的证据建立在 NAFLD 的诊断上，因此，建议在疑似 NAFLD 患者的检查中，无论作为初筛程序（或更广泛地说，对任何肝脏疾病的怀疑）还是作为肝脂肪变性，这些证据可能是一个偶然的发现。新的数据表明，脂肪变性预示着与一些超重/胰岛素抵抗有关的共病（例如糖尿病、心血管事件、动脉性高血压）的发生。相反，肝细胞变性的量化指标除了可以作为非药物干预（饮食和生活方式的改变）[44-45]或某些药物替代治疗外[46]，尚无足够证据来表明其具有临床意义。因此，在临床实践中，脂肪变性仅用于诊断而不进行定量。

对个体而言，特别是在三级护理中心，脂肪变性一般通过影像学技术来确诊，超声比 CT 扫描或者 MRI 应用更广泛、更便宜。所有影像学技术对轻度脂肪变性的灵敏度是有限的，当脂肪变性 <20%[47-48]或伴随着高 BMI（>40kg/m^2）时，这些影像技术不能有效地检测脂肪变性[49]。尽管不同诊断者存在差异（观察者组间和组内变异率分别是 72% 和 76%），超声（或 CT 扫描[50]）可以诊断出中度和重度脂肪变性，同时提供额外的信息，这是常规肝胆检查所必需的也是优先推荐的诊断步骤。然而，对于有代谢性危险因素的大样本筛选，则首选脂肪变性的血清生物标志物，因为，在大样本中超声的可用性和成本会严重影响其可行性。最好的生物标志物是脂肪肝指数（FLI）[51]，其次是脂肪测试[52-53]和非酒精性脂肪性肝病的脂肪得分[54]。FLI 在欧洲[55-56]、亚洲[57]、北美洲[58]的一般人群中预测代谢[59-61]、心血管疾病预后[62]以及肝[63]和心血管疾病[64]死亡率方面都有特别广泛的外部验证。脂肪测试已在总人口[65]和接受减肥手术的病态肥胖患者[66]中得到了外部验证，同时脂肪测试与总体死亡率相关[67]。虽然大多数血清标志物与胰岛素抵抗有关，并能可靠地预测脂肪变性的存在，但是却不能准确量化脂肪变性[68-69]，因此，它们不能被推荐用于此目的[69]。受控衰减参数（CAP），一种能利用瞬时弹性成像来测量超声衰减信号的成像技术，为脂肪变性的预测显示了良好的判别价值，但对于区分脂肪组织等级的能力有限。此外，CAP 技术的使用意味着可以使用纤维扫描装置，同时还受到高 BMI 值的限制[70]。未来对检测血清标志物或成像方法的定量能力的研究应进行抗 3HMR 光谱或至少定量评估肝脂肪而不是半定量病理学评分[71]。

脂肪性肝炎

NASH 是 NAFLD 的进展形式。因此，在一个疑似 NAFLD 患者中，脂肪肝的诊断提供重要的预后信息，同时其可以在纤维化进展、肝硬化和疑似肝癌而非单纯的脂肪变性（非 NASH NAFLD）的发病风险方面，对患者进行评价。它也许能指导短期随访，也可能需要包括药物治疗在内的更积极的治疗。

简单的临床或生化测量或广泛使用的成像方法（超声、CT 或 MRI）不能从脂肪变性中区分 NASH。包括细胞因子、趋化因子、炎症标志物、呼吸试验，复杂的生物标志物组合，扫描，或磁共振光谱在内的无数非侵入性方法已经过测试（见参考文献[72][73]）。这些大部分是在小样本人群中进行的，存在组织学证据或变异等不足，而没有外部验证；有些在特定人群中的发展（例如，病态肥胖患者）；有的提供了不一致的结果。更重要的是，到目前为止，几乎没有令人信服的外部验证，也有许多在日常临床实践的执行上过于复杂。无论是单独[74]还是在不同的脂肪细胞因子[75]、凋亡标志物[76]或标准生化项目[77]的联合体中，细胞角蛋白 18 碎片（CK-18），即细胞死亡时产生的碎片（M65 片段）或凋亡（M30 片段），是研究最广泛的 NASH 生物标志物。分析表明，CK-18 在整体诊断 NASH 上有适度的准确性（灵敏度 66%，特异性 82%）[73]；优化值可以提高诊断性能，但是这些在人群中是高度可变的，因此临床实践上并没有统一。重要的是，一项大型系列试验已经证实用 CK-18 来诊断 NASH 精度有限[78]，同时用抗凋亡剂作为干预的研究已经表明在 CK-18 中会有不一致的变化，尽管谷丙转氨酶显著降低[79]。CK-18 在组织学方面有了很大的改善，但在确定组织学反应方面并不优于谷丙转氨酶[80]。到目前为止，还没有可靠、有效的无创性方法来诊断 NASH。

纤维化

纤维化是 NAFLD 预后的重要因素，与肝病相关的预后和病死率有关[40,42]。因此，应确定没有或非常早期的纤维化患者以防治其代谢并发症。另外，对于 NASH 中的一小部分晚期肝纤维化患者，应进一步检测肝脏病变（包括通过肝活检确认个体纤维化），并给予必要的药物治疗。尽管根据 NAFLD 和活动性肝炎的不同阶段治疗不一样，但肝纤维化进程的监控在所有的 NAFLD 患者中都是必要的。

许多血清标志物已经被研究出来，如 NAFLD 纤维化评分（NFS）[81]、FIB-4[82]，BARD[83]，也包括已商品化的 FibroTest[84]、FibroMeter[85] 和 ELF[86]。这些标记物受试者操作特征曲线下面积（AUROC）> 0.8 时，都表现出令人满意的诊断准确性。其中的一些，如 FIB-4 和 NFS，已经不止一次地在不同种族的人群被外部验证过，而且结果具有一致性。NFS，FIB-4 和 FibroTest 能预测总死亡率、心血管死亡率[67,87-89] 以及肝病相关的死亡率[88]。NFS 预测糖尿病[90] 和一些数据在 NFS 中的变化都与死亡率有关系[89]。重要的是，在一些研究中，为排除严重纤维化（F3 和 F4）的阴性预测值要高于为诊断严重纤维化的阳性预测值[86,91]；如果一旦确认了阴性预测值 >90%，这些测试的最佳使用方法就是识别低风险的严重纤维化患者，因此也可以作为危险分层的一线分类试验。然而，在特定的患者群体中，预测值取决于严重纤维化的患病率[82]，因此在比较研究之间，预测值也不是那么容易得到的。此外，在严重纤维化的可能性比一般人群高多了的三级医疗机构里，这些研究大多已经在进行了。在区分严重和不严重的纤维化方面，这些测试表现得最佳，而不是用于区分晚期（F2～F4）或任何时期（F1～F4）的纤维化与非纤维化上[86]。

瞬时弹性成像是一个用来评价肝纤维化很好的、公认的方法。在 NAFLD 患者中，一些研究是可用的（见参考文献[73]）。这种成像方法在诊断桥接样（严重）纤维化方面有可以接受的精确度（阈值 >8～10.4kPa 时，灵敏度和特异性 >80%），在肝硬化的诊断上，有优异的精确度（阈值 >10.3～17.5kPa 时，灵敏度和特异性 >90%），但是在晚期肝纤维化的诊断中，只有中等精度（灵敏度和特异性均为 80%）（≥F2）。通过 M 探针检测方法，一项大型研究确定，当阈值为 7kPa 同时伴随着 84% NPV 时，能排除晚期（F2）纤维化，当阈值为 8.7kPa 同时伴随着 95% NPV 时，能排除严重（桥接样）纤维化，当阈值为 10.3kPa 同时伴随着 99% NPV 时，能排除肝硬化[92]。整体而言，弹性测定法在假阳性结果的比例要高于假阴性结果的比例，同时在预测值方面，否定结果比肯定结果要多[92]；因此，在大多数研究中，单纯依赖弹性测定结果来确诊桥接纤维化或肝硬化，其说服力依然不足。

在 NAFLD 患者中瞬时弹性成像的主要缺点就是它的失败率和不可靠率，因为这是要高度依赖于体重指数（BMI）和胸褶厚度的。在一个大样本、随机纳入的欧洲患者群中，高达 20% 的纤维扫描检查（TM）（Echosens，Lyon，France）产生了不可靠的结果[93]；在 BMI >30kg/m² 的 NAFLD 患者中，结果的不可靠率可高达 25%[92]。因此，在这些患者中，应该加装 XL 探头，因为它降低了检测的失败率。但即使用了 XL 探头，肥胖患者仍有很高的失败率（35%）[94]。对于弹性测定的绝对值而言，使用 XL 探头会比使用 M 探头时，平均下降 1.5kPa，一项研究证实，桥接样纤维化分界点为 7.2kPa（伴随 89% 的阴性预测值），而肝硬化的分界值为 7.9kPa 伴随 98% 的 NPV[94]。然而，在临床实践中，试图避免肝活检的使用时，在精确的阈值或策略的使用方面还未达成共识。一些数据表明，弹性测定法和血清纤维化标志物的联合使用比单独的任一方法更有效[95]。重要的是，对于了解弹性测定或血清标志物的变化是否反映了组织学纤维化程度的变化，纵向数据是必不可少的。

一些可用的弹性成像，例如实时剪切波弹性成像（Aixplorer™）[96-97]和声辐射力成像（ARFI）[98-99]，目前在慢性丙型肝炎和非酒精性脂肪性肝病中已使用。这两种技术提供了一个可以用探针来测量肝脏硬度的方法，这可以集成到传统的超声机中去。很少有人用这些新技术与 FibroScan 进行头对头的比较研究。初步的数据表明，通过不同区域的多次测量在结果的一致性方面，这些新技术比 FibroScan 更有优势。一个有前景的成像方法是两维磁共振弹性成像（2D-MRE），它可以提供整个肝纤维化的分布图。一项最近的前瞻性研究发现其显示出很好的整体诊断价值，对于晚期纤维化有高达 0.97 的阴性预测值和 0.68 的阳性预测值。这种成像方法在增加可用性和降低成本后将更有吸引力。

临床诊断建议

如何使用非侵入性诊断方法？

对于那些具有代谢危险因素或伴持续的肝功能异常的人应该及时用通过影像学方法（超声）筛查 NAFLD。脂肪变性的量化在临床实践中尚无用处。需要牢记的是，无论疑似哪种肝病患者都有可能并发 NAFLD，而后者需要诊断出来。对于脂肪变性而言，超声检查是首选的诊断方法，它除了研究肝回声特性之外，还在肝脏、胆道、胰腺和腹部的回声特性方面提供额外的有用的诊断信息。由于超声检查不够灵敏，它会错过早期的脂肪变性，另一种方法能够排除脂肪变性，就是使用血清标志物或是 FibroScan™ 中的 CAP 探头。一旦脂肪变性的诊断已经明确，下一步的实际措施是采用无创性检查评估肝纤维化的量。肝纤维化血清标志物以及弹性测定法是可以接受的一线手段，用来识别处于严重肝纤维化/肝硬化低风险期的患者。然而，血清标志物与弹性测定法的联合使用可能会有额外的诊断准确率，这种联合手段应被使用。晚期/严重纤维化的识别是不够准确的，这可能需要结合临床背景来进行组织学证实。如果肝硬化是能够被血清标志物、弹性扫描、内镜和标准生物测试明确地检测出来，那么就没必要进行肝穿活检了。

图 13.1 总结了诊断流程，这种流程可用于大量有代谢性危险因素暴露史即 NAFLD 罹患风险者。这些患者大多数就诊于初级医疗机构或内分泌、糖尿病或营养专科。目标是由两部分组成的。首要的目的是识别出处在显著纤维化的低风险时期的患者，他们不需要更深入的肝脏检查和类似于针对 NASH 患者的特定的药物干预治疗。只需要进行较长时间的病情监测即可。其次，为了将有更高疾病风险的患者鉴定出来，应向肝脏专家咨询。由肝病专家对肝损伤进行深度评估，决定是否进行肝活检，并开始密切监测或用特殊疗法，符合条件者还可纳入临床试验。

何时进行肝活检？

肝活检没有统一的适应证，不能一概而论，只能因人而异。在疑似 NAFLD 患者或被影像学证明了的 NAFLD 患者中进行肝活检时应当考虑到：①通过活检能得到诊断和预后的信息，比如一种潜在的渐进性疾病的鉴定（即脂肪性肝炎和脂肪肝），又比如肝损伤的严重程度（即用 NAS 或 SAF 评分来评定的脂肪肝的分级；评估桥接纤维化或肝硬化的存在）；②在同时使用抗血小板聚集和抗凝血药物治疗的患者中，肝活检会增加风险或者增加过程的复杂性。无法停药者可行经颈静脉肝活检作为替代；③肝活检也要考虑并发症、高龄等因素的死亡率，因为在预期寿命中，成功管理 NASH 患者的可能性也是有的；这与许多患有代谢综合征的老年患者特别相关。

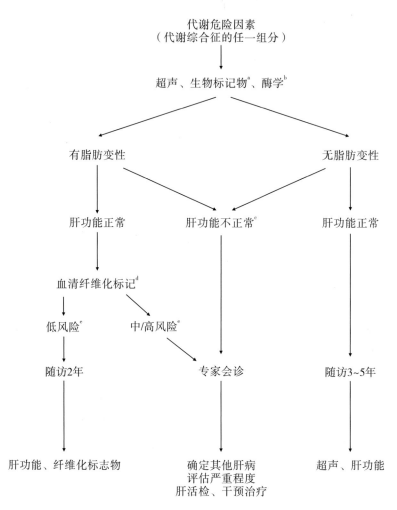

图 13.1 非酒精性脂肪性肝病危险因素的确定及评估流程。a 生物标记物：脂肪肝指数，SteatoTest，
NAFLD 脂肪评分。b 肝功能：ALT，AST，GGT。c ALT、AST 或 GGT 任一升高。d 血清纤维化标记：
NAFLD 纤维化评分，FIB-4，市售检测（FibroTest, FibroMeter, ELF）。e 低风险：无或轻度纤维化；中
高风险：明显纤维化或肝硬化

　　肝活检的时机应遵循代谢状况：患者处于不稳定的代谢状态时，如正在持续减肥
的患者或糖尿病急性恶化者，肝活检应该推迟。可根据无创纤维化检测结果，最好两
种方法如弹性测定法和血清标记物同时进行，来决定是否进行肝活检。如果这两种方
法明确表示没有或只有轻度纤维化，肝活检可能会推迟，而纤维化和代谢监测应该开
始。如果这两种方法都提示有晚期(桥接)纤维化，同时又必须确认是否有晚期纤维化，
那么应该肝活检。当两种方法之间的结果不一致时，肝活检对于纤维化分期是必要的。
如果这两种方法都表明肝硬化，肝活检可能没必要做，同时我们应该着手肝硬化并发
症的筛查。由于转氨酶正常的患者也存在明显的肝脏疾病[100-101]，所以这部分患者也
不能排除肝活检。

参考文献

［1］ Loria P, Adinolfi LE, Bellentani S, et al. Practice guidelines for the diagnosis and management of nonalcoholic fatty liver disease. A decalogue from the Italian Association for the Study of the Liver (AISF) Expert Committee. Dig Liver Dis, 2010, 42(4)：272 – 282

［2］ Ratziu V, Bellentani S, Cortez-Pinto H, et al. A position statement on NAFLD/NASH based on the EASL 2009 special conference. J Hepatol, 2010, 53(2)：72 – 84

［3］ Chalasani N, Younossi Z, Lavine JE, et al. The diagnosis and management of non-alcoholic fatty liver disease：practice guideline by the American Association for the Study of liver Diseases, American College of Gastroenterology, and the American Gastroenterological Association. Hepatology, 2012, 55(6)：2005 – 2023

［4］ Farrell GC, Larter CZ. Nonalcoholic fatty liver disease：from steatosis to cirrhosis. Hepatology, 2006, 43(2 Suppl 1)：S99 – S112

［5］ Younossi ZM, Stepanova M, Negro F, et al. Nonalcoholic fatty liver disease in lean individuals in the United States. Medicine(Baltimore), 2012, 91(6)：319 – 327

［6］ Hui JM, Kench JG, Chitturi S, et al. Long-term outcomes of cirrhosis in nonalcoholic steatohepatitis compared with hepatitis C. Hepatology, 2003, 38(2)：420 – 427

［7］ Sanyal AJ, Banas C, Sargeant C, et al. Similarities and differences in outcomes of cirrhosis due to nonalcoholic steato-hepatitis and hepatitis C. Hepatology, 2006, 43(4)：682 – 689

［8］ Bhala N, Angulo P, van der Poorten D, et al. The natural history of nonalcoholic fatty liver disease with advanced fibrosis or cirrhosis：an international collaborative study. Hepatology, 2011, 54(4)：1208 – 1216

［9］ Clouston AD, Jonsson JR, Powell EE. Steatosis as co-factor in other liver diseases：hepatitis C virus, alcohol, hemochromatosis, and others. Clin Liver Dis, 2007, 11(1)：173 – 189, x

［10］ Powell EE, Jonsson JR, Clouston AD. Metabolic factors and non-alcoholic fatty liver disease as co-factors in other liver diseases. Dig Dis, 2010, 28(1)：186 – 191

［11］ Teli MR, James OF, Burt AD, et al. The natural history of nonalcoholic fatty liver：a follow-up study. Hepatology, 1995, 22(6)：1714 – 1719

［12］ Matteoni CA, Younossi ZM, Gramlich T, et al. Nonalcoholic fatty liver disease：a spectrum of clinical and pathological severity. Gastroenterology, 1999, 116(6)：1413 – 1419

［13］ Soderberg C, Stal P, Askling J, et al. Decreased survival of subjects with elevated liver function tests during a 28-year follow-up. Hepatology, 2010, 51(2)：595 – 602

［14］ Musso G, Gambino R, Cassader M, et al. Meta-analysis：natural history of non-alcoholic fatty liver disease (NAFLD) and diagnostic accuracy of non-invasive tests for liver disease severity. Ann Med, 2011, 43(8): 617 - 649

[15] Adams LA, Lymp JF, St Sauver J, et al. The natural history of nonalcoholic fatty liver disease: a population-based cohort. study. Gastroenterology, 2005, 129 (1): 113 - 121

[16] Vong VW, Wong GL, Tsang SW, et al. High prevalence of colorectal neoplasm in patients with non-alcoholic steatoatitis. Gut, 2011, 60(6): 829 - 836

[17] Aron-Wisnewsky J, Minville C, Tordjman L, et al. Chronic intermittent hypoxia is a major trigger for non-alcoholic fatty liver disease in morbid obese. J Hepatol, 2012, 56 (1): 225 - 233

[18] Reddy SK, Marsh JW, Varley PR, et al. Underlying steatoiepatitis, but not simple hepatic steatosis, increases morbidity after liver resection: a case-control study. Hepatology, 2012, 56(6): 2221 - 2230

[19] Youssef NA, Abdelmalek MF, Binks M, et al. Associations of depression, anxiety and antidepressants with histological severity of nonalcoholic fatty liver disease. Liver Int, 2013, 33(7): 1062 - 1070

[20] Bonora E, Targher G. Increased risk of cardiovascular disease and chronic kidney disease in NAFLD. Nat Rev Gastroenterol Hepatol, 2012, 9(7): 372 - 381

[21] Armstrong MJ, Adams LA, Canbay A, et al. Extra-hepatic complications of nonalcoholic fatty liver disease. Hepatology, 2014, 59: 1174 - 1197

[22] Bedossa P, Moucari R, Chelbi E, et al. Evidence for a role of nonalcoholic steatohepatitis in hepatitis C: a prospective study. Hepatology, 2007, 46(2): 380 - 387

[23] Naveau S, Giraud V, Borotto E, et al. Excess weight is a risk factor for alcoholic liver disease. Hepatology, 1997, 25: 108 - 111

[24] Powell EE, Ali A, Clouston AD, et al. Steatosis is a cofactor in liver injury in hemochromatosis. Gastroenterology, 2005, 129(6): 1937 - 1943

[25] Neuschwander-Tetri BA. Hepatic lipotoxicity and the pathogenesis of NASH: the central role of nontriglyceride fatty acid metabolites. Hepatology, 2010, 52: 774 - 788

[26] Cusi K. Role of obesity and lipotoxicity in the development of nonalcoholic steatohepatitis: pathophysiology and clinical implications. Gastroenterology, 2012, 142(4): 711 - 725. e6

[27] Ratziu V, Charlotte F, Heurtier A, et al. Sampling variability of liver biopsy in nonalcoholic fatty liver disease. Gastroenterology, 2005, 128(7): 1898 - 1906

[28] Merriman RB, Ferrell LD, Patti MG, et al. Correlation of paired liver biopsies in morbidly obese patients with suspected nonalcoholic fatty liver disease. Hepatology, 2006, 44(4): 874 - 880

[29] Kleiner DE, Brunt EM, Van Natta M, et al. Design and validation of a histological sco-

ring system for nonalcoholic fatty liver disease. Hepatology, 2005, 41 (6):
1313 – 1321

[30] Bedossa P. Utility and appropriateness of the fatty liver inhibition of progression(FLIP)
algorithm and steatosis, activity, and fibrosis (SAF) score in the evaluation of biopsies
of nonalcoholic fatty liver disease. Hepatology, 2014, 60(2): 565 – 575

[31] Kleiner D, Brunt E. Nonalcoholic fatty liver disease: pathologic patterns and biopsy e-
valuation in clinical research. Semin Liver Dis, 2012, 32(1): 3 – 13

[32] Brunt EM, Kleiner DE, Wilson LA, et al. Nonalcoholic fatty liver disease (NAFLD)
activity score and the histopathologic diagnosis in NAFLD: distinct clinicopathologic
meanings. Hepatology, 2011, 53(3): 810 – 820

[33] Lackner C, Gogg-Kamerer M, Zatloukal K, et al. Ballooned hepatocytes in steatohepati-
tis: the value of keratin immunohistochemistry for diagnosis. J Hepatol, 2008, 48(5):
821 – 828

[34] Caldwell SH, Oelsner DH, Iezzoni JC, et al. Cryptogenic cirrhosis: clinical character-
ization and risk factors for underlying disease. Hepatology, 1999, 29: 664 – 669

[35] Ratziu V, Bonyhay L, Di Martino V, et al. Survival, liver failure, and hepatocellular
carcinoma in obesity-related cryptogenic cirrhosis. Hepatology, 2002, 35 (6):
1485 – 1493

[36] Brunt EM, Kleiner DE, Wilson LA, et al. Portal chronic inflammation in nonalcoholic
fatty liver disease (NAFLD): a histologic marker of advanced NAFLD-Clinicopathologic
correlations from the nonalcoholic steatohepatitis clinical research network. Hepatology,
2009, 49(3): 809 – 820

[37] Pais R, Charlotte F, Fedchuk L, et al. A systematic review of follow-up biopsies reveals
disease progression in patients with non-alcoholic fatty liver. J Hepatol, 2013, 59:
550 – 556

[38] Wong VWS, Wong GLH, Choi PCL, et al. Disease progression of non-alcoholic fatty
liver disease: a prospective study with paired liver biopsies at 3 years. Gut, 2010, 59
(7): 969 – 974

[39] Argo CK, Northup PG, Al-Osaimi AM, et al. Systematic review of risk factors for fibro-
sis progression in non-alcoholic steatohepatitis. J Hepatol, 2009, 51(2): 371 – 379

[40] Younossi ZM, Stepanova M, Rafiq N, et al. Pathologic criteria for nonalcoholic steato-
hepatitis: interprotocol agreement and ability to predict liver-related mortality. Hepatolo-
gy, 2011, 53(6): 1874 – 1882

[41] Ekstedt M, Franzen LE, Mathiesen UL, et al. Low clinical relevance of the nonalcoholic
fatty liver disease clinical relevance of activity score (NAS) in predicting fibrosis pro-
gression. Scand J Gastroenterol, 2012, 47(1): 108 – 115

[42] Ekstedt M, Hagstrom H, Nasr P, et al. Fibrosis stage is the strongest predictor for disease-specific mortality in NAFLD after up to 33 years of follow-up. Hepatology, 2015, 61: 1547 – 1554

[43] Angulo P, Kleiner D, Dam-Larsen S, et al. Prognostic relevance of liver histology in NAFLD: the PREHLIN study. Hepatology, 2014, 60: 226A

[44] Ryan MC, Itsiopoulos C, Thodis T, et al. The Mediterranean diet improves hepatic steatosis and insulin sensitivity in individuals with non-alcoholic fatty liver disease. J Hepatol, 2013, 59(1): 138 – 143

[45] Kirk E, Reeds DN, Finck BN, et al. Dietary fat and carbohydrates differentially alter insulin sensitivity during caloric restriction. Gastroenterology, 2009, 136 (5): 1552 – 1560

[46] Safadi R, Konikoff FM, Mahamid M, et al. The fatty acid-bile acid conjugate aramchol reduces liver fat content in patients with nonalcoholic Fatty liver disease. Clin Gastroenterol Hepatol, 2014, 12(12): 2085 – 2091

[47] Saadeh S, Younossi ZM, Remer EM, et al. The utility of radiological imaging in nonalcoholic fatty liver disease. Gastroenterology, 2002, 123(3): 745 – 750

[48] Fishbein M, Castro F, Cheruku S, et al. Hepatic MRI for fat quantitation: its relationship to fat morphology, diagnosis, and ultrasound. J Clin Gastroenterol, 2005, 39(7): 619 – 625

[49] Ryan CK. Johnson LA, Germin BI, et al. One hundred for consecutive hepatic biopsies in the workup of living donors for right lobe liver transplantation, Liver Transpl, 2002, 8 (12): 1114 – 1122

[50] Park SH, Kim PN, Kim KW, et al. Macrovesicular hepatic steatosis in living liver donors: use of CT for quantitative and qualitative assessment. Radiology, 2006, 239(1): 105 – 112

[51] Bedogni G, Bellentani S, Miglioli L, et al The Fatty Liver Index: a simple and accurate predictor of hepatic steatosis in the general population. BMC Gastroenterol, 2006, 6: 33

[52] Poynard T, Lassailly G, Diaz E, et al. Performance of bio-markers FibroTest, ActiTest, SteatoTest, and NashTest in patients with severe obesity: meta analysis of individual patient data. PLoS One, 2012, 7(3): e30325

[53] Poynard T, RatziuV, Naveau S, et al. The diagnostic value of biomarkers (SteatoTest) for the prediction of liver steatosis. Comp Hepatol, 2005, 4: 10

[54] Kotronen A, Peltonen M, Hakkarainen A, et al. Prediction of non-alcoholic fatty liver disease and liver fat using metabolic and genetic factors. Gastroenterology, 2009, 137 (3): 865 – 872

［55］ Cuthbertson DJ, Weickert MO, Lythgoe D, et al. External validation of the fatty liver index and lipid accumulation product indices, using lH-magnetic resonance spectroscopy, to identify hepatic steatosis in healthy controls and obese, insulin-resistant individuals. Eur J Endocrinol, 2014：171(5)：561 – 569

［56］ Zelber-Sagi S, Webb M, Assy N, et al. Comparison of fatty liver index with noninvasive methods for steatosis detection and quantification. World J Gastroenterol, 2013, 19(1)：57 – 64

［57］ Jiang ZY, Xu CY, Chang XX, et al. Fatty liver index correlates with non-alcoholic fatty liver disease, but not with newly diagnosed coronary artery atherosclerotic disease in Chinese patients. BMC Gastroenterol, 2013, 13：110

［58］ Ruhl CE, Everhart JE. Fatty liver indices in the multiethnic United States National Health and Nutrition Examination Survey. Aliment Pharmacol Ther, 2015, 41(1)：65 – 76

［59］ Bozkurt L, Gobl CS, Tura A, et al. Fatty liver index predicts further metabolic deteriorations in women with previous gestational diabetes. PLoS One, 2012, 7(2)：e32710

［60］ Ruckert IM, Heier M, Rathmann W, et al. Association between markers of fatty liver disease and impaired glucose regulation in men and women from the general population：the KORA-F4-study. PLoS One, 2011, 6(8)：e22932

［61］ Balkau B, Lange C, Vol S, et al. Nine-year incident diabetes is predicted by fatty liver indices：the French D. E. S. I. R. study. BMC Gastroenterol, 2010, 10：56

［62］ Gastaldelli A, Kozakova M, Hojlund K, et al. Fatty liver is associated with insulin resistance, risk of coronary heart disease, and early atherosclerosis in a large European population. Hepatology, 2009, 49(5)：1537 – 1544

［63］ Calori G, Lattuada G, Ragogna F, et al. Fatty liver index and mortality：the cremona study in the 15th year of follow-up. Hepatology, 2011, 54(1)：145 – 152

［64］ Lerchbaum E, Pilz S, Grammer TB, et al. The fatty liver index is associated with increased mortality in subjects referred to coronary angiography. Nutr Metab Cardiovasc Dis, 2013, 23(12)：1231 – 1238

［65］ Zelber-Sagi S, Nitzan-Kaluski D, Goldsmith R, et al. Role of leisure-time physical activity in nonalcoholic fatty liver dis-ease：a population-based study. Hepatology, 2008, 48(6)：1791 – 1798

［66］ Lassailly G, Caiazzo R, Hollebecque A, et al. Validation of non-invasive biomarkers (FibroTest, SteatoTest, and Nash est) for prediction of liver injury in patients with morbid obesity. Eur J Gastroenterol Hepatol, 2011, 23(6)：499 – 506

［67］ Perazzo H, Munteanu M, Ngo Y, et al. Prognostic value of liver fibrosis and steatosis biomarkers in type-2 diabetes and dyslipidaemia. Aliment Pharmacol Ther, 2014, 40 (9)：1081 – 1093

[68] Guiu B, Crevisy-Girod E, Binquet C, et al. Prediction for steatosis in type-2 diabetes: clinico-biological markers versus lH-MR spectroscopy. Eur Radiol, 2011, 22 (4): 855 – 863

[69] Fedchuk L, Nascimbeni F, Pais R, et al. Performance and limitations of steatosis bio-markers in patients with nonalcoholic fatty liver disease. Aliment Pharmacol Ther, 2014, 40(10): 1209 – 1222

[70] de Ledinghen V, Vergniol J, Capdepont M, et al. Controlled attenuation parameter (CAP) for the diagnosis ofs teatosis: a prospective study of 5323 examinations. J Hepatol, 2014, 60(5): 1026 – 1031

[71] Boursier J, Cales P. Controlled attenuation parameter(CAP): a new device for fast e-valuation of liver fat? Liver Int, 2012, 32(6): 875 – 877

[72] Machado MV, Cortez-Pinto H. Non-invasive diagnosis of non-alcoholic fatty liver dis-ease. A critical appraisal. J Hepatol, 2013, 58(5): 1007 – 1019

[73] Kwok R, Tse YK, Wong GL, et al. Systematic review with meta-analysis: non-invasive assessment of non-alcoholic fatty liver disease—the role of transient elastography and plasma cytokeratin-18 fragments. Aliment Pharmacol Ther, 2014, 39(3): 254 – 269

[74] Feldstein AE, Wieckowska A, Lopez AR, et al. Cytokeratin-18 fragment levels as non-invasive biomarkers for nonalcoholic steatohepatitis: a multi-center validation study. Hepatology, 2009, 50: 1072 – 1078

[75] Younossi ZM, Jarrar M, Nugent C, et al. A novel diagnostic biomarker panel for obesi-ty-related nonalcoholic steatohepatitis. Obes Surg, 2008, 18(11): 1430 – 1437

[76] Tamimi TI, Elgouhari HM, Alkhouri N, et al. An apoptosis panel for nonalcoholic steatohepatitis diagnosis. J Hepatol, 2011, 54(6): 1224 – 1229

[77] Anty R, Iannelli A, Patouraux S, et al. A new composite model including metabolic syndrome, alanine aminotransferase and cytokeratin-18 for the diagnosis of non-alcoholic steatohepatitis in morbidly obese patients. Aliment Pharmacol Ther, 2010, 32 (11 – 12): 1315 – 1322

[78] Cusi K, Chang Z, Harrison S, et al. Limited value of plasma cytokeratin-18 as a bio-marker for NASH and fibrosis in patients with non-alcoholic fatty liver disease. J Hepa-tol, 2014, 60(1): 167 – 174

[79] Ratziu V, Sheikh MY, Sanyal AJ, et al. A phase 2, randomized, double-blind, place-bo-controlled study of GS-9450 in subjects with nonalcoholic steatohepatitis. Hepatolo-gy, 2012, 55(2): 419 – 428

[80] Vuppalanchi R, Jain AK, Deppe R, et al. Relationship between changes in serum lev-els of keratin 18 and changes in liver histology in children and adults with nonalcoholic fatty liver disease. Clin Gastroenterol Hepatol, 2014, 12(12): 2121 – 2130, e2

[81] Angulo P, Hui JM, Marchesini G, et al. The NAFLD fibrosis score: a noninvasive system that identifies liver fibrosis in Patients with NAFLD. Hepatology, 2007, 45(4): 846 - 854

[82] Shah AG, Lydecker A, Murray K, et al. Comparison of noninvasive markers of fibrosis in patients with nonalcoholic fatty liver disease. Clin Gastroenterol Hepatol, 2009, 7 (10): 1104 - 1112

[83] Harrison SA, Oliver D, Arnold HL, et al. Development and validation of a simple NAFLD clinical scoring system for identifying patients without advanced disease. Gut, 2008, 57(10): 1441 - 1447

[84] Ratziu V, Massard J, Charlotte F, et al. Diagnostic value of biochemical markers(FibroTest-FibroSURE) for the prediction of liver fibrosis in patients with non-alcoholic fatty liver disease. BMC Gastroenterol, 2006, 6: 6

[85] CaJes P, Laine F, Boursier J, et al. Comparison of blood tests for liver fibrosis specific or not to NAFLD. J Hepatol, 2009, 50(1): 165 - 173

[86] Guha IN, Parkes J, Roderick P, et al. Noninvasive markers of fibrosis in nonalcoholic fatty liver disease: validating the European Liver Fibrosis Panel and exploring simple markers. Hepatology, 2008, 47(2): 455 - 460

[87] Kim D, Kim WR, Kim HJ, et al. Association between noninvasive fibrosis markers and mortality among adults with nonalcoholic fatty liver disease in the United States. Hepatology, 2013, 57(4): 1357 - 1365

[88] Angulo P, Bugianesi E, Bjornsson ES, et al. Simple noninvasive systems predict long-term outcomes of patients with nonalcoholic fatty liver disease. Gastroenterology, 2013, 145(4): 782 - 789 e4

[89] Treeprasertsuk S, Bjornsson E, Enders F, et al. NAFLD fibrosis score: a prognostic predictor for mortality and liver complications among NAFLD patients. World J Gastroenterol, 2013, 19(8): 1219 - 1229

[90] ChangY, Jung HS, Yun KE, et al. Cohort study of non-alcoholic fatty liver disease, NAFLD fibrosis score, and the risk of incident diabetes in a Korean population. Am J Gastroenterol, 2013, 108(12): 1861 - 1868

[91] McPherson S, Anstee QM, Henderson E, et al. Are simple noninvasive scoring systems for fibrosis reliable in patients with NAFLD and normal ALT levels? Eur J Gastroenterol Hepatol, 2013, 25(6): 652 - 658

[92] Wong VW, Vergniol J, Wong GL, et al. Diagnosis of fibrosis and cirrhosis using liver stiffness measurement in nonalcoholic fatty liver disease. Hepatology, 2010, 51(2): 454 - 462

[93] Castera L, Foucher J, Bernard PH, et al. Pitfalls of liver stiffness measurement: a 5-

year prospective study of 13, 369 examinations. Hepatology, 2010, 51(3): 828 - 835

[94] Wong VW, Vergniol J, Wong GL, et al. Liver stiffness measurement using XL probe in patients with nonalcoholic fatty liver disease. Am J Gastroenterol, 2012, 107 (12): 1862 - 1871

[95] Petta S, Vanni E, Bugianesi E, et al. The combination of liver stiffness measurement and NAFLD fibrosis score improves the noninvasive diagnostic accuracy for severe liver fibrosis in patients with nonalcoholic fatty liver disease. Liver Int, 2015, 35: 1566 - 1573

[96] Ferraioli G, Tinelli C, Dal Bello B, et al. Accuracy of real-time shear wave elastography for assessing liver fibrosis in chronic hepatitis C: a pilot study. Hepatology, 2012, 56 (6): 2125 - 2133

[97] Poynard T, Munteanu M, Luckina E, et al. Liver fibrosis evaluation using real-time shear wave elastography: applicability and diagnostic performance using methods without a gold standard. J Hepatol, 2013, 58(5): 928 - 935

[98] Crespo G, Fernandez-Varo G, Marino Z, et al. ARFI, FibroScan, ELF, and their combinations in the assessment of liver fibrosis: a prospective study. J Hepatol, 2012, 57 (2): 281 - 287

[99] Cassinotto C, Lapuyade B, Mouries A, et al. Non-invasive assessment of liver fibrosis with impulse elastography: comparison of supersonic shear imaging with ARFl and FibroScan. J Hepatol, 2014, 61(3): 550 - 557

[100] Fracanzani AL, Valenti, Bugianesi E, et al. Risk of severe liver disease in nonalcoholic fatty liver disease with normal aminotransferase levels: a role for insulin resistance and diabetes. Hepatology, 2008, 48(3): 792 - 798

[101] Mofrad P, Contos MJ, Haque M, et al. Clinical and histologic spectrum of nonalcoholic fatty liver disease associated with normal ALT values. Hepatology, 2003, 37(6): 1286 - 1292

（张晓琦　译，王全楚　审校）

第 14 章 非侵入性血液检测和弹性成像的临床应用

Emmanuel A. Tsochatzis，Massimo Pinzani

摘 要

● 由简单化验指标和临床信息组成的非侵入性手段使非酒精性脂肪性肝病（NAFLD）的危险分级成为可能。

● 非侵入性检测方法对于筛查需要二级医院诊疗或者肝脏活检的 NAFLD 患者确有帮助。

● FIB4 和 NAFLD 纤维化评分对晚期纤维化的阴性预测值 > 95%，因此使得许多患者避免了不必要的转诊。

● 利用弹性成像、FibroTest™、ETF 等更加先进的无创检测手段来描述病情，这种方法值得探讨。

引 言

非酒精性脂肪性肝病（NAFLD）影响着约 20% 的普通人群，包含着从简单的脂肪变性到炎症坏死、纤维化以及肝硬化等广泛的肝脏疾病[1]。非酒精性脂肪性肝炎（NASH）是 NAFLD 进展过程中的一种，占 NAFLD 患者的 15% ~ 20%[2]。只有患有脂肪性肝炎的患者会增加肝脏相关的死亡率[1]。

有关 NAFLD 的自然史资料依然稀缺：一项纳入 10 项试验的荟萃分析中，对 221 例患者进行平均 5.3 年的随访后发现，37.6% 的患者有纤维化进展，41.6% 的患者无变化，20.8% 的患者纤维化有改善。年龄以及初始的坏死炎症级别是纤维化进展的独立因素[3]。从肝病学的角度以及无特殊治疗的情况分析，NASH 和晚期纤维化是 NAFLD 进展的标志性事件。前者与潜在的肝病进展有关，后者则是需要采取针对性干预措施以及筛查慢性肝脏疾病并发症，尤其是关注早期肝细胞癌的信号。

因此，对大多数患者而言，NAFLD 是一种发病率高但是相对危险较低的疾病。尽管肝活检是诊断脂肪性肝炎和评估疾病严重程度的金标准，但是对于每个 NAFLD 患者都进行活检是不恰当的，因为这种方法不仅成本高而且是有创的，会给患者带来不适感以及潜在的副作用。为了解决这一日益增长的需要，无创检查方法发展迅速，现尝试将其用于 NASH 诊断及分级。

本章主要介绍无创血液检查和弹性成像技术在 NASH 诊断和纤维化分期上的应用。

非侵入性纤维化检查在慢性肝病中的应用

最近几年，非侵入性纤维化检查技术（NILT）有了突飞猛进的发展[4-5]。NILT 大体分为 3 类：间接血清标记物，直接血清标记物和显像模式[4]。

间接血清标记物或者称为 2 级生物标记由一些常规的生化检查组合而成，例如转氨酶、血小板计数、白蛋白以及肝纤维化患者相关的统计变量，如年龄和糖尿病[4]。这种检查通常有上下两个阈值，上限代表高特异性，下限代表高灵敏度。根据临床情况和发病率的不同，上限或下限的应用会导致相应的假阳性率和假阴性率的提高。如果这两种标准能够结合起来，那么假阳性率和假阴性率就会减少。但是，部分患者无法确定其肝纤维化的程度（例如他们的评分介于上下限之间），这类患者可能需要非侵入性检查或者肝活检。

直接血清非侵入性检查（1 级生物标记）是指检测细胞外基质的更新或者纤维细胞的变化[4]。目前常见的标记物包括细胞外基质合成或降解产物以及调控生成、修饰的酶，如透明质酸、血清胶原酶及其抑制剂和细胞因子。需要强调的是，这些标记物并不仅仅存在于肝脏组织中。因此，它们反映的是全身各器官存在的纤维化。所以，对于伴有动脉粥样硬化、慢性肺疾病的老年患者，其诊断价值就存在争议。此外，在纤维化的初级阶段，其灵敏度也不高。

最新的商业模式将各种直接或间接的指标结合起来，从而提高了单独应用的准确性。单就 NAFLD 而言，就有 FibroTest、ELF、FibroMeters 等公式。其中，FibroTest 应用最广：它由 5 种参数组成，在病毒性肝炎、NAFLD、酒精性肝病中都有研究[6]。FibroMeters 由 6 组血液指标构成：一组用于疾病分级，一种用于判断 3 种肝病（慢性病毒性肝炎、NAFLD、酒精相关性肝病）的纤维化程度[7]。ELF 生物标记直接由一组非侵入性标记物构成，包括透明质酸、3 型胶原酶以及金属蛋白酶组织抑制剂（TIMP-1）[8]。

最新的影像技术的灵敏度和特异性比传统技术（如超声、CT、MRI）更高。传统技术通过粗糙的回声质地、门静脉高压的伴随症状和肝结节结构来诊断肝硬化。最新的显像技术能够依靠 MR 或者 US 技术来衡量肝脏的硬度或弹性。应用最广的显像技术是瞬时弹性扫描（FibroScan™）[9]。简单而言，超声传感器能够感应肝脏内部传播的弹性横波，并且将轻微的振幅和低频引起的振动传播出去。脉冲回波超声接收器能够跟踪这种横波并测量出其速度，这和肝组织硬化的程度直接相关。结果以 kPa 的形式表示，取 10 组有效数据的中位数。通过 TE 评估的肝组织体积要比肝活检的肝组织体积大 100 倍。此外，TE 具有无痛和快速（<5min）的优点，因此更易于接受。

其他成像技术包括声脉冲辐射成像（ARFI）[10]、超声剪切成像（SSI）[11]和 MR 弹性成像（MRE）[12]。在实时超声检查中，通过应用短周期的声波脉冲，ARFI 能够对肝硬化的感性区间进行评估，包括组织的机械性兴奋。结果以 m/s 来表示。尽管 ARFI 探测的肝脏体积要小于 TE，但其关键性优点是能够选择感兴趣的代表区域，因此能够避免大血管和肋骨。ARFI 相对 TE 的另外一个优点是其能够更容易地包含在修正的超声机器内。需要强调的是，ARFI 的质量标准尚未建立。

横波弹性成像(SSI)同样建立在超声设备上，并且不需要外在的振动器来产生横波[11]。相对于 FibroScan、ARFI 这样一种横波只能以单一频率发射，SSI 能够以 60 ~ 600Hz 这种宽泛的频率来发射多个脉冲波，从而能够在广泛的频率范围内同时进行多个横波面的评估。通过在标准超声模式下逐像素生成实时彩色肝组织弹性绘图并将图像重叠之后，SSI 能够得到关于组织弹性的大量图像。让感性区间放在彩色的绘图中间，得出的计算值就是感性区间的弹性平均值。MRE 运用修正过的相衬显微镜的方法来评估肝组织内横波的传播，这种方法很有前景但是并未广泛应用，可能成本是重要的限制因素。

上述 NILTS 的主要限制就是缺乏统一验证的不同病毒性肝炎和纤维化程度的标准值，而且已发表文献存在方法学缺陷。在最近的一项关于瞬时弹性成像的数据分析中，41 项研究中仅 6 项研究同时具有组织学评估和 FibroScan 测量的最佳表现。然而以 QUADAS 工具为基础的研究都有着很高的风险偏差[13]。

NASH 的非侵入性诊断

NASH 是 NAFLD 中介于脂肪变性和肝硬化之间的关键环节。NASH 特点是炎症坏死、肝细胞气球样变性以及细胞凋亡所导致的纤维化以及肝硬化。尽管临床上对于非侵入性检测有着很大的需求，但是 NASH 的诊断很大程度上仍然依靠肝活检，因为目前尚无准确的无创诊断方法。

目前用于区分 NASH 最好的非侵入性标记物是细胞凋亡标记物，即半胱天冬酶生成的细胞角蛋白 18(CK-18)碎片。CK-18 是肝脏中主要的中间丝蛋白，在细胞凋亡过程中被半光天冬酶所裂解。在 10 多项关于血浆 CK-18 碎片用于 NAFLD 诊断的队列研究中，诊断 NASH 的方法较多，但尚未被理想地验证[14]。Feldstein 研究 139 例经肝活检确诊的 NAFLD 患者和 150 例年龄、健康状况相仿的对照组的 CK-18 碎片水平，发现受试者操作特征曲线下面积(AUROC)为 0.83，灵敏度是 0.75，特异性是 0.81[15]。在最新的一项大型研究中，CK-18 作为独立评价指标的热情受到了打击，因为在这项包含 423 例多民族患者的队列试验中，尽管 CK-18 诊断 NASH 的特异性很高，但灵敏度较低，因此作为筛查指标还不够准确[16]。

其他有望用于诊断 NASH 的非侵入性检查仅仅进行了单一研究和较少的队列试验，还需要进一步的验证。

NashTest™ 是一种有望用于 NASH 诊断的无创手段，共包含 13 个参数[17]。可将患者分为 3 类：非 NASH 患者、疑似的 NASH 患者和 AUROC 在 0.69 ~ 0.83 的确诊为 NASH 的患者。

日本人在一项纳入 619 例受试者的队列研究中，将血清铁蛋白(女性≥200ng/mL 或男性≥300ng/mL)、空腹胰岛素(≥10μU/mL)和Ⅳ型胶原蛋白 7S(≥5.0ng/mL)进行加权并以一项复合的评分来预测 NASH，这项评分称为 NAFIC 评分[18]。这个评分用来预测 NASH 的 AUROC 值是 0.78~0.85，但是该研究还需要西方人群的验证。

有研究发现，参与纤维形成的Ⅲ型前胶原蛋白端肽(PⅢNP)是例 NASH 的潜在生物标记物，该队列研究中推导组和验证组分别有 65 例和 71 例，得出的 AUROC 值是 0.77~0.82[19]。因为其数据太小并且单纯脂肪变性、疑似 NASH、NASH 这 3 组人数比例不当，还需进一步验证。以上所提及的无创检测在表 14.1 中进行了归纳总结。

因此，尽管有大量的临床需求，真正用于诊断 NASH 的非侵入性方法仍寥寥无几。NASH 并不一定达到纤维化的标准以及大量观察者间差异使得 NASH 的诊断更复杂化。用于评估细胞凋亡、坏死性炎症以及肝纤维化的生物标记物的联合应用，可能是诊断 NASH 最恰当的工具，但是目前仍然可望而不可即。

表 14.1　从非酒精性脂肪性肝病中筛查非酒精性脂肪性肝炎的非侵入性诊断方法

检查	研究数量	组成	AUROC 值
CK-18 碎片	>5	CK-18	0.83
NashTest	1	年龄、性别、身高、体重、三酰甘油、α2 巨球蛋白、ALT、AST、GGT、胆红素、七珠蛋白、载脂蛋白 a1	0.79
NAFIC	1	铁蛋白、空腹胰岛素、Ⅳ型胶原蛋白	0.78~0.85
PⅢNP	1	Ⅲ型前胶原蛋白端肽	0.77~0.84

AUROC = 受试者操作特征曲线下面积。ALT = 谷丙转氨酶。AST = 谷草转氨酶。PⅢNP = Ⅲ型前胶原蛋白端肽。CK-18 = 细胞角蛋白 18

纤维化的非侵入性诊断

血清生物标记物

在表 14.2 中，各种可能的生物标记物组合和公式都可用于 NAFLD 的诊断。简单的临床变量和实验室参数指标的组合构成一项简单的评分，该评分可以用于治疗。并且在随机队列 NAFLD 患者中，晚期纤维化(≥F3)的阴性预测值高达 95%。目前最常用的评分系统是 NAFLD 纤维化评分[20]和 FIB4 评分[21]。NAFLD 纤维化评分包含年龄、BMI、糖尿病状况、AST、ALT、血小板计数和白蛋白；FIB4 则由年龄、ALT、AST、血小板计数组成。这两种评分系统都有着双重截止线，下限灵敏度高，而上限特异性高。临床上主要应用其下限来排除需要进一步检查或者进行肝活检的患者。更为重要的是，这两种方法对于临床结果已经进行了验证；在一项长达 10 余年的回顾性队列研究中，根据 NAFLD 纤维化评分，中度或重度风险的晚期纤维化患者相对于低风险组的患者，其风险比分别是 4.2 和 9.8[22]。

APRI 和 AST/ALT 比值更多用于肝硬化而不是晚期纤维化的诊断，但尚未在 NAFLD 中广泛验证[23]。BARD 评分来自一组对 827 例 NAFLD 患者的回顾性研究，评估内容包括 BMI、糖尿病、AST/ALT 值[24]。以 2 分为界来预测晚期纤维化，但是诊断的准确性低于 NAFLD 纤维化评分和 FIB4 评分系统。

血清铁蛋白也是 NASH 诊断的一项标记物；在一项纳入 628 例 NASH 患者的队列研究中，血清铁蛋白高于正常值上限 1.5 倍即可作为独立的因素来预测晚期纤维化。在另一项 111 例患者的队列研究中，血清铁蛋白作为独立因素与 NASH 以及严重纤维化相关[25]。当然，这些数据仍需要进一步的验证，理想情况下，血清铁蛋白应该合并成为纤维化评估的一部分。

最近一项研究结果对 Hepa 评分进行了评估，得出的结论是：尽管 Hepas 评分并不优于 NAFLD 纤维化评分和 FIB4 评分系统，但其可接受的诊断准确性 ≥ F3[26]。

表 14.2 非酒精性脂肪性肝病的非侵入性纤维化诊断

检查	内容	纤维化分级	界值	AUROC/其他值
非专有血清检查				
AST/ALT 值	AST、ALT	F4	1	NA
APRI	AST、血小板计数	F2、F4	F2：<0.5，>1.5 F4：<1，>2	F4：0.85
FIB-4	年龄、AST、ALT、血小板计数	F3	<1.45，3.25	0.85
NAFLD 纤维化评分	年龄、BMI、糖尿病程度、AST、ALT、血小板计数、白蛋白	F3	<−1.455，>0.676	0.88
BARD	BMI、糖尿病程度、AST/ALT 值	F3	≥2	NA
Hepa 评分	年龄、性别、A2 巨球蛋白、胆红素、GGT、透明质酸	F3	0.37	0.84
专有血清检查				
FibroTest™	胆红素、结合珠蛋白、GGT、A2 巨球蛋白、载脂蛋白 A		<0.3，>0.7	NPV：0.98 PPV：0.60
ELF™	透明质酸、Ⅲ 型前胶原蛋白端肽、TIMP-1	F2、F3、F4	F3：9.5	0.90

检查	内容	纤维化分级	界值	AUROC/其他值
FibroMeter™	年龄、体重、血糖、AST、ALT、血小板计数、铁蛋白	F3	<0.611，>0.715	0.94
弹性成像方法				
FibroScan™	超声检查	所有分级	F4：10.5	0.92
ARFI™	超声检查	所有分级	正在确定	>0.90
横波弹性成像	超声检查	所有分级	无特殊数据	>0.90
MR 弹性成像	MR 检查	所有分级	无特殊数据	>0.90

AUROC = 受试者操作特征曲线下面积。ALT = 谷丙转氨酶。AST = 谷草转氨酶。BMI = 体重指数。NAFLD = 非酒精性脂肪性肝病

专有检查

FibroTest™、FibroMeter NAFLD™ 以及 ELF™ 评分属于专用于 NAFLD 患者纤维化评估的检查(表 14.2)。FibroTest™ 已经在 CHC 中进行了验证,利用双重截止线来界定晚期纤维化患者,但仍有 1/3 的患者无法界定,因此需要进一步的评估或者进行肝活检[27]。在 235 例 NAFLD 患者中,FibroMeter NAFLD™ 检查预测显著纤维化的 AUROC 值是 0.94,明显优于 NAFLD 纤维化评分和 APR[28]。ELF 用于 192 例成人患者,其诊断晚期纤维化灵敏度是 0.8,特异性是 0.93[29]。在患有 NASH 的小儿患者中,ELF™ 检查的准确性更高,其 AUROC 值是 0.95。所有上述专有检查都需要在未参与试验的其他非白人群体中进行单独验证。

弹性成像

FibroScan 瞬时弹性成像技术是 NAFLD 纤维化评估用得最多的工具。尽管并没有像慢性肝炎患者一样进行过广泛验证,但是对于 NAFLD 患者,FibroScan 技术在肝硬化的诊断上有着极高的准确性并且易于接受,但对于肝纤维化 F2 分级的诊断不够准确[30]。而且似乎脂肪变性影响着肝硬化的评估,导致在 NAFLD 中的使用价值不如慢性肝炎。需要强调的是,对于特殊纤维化分级,尚无确切的阈值。因此,这仍是 FibroScan™ 检查的缺点所在[13]。

利用传统的 M 型探针,无法解释 19% 的肝硬化评估结果,主要是因为不断增加的腰围和 BMI,这在患有 NAFLD 的患者中同样常见[31]。FibroScan™ 的这种缺点最近通过专门用于高 BMI 患者的 XL 型探针得到解决。在一项 193 例 NAFLD 患者的队列研究中,在高 BMI 患者中应用这种 XL 型探针使失败率从 10% 降到了 2%,并且不可靠结果率从 33% 降到了 25%[32]。成对的检查显示应用 XL 型探针的肝硬化评估程度要低于应用 M 型探针的程度。因此,对于 XL 型探针的单独评估需要进一步的验证[32]。衰减参数控

制(CAP)合并进 FibroScan™ 设备里同样能够测出脂肪变性的程度，但还需进一步验证[33]。与其他非侵入性纤维化检查相比，FibroScan™ 在纤维化程度的两个极端(无纤维化或者肝硬化)的诊断上更加可靠，但在中等程度的肝纤维化分级上相对较弱。

在两项小于 100 例 NAFLD 患者的比较研究中，ARFI 和弹性成像的诊断准确率相似[23]。与应用 M 型探针的 FibroScan™ 技术相比，ARFI 有着较低的失败率；但对应用 XL 型探针的 FibroScan™ 技术而言，ARFI 有着相似的成功率。当然尚需更多数据以及特殊界限的验证。

目前没有专门关于 SSI 和 MRE 应用于 NAFLD 的研究。在最近一项 349 例慢性肝病患者的研究中，比较了 SSI、FibroScan 以及 ARFI 这 3 种方法的优劣：在肝纤维化≥F3 的患者中，SSI 比 FibroScan 有更高的准确性，在肝纤维化≥F2 的患者中，SSI 的准确性明显高于 ARFI[11]。在一项各种病因所致肝病的队列研究中，MRE 的 AUROC 值 >0.9，由于包含了正常对照可能导致对诊断准确性的高估[12]。SSI 和 MRE 都需要在 NAFLD 患者中进一步验证。

结论与展望

NAFLD 是转氨酶异常最常见的病因，考虑到目前肥胖人群越来越多，其发病率还会增加。目前急需非侵入性方法来诊断 NASH 并将需要进行二级转诊和专家会诊的患者从 NAFLD 中筛选出来。尽管 NASH 的非侵入性诊断方法仍不能满足临床需求，但是应用简单的实验室指标和临床信息使得危险分层变为可能。FIB4 和 NAFLD 纤维化评分的阴性预测值 >95%，从而能够排除晚期纤维化，因此使得许多人避免了不必要的二级转诊。许多改进后的非侵入性方法，例如弹性成像、FibroTest™ 以及 ELF™ 都可以用作二线检查来进一步定性患者，但都需要未来进一步的验证。随着功效和性价比的提高，非侵入性检查方法的发展可能会在不久的将来减少肝脏活检的应用。

参考文献

[1] Chalasani N, Younossi Z, Lavine JE, et al. The diagnosis and management of nonalcoholic fatty liver disease: practice guideline by the American Gastroenterological Association, American Association for the Study of Liver Diseases, and American College of Gastroenterology. Gastroenterology, 2012, 142: 1592 – 1609

[2] Qian MY, Yuwei JR, Angus P, et al. Efficacy and cost of a hepatocellular carcinoma screening program at an Australian teaching hospital. J Gastroenterol Hepatol, 2010, 25: 951 – 956

[3] Argo CK, Northup PG, Al-Osaimi AM, et al. Systematic review of risk factors for fibrosis progression in non-alcoholic steatohepatitis. J Hepatol, 2009, 51: 371 – 379

[4] Martinez SM, Crespo G, Navasa M, et al. Noninvasive assessment of liver fibrosis. Hepatology, 2011, 53: 325 – 335

[5] Castera L. Noninvasive methods to assess liver disease in patients with hepatitis B or C. Gastroenterology, 2012, 142: 1293 – 1302

[6] Imbert-Bismut F, Ratziu V, Pieroni L, et al. Biochemical markers of liver fibrosis in patients with hepatitis C virus infection: a prospective study. Lancet, 2001, 357: 1069 – 1075

[7] Cales P, Halfon P, Batisse D, et al. Comparison of liver fibrosis blood tests developed for HCV with new specific tests in HIV/HCV co-infection. J Hepatol, 2010, 52: S405

[8] Parkes J, Guha IN, Roderick P, et al. Enhanced Liver Fibrosis (ELF) test accurately identifies liver fibrosis in patients with chronic hepatitis C. J Viral Hepat, 2011, 18: 23 – 31

[9] Castera L, Vergniol J, Foucher J, et al. Prospective comparison of transient elastography, FibroTest, APRI, and liver biopsy for the assessment of fibrosis in chronic hepatitis C. Gastroenterology, 2005, 128: 343 – 350

[10] Lupsor M, Badea R, Stefanescu H, et al. Performance of a new elastographic method (ARFl technology) compared to unidimensional transient elastography in the noninvasive assessment of chronic hepatitis C Preliminary results. J Gastrointestin Liver Dis, 2009, 18: 303 – 310

[11] Cassinotto C, Lapuyade B, Mouries A, et al. Non-invasive assessment of liver fibrosis with impulse elastography: comparison of Supersonic Shear Imaging with ARFl and FibroScan(R). J Hepatol, 2014, 61: 550 – 557

[12] Huwart L, Sempoux C, Vicaut E, et al. Magnetic resonance elastography for the noninvasive staging of liver fibrosis. Gastroenterology, 2008, 135: 32 – 40

[13] Tsochatzis EA, Gurusamy KS, Ntaoula S, et al. Elastography for the diagnosis of severity of fibrosis in chronic liver disease: a meta-analysis of diagnostic accuracy. J Hepatol, 2011, 54: 650 – 659

[14] Musso G, Gambino R, Cassader M, et al. Meta-analysis: natural history of non-alcoholic fatty liver disease (NAFLD) and diagnostic accuracy of non-invasive tests for liver disease severity. Ann Med, 2011, 43: 617 – 649

[15] Feldstein AE, Wieckowska A, Lopez AR, et al. Cytokeratin-18 fragment levels as non-invasive biomarkers for nonalcoholic steatohepatitis: a multicenter validation study. Hepatology, 2009, 50: 1072 – 1078

[16] Cusi K, Chang Z, Harrison S, et al. Limited value of plasma cytokeratin-18 as a biomarker for NASH and fibrosis in patients with non-alcoholic fatty liver disease. J Hepatol, 2014, 60: 167 – 174

[17] Poynard T, Ratziu V, Charlotte F, et al. Diagnostic value of biochemical markers (NashTest) for the prediction of nonalcoholic steatohepatitis in patients with non-alcoholic fatty liver disease. BMC Gastroenterol, 2006, 6: 34

[18] Sumida Y, Yoneda M, Hyogo H, et al. A simple clinical scoring system using ferritin, fasting insulin, and type IV collagen 7S for predicting steatohepatitis in nonalcoholic fatty liver disease. J Gastroenterol, 201 1, 46: 257 – 268

[19] Tanwar S, Trembling PM, Guha FN, et al. Validation of terminal peptide of procollagen 111 for the detection and assessment of nonalcoholic steatohepatitis in patients with non-alcoholic fatty liver disease. Hepatology, 2013, 57: 103 – 111

[20] Angulo P, Hui JM, Marchesini G, et al. The NAFLD fibrosis score: a noninvasive system that identifies liver fibrosis in Patients with NAFLD. Hepatology, 2007, 45: 846 – 854

[21] Sumida Y, Yoneda M, Hyogo H, et al. Validation of the FIB4 index in a Japanese nonalcoholic fatty liver disease population. BMC Gastroenterol, 2012, 12: 2

[22] Angulo P, Bugianesi E, Bjornsson ES, et al. Simple noninvasive systems predict long-term outcomes of patients with nonalcoholic fatty liver disease. Gastroenterology, 2013, 145: 782 – 789, e4

[23] Castera L, Vilgrain V, Angulo P. Noninvasive evaluation of NAFLD. Nat Rev Gastroenterol Hepatol, 2013, 10: 666 – 675

[24] Harrison SA, Oliver D, Arnold HL, et al. Development and validation of a simple NAFLD clinical scoring system for identifying patients without advanced disease. Gut, 2008, 57: 1441 – 1447

[25] Kowdley KV, Belt P, Wilson LA, et al. Serum ferritin is an independent predictor of histologic severity and advanced fibrosis in patients with nonalcoholic fatty liver disease. Hepatology, 2012, 55: 77 – 85

[26] Adams LA, George J, Bugianesi E, et al. Complex non-invasive fibrosis models are more accurate than simple models in non-alcoholic fatty liver disease. J Gastroenterol Hepatol, 2011, 26: 1536 – 1543

[27] Ratziu V, Massard J, Charlotte F, et al. Diagnostic value of biochemical markers(FibroTest-FibroSure) for the prediction of liver fibrosis in patients with non-alcoholic fatty liver disease. BMC Gastroenterol, 2006, 6: 6

[28] Cales P, Laine F, Boursier J, et al. Comparison of blood tests for liver fibrosis specific or not to NAFLD. J Hepatol, 2009, 50: 165 – 173

[29] Guha IN, Parkes J, Roderick P, et al. Noninvasive markers of fibrosis in nonalcoholic fatty liver disease: validating the European liver fibrosis panel and exploring simple markers. Hepatology, 2008, 47: 455 – 460

［30］Wong VWS, Vergniol J, Chan HLY, et al. Diagnostic power of FibroScan in predicting liver fibrosis in nonalcoholic fatty liver disease reply. Hepatology, 2009, 50: 2049 – 2050

［31］Castera L, Foucher J, Bernard PH, et al. Pitfalls of liver stiffness measurement: a 5-year prospective study of 13, 369 examinations. Hepatology, 2010, 51: 828 – 835

［32］Wong VW, Vergniol J, Wong GL, et al. Liver stiffness measurement using XL probe in patients with nonalcoholic fatty liver disease. Am J Gastroenterol, 2012, 107: 1862 – 1871

［33］Myers RP, Pollett A, Kirsch R, et al. Controlled Attenuation Parameter(CAP): a non-invasive method for the detection of hepatic steatosis based on transient elastography. Liver Int, 2012, 32: 902 – 910

（梁志楠　译，梁　栋　审校）

第15章 各学会关于非酒精性脂肪性肝病的诊断治疗指南

- 本章主要强调了指南中的不足和未来的研究方向。
- 指南中明确了筛查的范围。
- 比较了不同指南提供的诊疗方案。
- 指南中有关儿童非酒精性脂肪性肝病（NAFLD）的内容。
- 为了让指南有更多循证医学证据，迫切需要开展更多的临床随机对照试验。

从一篇指南中我们希望得到什么？而一篇指南又能提供什么？从不断更新的科学文献来看，指南代表着经过文献整理的最新信息，用以指导医生的临床决策，搭建理论和实践结合的桥梁。我们希望指南能够帮助我们制定诊疗方案，为临床研究提供依据，同时不断地发展进步。在下文中，我们将谈论欧洲肝病学会（EASL）[1]、意大利肝病学会（IASL）[2]、美国肝病研究协会（AASLD）[3]、英国胃肠病学会（BSG）、世界胃肠病学组织（WGO）[4]各个指南的要点。

定义的问题

各国指南和文章中提到 NAFLD 的定义时一般有两条：①肝脂肪变性的依据（通过组织学或影像学），②排除继发性的肝脂肪堆积。根据大量同类文章，由于存在两大硬伤，定义的第二条已经显得有些过时。

硬伤一：由于 NAFLD 的诊断须排除大量酒精的摄入，但根据最近的文献，关于大量酒精摄入这个问题还存在一些矛盾的地方，而且有些标准还不太统一[5]。如 AASLD 的标准为男士饮酒 >21 次/周、女士饮酒 >14 次/周，EASL 和 IASL 的标准为男士摄入酒精量 >30g/d、女士 >20g/d，而 WGO 并未给出明确的标准。大量的酒精摄入不仅仅是一个定义，也是一项评估，IASL 建议，这项评估不仅应该关注患者的病史，还应关注特定的生物标志物[6]。然而，根据目前有限的诊断方法[7]，在临床上区分 NAFLD 和酒精性脂肪性肝病（AFLD）仍然是一个挑战。这实际上是一个多方面的问题，因为许多患者的病变是由自身代谢和酒精性脂肪变性同时引起的。

硬伤二：NAFLD 可能合并其他原因引起的肝病。EASL 和 IASL 的指南中提到了 NAFLD 可以合并丙型肝炎[8-9]和血色病[10]并恶化其临床结局。EASL 发表的观点中强调了改变命名的必要性：从一个"否定式"的定义转变成一个肯定式的定义。给 NAFLD 下一个明确而肯定式的定义首当其冲。因为它所产生的深远影响甚至超出重新命名的需要。

筛查的问题

目前，指南中的筛查范围包括了 3 类人群：一般群体、NAFLD 高危人群、其他原因引起的慢性肝病患者。一般而言，一般群体的筛查是不必要的，因为在患病率、诊断依据[11]、治疗方案的选择上还缺乏资料的支持。但是，指南中指出高危人群与一般群体不同。EASL 在文章中建议，由于胰岛素抵抗和非酒精性脂肪性肝炎(NASH)存在相关性[12]，所以胰岛素抵抗的患者应该进行肝功能和超声检查，若确诊为进展性肝病，则需要改变治疗方案。WGO 指出"怀疑 NASH 并需要检测肝功能"的不仅有 2 型糖尿病患者，还有高血压、睡眠呼吸暂停综合征、高血脂患者和久坐之人，这些人都应该纳入筛查范围内。AASLD 的观点却完全不同：他们既不推荐一般群体进行任何筛查，也不推荐肥胖和糖尿病患者筛查，因为这在诊断方式、治疗方案、长期效益和成本效益方面都是不确定的。

EASL 建议其他慢性肝病患者也需要筛查，检测代谢危险因素、胰岛素抵抗和超声下的脂肪变性。有一个观点说明了这样改变的必要性：NAFLD 并不是一个排除诊断，而应该是肝病的一个可能并发因素。

NAFLD 筛查原则中的各种观点，说明关于患病率、诊断依据和治疗方案的有效性缺乏大量的证据支持。部分报告指出，与一般群体相比，NAFLD 患者具有较高全因死亡率[13]、高糖尿病风险[14]和多发心血管意外[15]的特点。当然，也有普遍受到重视的共识，随着人口老龄化、其他原因肝病的良好控制、肥胖和糖尿病的增多[16-17]，NAFLD 在未来将呈上升趋势。虽然确定一个 NAFLD 的筛查原则还有些为时过早，但是作为与大众越来越密切相关的健康问题，这样可以加深我们对 NAFLD 的理解并扩大其在全球范围内的传播。

NAFL 和 NASH 的关系

大众普遍将 NAFLD 分为两类：一类是非酒精性脂肪肝(NAFL)，一类是非酒精性脂肪性肝炎(NASH)[18-19]。少数情况下如果单纯性脂肪性肝病演变为 NASH，那么其将会继续演变为肝硬化甚至肝癌，这和寿命减少、心血管疾病的发生增加息息相关[20]。所有的指南都认为，制定治疗方案的关键点是区别脂肪变性和脂肪性肝炎，据此再制定下一步的个体化治疗方案。然而，在临床上区分两者仍有困难。尽管肝穿刺活检是明确诊断和判断预后的金标准[21]，但因其病理改变的复杂性[22-23]，欧洲小儿胃肠营养学会(ESPGHAN)称这样的"金标准"也是"不完美"的[24]。此外，EASL 强调，关于 NASH 还没有一个被广泛接受的分类，不同的群体有着不同的组织学，例如儿童和减肥手术的患者。最近 FLIP 提出了一个 SAF 分值的概念，有可能会成为一个新标准[25]。考虑到肝穿刺相关的发病率、死亡率及成本，发展无创检测方法和标志物以筛查出需要肝活检的患者势在必行。

　　那么到底哪些人应该接受肝活检呢? 答案是一致的: 脂肪性肝炎高危患者、纤维化高危患者以及无法排除是否存在该种疾病危险因素的患者。根据 AASLD，代谢综合征能够提示脂肪性肝炎[26]，也是肝活检的适应证。在 AASLD 和 EASL 看来，CK-18 是脂肪性肝炎的潜在标志物，但是 AASLD 认为，用于临床中还为时过早[27]，因为目前并没有明确规定纤维化分值的上限。NAFLD 纤维化分值是由 6 个变量(年龄、BMI、高血糖、血小板计数、白蛋白和 AST/ALT 值)通过公式计算出来的，AASLD 和 IASL 都把它作为患者肝活检的标准[28]。瞬时弹性扫描成像[29-31]对于检测纤维化是一个很有用的方法，但是不同的指南都认为其有一定的局限性: 界值尚不明确; 受脂肪变性和炎性病变的影响; 对于 BMI 较高的患者误诊率较高。其他试验，如增强肝脏纤维化分组(ELF panel)[32]、FibroMeter[33] 和 FibroTest[34]，由于它们的局限性以及未被广泛验证，都尚未推广应用。

　　同样重要的是时机问题: 什么时候做肝活检呢? IASL 和 WGO 之间的观点稍有不同。WGO 认为，只有晚期患者应该直接做肝活检进行评估; 除此以外，IASL 认为肝活检同样也应该用于具有脂肪性肝炎危险因素的患者，比如胰岛素抵抗或者代谢综合征的患者。不愿做肝活检的患者需要经历长达 6 个月的时间来改变自己的生活方式，从而有效控制代谢综合征，并且只有长期肝功能异常或者超声下的脂肪变性才考虑做肝活检。EASL 也认为，控制饮食、改变生活方式 4~6 个月以后，如果体重没有下降、ALT 没有复常、胰岛素抵抗没有改善，再考虑进行肝活检。

　　尽管不成熟，但是肝活检依然可以作为 NASH 诊断的金标准。关于脂肪性肝炎、纤维化无创手段的标志物还在不断发展并且缺乏广泛的验证，还不能作为诊断方法之一。所以，此时更建议个体化的治疗，并且一线治疗方案(生活方式的改善和代谢综合征的诊治)也是诊断过程的一部分。

治疗: 一个开放和不断变化的问题

　　EASL 认为 NAFLD 的治疗主要分为 3 种方法: ①改善胰岛素抵抗和高胰岛素血症、减少脂肪堆积; ②预防并逆转脂毒性诱导的肝损伤; ③治疗并监测代谢和心血管并发症。

　　所有指南均认为通过控制饮食、增加运动来改善生活方式是 NAFLD 治疗的里程碑。IASL 建议低糖、低饱和脂肪的饮食，而 AASLD 推荐更普通的低热量饮食，WGO

和 EASL 不建议特定的营养方案,但是推荐低能耗的软饮料(高果糖)、工业反式脂肪和高能耗的 ω-3 去增加 ω-3/ω-6 比值。体育锻炼也是应该被鼓励的。WGO 建议,适度的运动 3~4 次/周,使心率达到该年龄阶段最大心率的 65%~70%,EASL 建议,在糖尿病预防试验中 NAFLD 患者有他们自己的锻炼目标:150 分钟/周的中等强度锻炼、75 分钟/周的高强度锻炼、2 次/周的肌肉加强锻炼。有趣的是,IASL 讲述了如何只靠锻炼减肥来改善胰岛素抵抗和肝功能,但是就像 AASLD 强调的,如果仅靠锻炼可以改善脂肪变性,不知道是否也能减轻炎症。目前还未明确减肥达到哪种程度才能改善脂肪变性、减轻炎症;AASLD 建议的比例是 3%~5%、EASL 为 7%、WGO 为 5%~10%、IASL 为 0.5 千克/周。BSG 指南强调,肝硬化失代偿期的患者并不适合运动减肥,但是代偿期或者肝癌的患者,可以在肝移植前试着减肥。改善生活方式虽然是一个可行的治疗方案,但不是这样简简单单就能成功;实际上,IASL 和 EASL 提到为了确保治疗的长期效果,还需要进行认知行为治疗。并且,这种方法应该是多学科、个性化的[35]。

关于减肥手术,指南均持同一观点:对于其他方面合格的肥胖患者,可以考虑手术,但是把它作为一个专门治疗 NASH 的方案还不够成熟。另外,AASLD 认为这并不适合肝硬化患者。相反,BSG 认为治疗失败的严重肥胖症患者和演变为纤维化的 NASH 患者可以考虑减肥手术。目前,没有治疗 NAFLD 的特效药,通常是用药物治疗合并的代谢问题。EASL 明确将脂肪性肝炎和中间纤维化(Kleiner 2 级)患者作为需要护肝药物治疗的目标人群。

指南中均讨论了胰岛素受体增敏剂如二甲双胍、格列酮的作用。IASL 和 WGO 持同一观点:胰岛素受体增敏剂应在随机临床试验中用于那些经过标准的生活方式治疗仍无反应的患者。EASL 和 AASLD 认为目前关于二甲双胍的资料差距巨大,还不允许其作为 NAFLD 的特异治疗[36]。格列酮通常能在 NASH 患者中表现出一些疗效;因此 EASL 建议患者服用 1~2 年的格列酮。就像 AASLD 所指出的,吡格列酮可被用于已经穿刺活检确诊的 NASH 患者。然而,AASLD 也强调:已有报道指出吡格列酮的临床试验主要用于非糖尿病患者;其长期安全性和有效性尚未明确;其存在一些副作用如肥胖、心力衰竭、膀胱癌、骨质流失。

对于维生素 E、熊去氧胆酸(UDCA)这样的药物,不同的指南观点也不同。根据有限的双盲对照试验,WGO 考虑到了维生素 E 试验性治疗问题;IASL 强调了维生素 E 与熊去氧胆酸合用的初步数据[37];EASL 建议应该以 PIVENS(吡格列酮或维生素 E 对 NASH 作用研究)[38]试验结果为基础进行 1~2 年的维生素 E 治疗;AASLD 建议已经活检确诊的非糖尿病、非肝硬化的 NASH 成年患者每日的维生素 E 剂量为 800U。AASLD 同样也提到了维生素 E 的安全性问题:增加前列腺癌风险[39]以及对是否增加各种原因死亡率的争议[40-41]。虽然 EASL 建议大剂量的熊去氧胆酸和吡格列酮、维生素 E 可以一起联用,但是 IASL 指出熊去氧胆酸的使用还存在些许矛盾的地方,因此,并不推荐该方案。AASLD 也不推荐熊去氧胆酸作为 NASH 的治疗[42]。

　　所有患者都应该评估生活方式改善、代谢和心血管危险因素并得到相应的治疗。事实上，一些研究强调心血管疾病是 NAFLD 患者死亡的最普遍的原因[15]。EASL 和 AASLD 指出了一条关键信息，他汀类药物、降压药物和降糖药物在某些时候可以纠正并发的代谢紊乱，因为 NAFLD 不增加肝毒性和这些药物的副作用。

特殊群体：儿童 NAFLD

　　可能由于数据有限，指南对小儿 NAFLD 问题有所忽略，只有 AASLD 和 BSG 直面这个难题：尽管小儿 NAFLD 的发生率在逐步上升，但临床仍然难以诊断。小儿群体表现有一些特征。根据 AASLD 的提示，当怀疑该小儿患 NAFLD 时，首先应该排除其他病因，包括肝豆状核变性、脂肪酸氧化缺陷、溶酶体贮积症、过氧化物酶体病和自身免疫性肝炎。如果诊断不明确或者可能有多个诊断时，应该考虑肝穿刺活检。此外，病理学家解释小儿 NAFLD 患者的活检应该具有某些特征性表现。如果成年人的治疗方案都只有有限的资料支持，那么在小儿方面更需要进一步的提高。事实上，根据这些有限的临床试验，AASLD 推荐：就像成年人一样努力改善生活方式也是小儿患者的一线治疗方案；二甲双胍没有效果；800U/d 的维生素 E 在组织学上有一定的益处，但是在它应用于临床之前还需要进行更多的研究[43]。

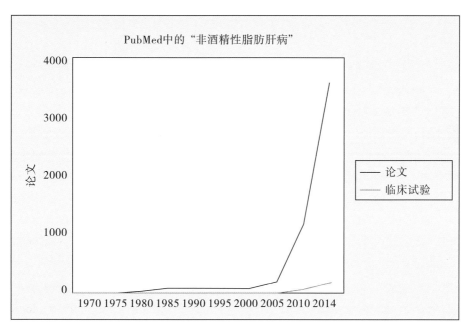

图 15.1　大量有关非酒精性脂肪性肝病的文章与少量临床试验数量不成比例。从 PubMed 搜索文章，截止时间：2014 年 9 月 26 日

结 论

通过 PubMed 简单的搜索关键字"非酒精性脂肪性肝病",可以找到共 4689 篇文章(截至 2014 年 9 月)。其中 3527 篇是最近 4 年发表的。有趣的是,当搜索限制文章类别为"临床试验"时,数量锐减至 171 篇(图 15.1)。发表文章和临床试验数量之间的巨大差异说明了一个不可否认的事实:我们需要更多的证据来建立以事实为基础的临床指导方针。还有很多观点仍然未被发现,从诊断到治疗,从自然史到药物干预。

目前迫切需要一个被公认的 NASH 治疗方案,关于这一点,就像 EASL 所强调的,注册临床试验非常关键,因为它建立了"有关的而且可达到的终点",比如改善了 NAS 分值、脂肪性肝炎和炎症病变,但是更难的终点(对纤维化的影响、减少并发肝硬化)应该被保留到关于临床结局的试验中。考虑到缺少被认可的 NASH 治疗方案,为了诊断所付出的这些努力和接下来的目标备受争议。这不仅仅是观察并发症和发生发展,也是为治疗方案用于临床做准备。由此而论,脂肪性肝炎和纤维化可靠的无创检测标志物的发展是至关重要的,不仅是为了诊断和分期,也是为了作为观察治疗效果的基本工具。可见,明确诊断和临床分期在未来的发展与新的治疗方案的发展是息息相关的。

参考文献

[1] Ratziu V, Bellentani S, Cortez-Pinto H, et al. A position statement on NAFLD/NASH based on the EASL 2009 special conference. J Hepatol, 2010, 53: 372 - 384

[2] Loria P, Adinolfi LE, Bellentani S, et al. Practice guidelines for the diagnosis and management of nonalcoholic fatty liver disease. A decalogue from the Italian Association for the Study of the Liver(AISF)Expert Committee. Dig Liver Dis, 2010, 42: 272 - 282

[3] Chalasani N, Younossi Z, Lavine JE, et al. The diagnosis and management of non-alcoholic fatty liver disease: practice guideline by the American Gastroenterological Association, American Association for the Study of Liver Diseases, and American College of Gastroenterology. Gastroenterology, 2012, 142: 1592 - 1609

[4] LaBrecque DR, Abbas Z, Anania F, et al. World Gastroenterology Organisation global guidelines: nonalcoholic fatty river disease and nonalcoholic steatohepatitis. J Clin Gastroenterol, 2014, 48: 467 - 473

[5] Nascimbeni F, Pais R, Bellentani S, et al. From NAFLD in clinical practice to answers from guidelines. J Hepatol, 2013, 59: 859 - 871

[6] Niemela O. Biomarkers in alcoholism. Clin Chim Acta, 2007, 377: 39 - 49

[7] Scaglioni F, Ciccia S, Marino M, et al. ASH and NASH. Dig Dis, 2011, 29: 202 - 210

［8］ Moucari R, Asselah T, Cazals-Hatem D, et al. Insulin resistance in chronic hepatitis C: association with genotypes 1 and 4, serum HCV RNA level, and liver fibrosis. Gastroenterology, 2008, 134: 416 – 423

［9］ Leandro G, Mangia A, Hui J, et al. Relationship between steatosis, inflammation, and fibrosis in chronic hepatitis C: a meta-analysis of individual patient data. Gastroenterology, 2006, 130: 1636 – 1642

［10］ Powell EE, Ali A, Clouston AD, et al. Steatosis a cofactor in liver injury in hemochromatosis. Gastroenterology, 2005, 129: 1937 – 1943

［11］ Adams PC, Arthur MJ, Boyer TD, et al. Screening in liver disease: report of an AASLD clinical workshop. Hepatology, 2004, 39: 1204 – 1212

［12］ Cusi K. Role of obesity and lipotoxicity in the development: of nonalcoholic steatohepatitis: pathophysiology and clinical implications. Gastroenterology, 2012, 142: 711 – 725, e716

［13］ Musso G, Gambino R, Cassader M, et al. Meta-analysis: natural history of non-alcoholic fatty liver disease (NAFLD) and diagnostic accuracy of non-invasive tests for liver disease severity. Ann Med, 2011, 43: 617 – 649

［14］ Ekstedt M, Franzen LE, Mathiesen UL, et al. Long-term follow-up of patients with NAFLD and elevated liver enzymes. Hepatology, 2006, 44: 865 – 873

［15］ Targher G, Day CP, Bonora E. Risk of cardiovascular disease in patients with nonalcoholic fatty liver disease. N Engl J Med, 2010, 363: 1341 – 1350

［16］ Farrell GC, Larter CZ. Nonalcoholic fatty liver disease: from steatosis to cirrhosis. Hepatology, 2006, 43: S99 – S112

［17］ Lazo M, Clark JM. The epidemiology of nonalcoholic fatty liver disease: a global perspective. Semin Liver Dis, 2008, 28: 339 – 350

［18］ Day CP. Natural history of NAFLD: remarkably benign in the absence of cirrhosis. Gastroenterology, 2005, 129: 375 – 378

［19］ Bedogni G, Miglioli L, Masutti F, et al. Prevalence of and risk factors for nonalcoholic fatty liver disease: the Dionysos nutrition and liver study. Hepatology, 2005, 42: 44 – 52

［20］ Gastaldelli A, Kozakova M, Hojlund K, et al. Fatty liver is associated with insulin resistance, risk of coronary heart disease, and early atherosclerosis in a large European population. Hepatology, 2009, 49: 1537 – 1544

［21］ Farrell GC, Chitturi S, Lau GK, et al. Guidelines for the assessment and management of non-alcoholic fatty liver the assessment and management of non-alcoholic fatty Liver disease in the Asia-Pacific region: executive summary. J Gastroenterol Hepatol, 2007, 22: 775 – 777

［22］ KJeiner DE, Brunt EM, Van Natta M, et al. Design and validation o a histological scoring system for nonalcoholic fatty liver disease. Hepatology, 2005, 41: 1313 – 1321

[23] Ratziu V, Charlotte F, Heurtier A, et al. Sampling variability of liver biopsy in nonalcoholic fatty liver disease. Gastroenterology, 2005, 128: 1898 – 1906

[24] Vajro P, Lenta S, Socha P, et al. Diagnosis of nonalcoholic fatty liver disease in children and adolescents: position paper of the ESPGHAN Hepatology Committee. J Pediatr Gastroenterol Nutr, 2012, 54: 700 – 713

[25] Bedossa P. Utility and appropriateness of the fatty liver inhibition of progression(FLIP) algorithm and steatosis, activity, and fibrosis (SAF) score in the evaluation of biopsies of non-alcoholic fatty liver disease. Hepatology, 2014, 60: 565 – 575

[26] Vuppalanchi R, Chalasani N. Nonalcoholic fatty liver disease and nonalcoholic steatohepatitis: selected practical issues in their evaluation and management. Hepatology, 2009, 49: 306 – 317

[27] Feldstein AE, Wieckowska A, Lopez AR, et al. Cytokeratin-18 fragment levels as noninvasive biomarkers for nonalcoholic steatohepatitis: a multi-center validation study. Hepatology, 2009, 50: 1072 – 1078

[28] Angulo P, Hui JM, Marchesini G, et al. The NAFLD fibrosis score: a noninvasive system that identifies liver fibrosis in patients with NAFLD. Hepatology, 2007, 45: 846 – 854

[29] Yoneda M, Yoneda M, Fujita K, et al. Transient elastography in patients with non-alcoholic fatty liver disease (NAFLD). Gut, 2007, 56: 1330 – 1331

[30] Yoneda M, Yoneda M, Mawatari H, et al. Noninvasive assessment of liver fibrosis by measurement of stiffness in patients with nonalcoholic fatty liver disease(NAFLD). Dig Liver Dis, 2008, 40: 371 – 378

[31] Friedrich-Rust M, Ong MF, Martens S, et al. Performance of transient elastoghraphy for the staging of liver fibrosis: a meta-analysis. Gastroenterology, 2008, 134: 960 – 974

[32] Guha IN, Parkes J, Roderick P, et al. Noninvasive markers of fibrosis in nonalcoholic fatty liver disease: validating the European Liver Fibrosis Panel and exploring simple markers. Hepatology, 2008, 47: 455 – 460

[33] Cales P, Laine F, Boursier J, et al. Comparison of blood tests for liver fibrosis specific or not to NAFLD. J Hepatol, 2009, 50: 165 – 173

[34] Ratziu V, Massard J, Charlotte F, et al. Diagnostic value of biochemical markers(FibroTest-FibroSURE) for the prediction of liver fibrosis in patients with non-alcoholic fatty liver disease. BMC Gastroenterol, 2006, 6: 6

[35] Bellentani S, DalleGrave R, Suppini A, et al. Behavior therapy for nonalcoholic fatty liver disease: the need for a multidisciplinary approach. Hepatology, 2008, 47: 746 – 754

［36］Vernon G，Baranova A，Younossi ZM. Systematic review：the epidemiology and natural history of non-alcoholic fatty liver disease and non-alcoholic steatohepatitis in adults. Aliment Pharmacol Ther，2011，34：274－285

［37］Dufour JF，Oneta CM，Gonvers JJ，et al. Randomized placebo-controlled trial of ursodeoxycholic acid with vitamin E in nonalcoholic steatohepatitis. Clin Gastroenterol Hepatol，2006，4：1537－1543

［38］Sanyal AJ，Chalasani N，Kowdley KV，et al. Pioglitazone，vitamin E，or placebo for nonalcoholic steatohepatitis. N Engl J Med，2010，362：1675－1685

［39］Klein EA，Thompson IM，Jr，Tangen CM，et al. Vitamin E and the risk of prostate cancer：the Selenium and Vitamin E Cancer Prevention Trial(SELECT). JAMA，2011，306：1549－1556

［40］Miller ER，III，Pastor-Barriuso R，Dalal D，et al. Meta-analysis：high-dosage vitamin E supplementation may increase all-cause mortality. Ann Intern Med，2005，142：37－46

［41］Gerss J，Kopcke W. The questionable association of vitamin E supplementation and mortality—inconsistent results of different meta-analytic approaches. Cell Mol Biol，2009，55 Suppl：Ol1111－1120

［42］Lindor KD，Kowdley KV，Heathcote EJ，et al. Ursodeoxycholic acid for treatment of nonalcoholic steatohepatitis：results of a randomized trial. Hepatology，2004，39：770－778

［43］Lavine JE，Schwimmer JB，Van Natta ML，et al. Effect of vitamin E or metformin for treatment of nonalcoholic fatty liver disease in children and adolescents：the TONIC randomized controlled trial. JAMA，2011，305：1659－1668

（谢亚榧　译，王全楚　审校）

第16章 肝脏脂肪变性的影像学筛查方法

Hero K. Hussain

摘 要

- 描述用于评估肝脏脂肪变性的成像模式。
- 讨论每种模式的优势和局限性。
- 回顾每种成像模式在定性和对不同程度肝脏脂肪变性定量检测中的准确性,以及对单纯脂肪变性、脂肪性肝炎及肝纤维化的区分度。
- 评估这些成像模式在筛查肝脂肪变性和评价治疗反应中的实用性。

肝脏脂肪变性是肝细胞中三酰甘油的异常和过度沉积。长期以来,肝脏脂肪变性被认为是无关紧要的,但目前认为其是终末期肝脏疾病、癌症及其他全身性疾病如糖尿病和心血管疾病发展的致病因素或促发因素。它也是心血管相关死亡的独立危险因素[1-6]。在肝脏中,脂肪变性是非酒精性脂肪性肝病(NAFLD)的标志性事件,其可以进展为肝硬化[7]。肝脂肪变性可能会降低慢性丙型肝炎抗病毒治疗的疗效[8],并有增加无肝硬化的肝细胞癌的风险[9]。脂肪变性影响肝功能并且在肝切除或肝移植后引起肝衰竭[10-11]。因此,肝脂肪变性不再被认为是无关紧要,尤其是在治疗干预期间,评估肝脂肪变性的严重程度和速度已变得非常必要。

随机经皮肝穿活检是诊断肝脂肪变性的金标准。然而,因为它是侵入性操作,需要术后恢复以及存在出血甚至死亡等少见并发症[7,12],所以不适合广泛筛查。加之病变不均一,容易出现取样误差[13]。影像学检查由于快速、无创、相对无风险,已被用于肝脂肪变性的定性和定量检测。接下来将讨论这些成像模式的优点、局限性及筛查对象。

超声检查

超声检查是评估脂肪肝最常用一线检查手段。据报道,超声用于检测所有级别的肝脂肪变性的总体灵敏度和特异性分别为 60% ~94% 和 66% ~95%[14]。

脂肪肝在超声上的表现

正常肝实质是均匀的,回声等于或略高于相邻肾,通常肝内血管和隔膜清晰可见[15-17]。脂肪肝在超声上相对于邻近未受脂肪变性影响(例如右肾)器官,表现为回声增强,而深部肝脏因隔膜和肝内血管视野不良表现为回声降低[18-19]。回声增强是由于肝细胞内脂肪滴超声束散射增加。这些脂肪滴还会减弱超声束穿过肝脏，导致远区呈低回声[20]。总之，这些影响因素均可导致肝脏回声增强伴隔膜、肝内门静脉及胆囊壁回声显著降低[20-22]，肝静脉、胆管显著扩张[19]。

超声筛查的优势和局限性

超声是一种广泛可用的无创性检查，价格实惠，易于操作，没有电离辐射。所有这些特点使其对于筛查疑似脂肪肝的患者具有高度的吸引力[19]。超声筛查具有如下优点和局限性。

● 肝脂肪变性检测的灵敏度：根据前面描述的声像特征，超声对于组织内中重度脂肪肝（定义为肝细胞脂肪变性≥30%）的检测高度敏感。在最近的一项荟萃分析中，检测中重度脂肪变性的总体灵敏度为 84.8%（95% CI 79.5% ~88.9%）[23]，并且在个别研究中高达 96.4% ~100%[16,24-25]。然而，超声对轻度脂肪变性的检测灵敏度较低（组织脂肪变性<20% ~30%），报道的灵敏度范围为 47% ~55%[19,24,26]。肝脏回声增强和门静脉模糊是肝脂肪变性最佳的预测因子[24]。

● 脂肪变性的诊断特异性：超声性能根据肝脂肪变性的精确定义和共存的慢性肝病如纤维化的存在而变化，慢性肝病可导致肝回声增加[27-28]。炎症和纤维化的共存可导致肝回声增加，从而降低超声诊断肝脂肪变性的特异性[22,26-28]。超声单独检测中度至重度脂肪变性的特异性为 93.6%，但在炎症或纤维化存在时阳性预测值可降至 79.2%[23]。其他研究也表明这种差异是可能的，因为严重的纤维化不会导致后束衰减[27,29]。

● 患者因素：据报道，超声检测病态肥胖患者的肝脂肪变性的灵敏度和特异性分别减少至 49% 和 75%[30]。皮下和内脏脂肪组织可继发光束衰减，这一现象也可见于肠道气体过多的患者[31]。

● 操作者和技术因素：超声与操作者有关，因此不可重复。换能器频率和设备设置等技术因素也可影响肝回声反应[20]。

● 肝脏脂肪的定量：与肾脏相比，超声可通过肝脏回声反应的主观视觉评估、肝内血管壁的显著性和隔膜的可视性来定性肝脂肪变性的程度。它分为 4 个等级（0 ~3），0 级为正常；1 级为轻度脂肪变性，与肝内血管壁和隔膜正常的肾脏相比表现为肝脏回声弥漫性轻度增加；2 级为中度脂肪变性，与肝内血管壁可视性差的肾脏相比，肝回声中度增加；3 级为严重脂肪变性，肝脏深部和隔膜的可视性差，肝脏回声呈显著的弥漫性增强[16,19]（图 16.1）。

由于只能定性诊断，超声检查易受观察者和观察者间差异的影响[16,23,25,32-34]。在最近的一项荟萃分析中，组内的 κ 值范围为 0.54 ~0.92，组间为 0.44 ~1[23]。这种变异使超声不可再现，并限制了其评估肝脂肪变性程度的实用性。此外，将肝脂肪变性分为三级也使得超声对于肝脏脂肪含量微小变化的评估不可靠[34]。因此，建议在超声的基础上，使用束散射和衰减对肝脏脂肪进行量化，但其并不用于常规临床实践[35-37]。

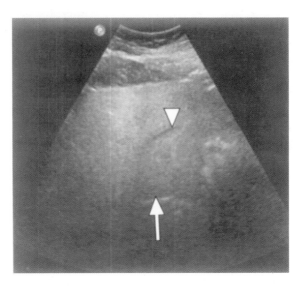

图 16.1 脂肪肝的超声图像。肝脏深部、隔膜及肝内血管壁的可视性差，肝脏回声呈显著的弥漫性增强

因此，超声是检测肝脂肪变性的一个完善的筛查工具，具有适当的灵敏度和特异性。然而，在检测中度脂肪变性和区分脂肪变性和纤维化方面的操作者依赖性、定性特性及低精确性使超声无法用于监测对治疗的反应。它对诊断伴有肝酶升高和疑似 NAFLD 的无症状的中重度脂肪变性患者最有用。然而，它无法区分脂肪变性和脂肪性肝炎。

CT 检查

普通和增强计算机断层扫描成像（CT）都已广泛用于肝脂肪变性的评估中。与超声检查不同，CT 检查是定量利用组织密度测量作为测量衰减函数，以亨斯菲尔德（HU）为单位[18,20]。组织密度取决于组织成分。在检测所有级别的肝脂肪变性方面，普通 CT 的灵敏度为 74%，特异性为 70%，并且对轻度脂肪变性（组织脂肪变性 ≤ 30%）不敏感[38]。

脂肪肝在 CT 上的表现

脂肪在 CT 影像上具有非常低的衰减（-100HU）；因此，脂肪肝衰减度减少。使用绝对肝衰减值（通常在普通 CT 上）或肝脏和脾脏的衰减差异（肝减脾）（在普通 CT 和增强 CT 上）均可评估肝脂肪变性的存在[18]。肝脾衰减的比率也常被使用。为使不均匀肝脏灌注对衰减测量的影响最小化，优先选择普通 CT 平扫。

在普通 CT 上，正常肝脏比肝内脉管系统和脾脏具有更高的衰减。随着脂肪肝变得更加严重，肝脏的衰减度降低，而且肝内血管显示比肝实质更亮，类似于对比增强 CT

的效果[20,26](图 16.2)。据报道，在组织脂肪变性≥30%的中重度脂肪变性中，－9HU的肝减脾(L-S)衰减具有 82%的灵敏度和 100%的特异性[39]。Park 及其同事[40]确定了肝减脾的正常参考范围(1~18HU)，并发现绝对的肝密度≤48HU，肝脏和脾脏衰减之间的差异≥－2HU，在诊断中度和重度肝脏脂肪变性方面具有 100%的特异性。

对比增强 CT 显示，肝脏的衰减很大程度上受到患者循环、注射速率和对比增强相(早期 vs 晚期)相关的灌注效应影响。在增强 CT 上，由于正常肝和脂肪肝衰减的重叠，用于检测肝脂肪变性的肝减脾衰减的灵敏度为 54%~71%[41]。一般来说，在静脉期肝脾中的衰减差异>－35HU(注射造影剂后>100s)，在诊断中重度肝脂肪变性方面是可接受的(图 16.3)。

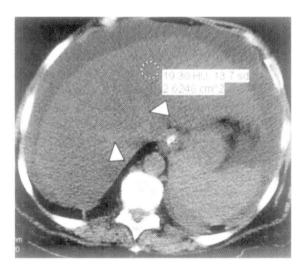

图 16.2　脂肪肝的 CT 平扫影像。肝内血管(箭头头)比低衰减度的肝实质部分更亮，CT 值 19HU

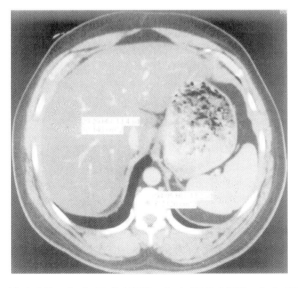

图 16.3　脂肪肝的 CT 增强图像。肝脏 CT 值 29HU，脾脏 CT 值 94HU，肝脾 CT 值差异为－65HU

CT 筛查的优点和局限性

CT，特别是平扫 CT 方便快速，但与超声相比仍然昂贵而较少选择。此外，它会产生电离辐射，因此不适合儿童检查和纵向研究[20]。CT 还具有以下局限性：

• 肝脂肪变性的检测灵敏度：CT 对于轻度脂肪变性的检测不敏感，对组织学 ≥ 30% 的中度至重度脂肪变性检测更准确[18,32,38,42]。在普通平扫 CT 上，CT 指数的总体阈值根据所使用的方法和研究群体而变化[38-39]。绝对肝衰减值可能因不同供应商的扫描仪而异；因此，建议规范以脾脏值作为内参的肝衰减值[43-45]。

• 肝脂肪变性的诊断特异性：肝实质的低衰减不是脂肪变性特有的。其他原因，如纤维化、炎症和水肿，可以降低肝脏的衰减值[41-42]。此外，脂肪变性可被增加肝脏衰减的其他原因所掩盖，例如糖原、铜和药物（比如胺碘酮）[32]。因此，在肝移植活体供者中，普通 CT 在大多数患者中并不能替代肝活检[42]。

• 增强 CT 评估肝脏脂肪变性易受肝灌注和肝脏基础疾病的影响[32]。

• CT 对肝脂肪的定量检测：尽管 HU 用于评估肝脂肪变性的存在与否，但其对脂肪变性程度的评价是定性的[39]，并且不能检测肝脏脂肪的细小变化，因此不能用于对治疗反应的监测[39]。

虽然 CT 具有快速和相对有效性的优点，但它有许多缺点，使其无法成为筛查工具以及无法用于肝脂肪变性患者的纵向随访。CT 不同于超声，其采用了电离辐射，所以成本更高，应用有限。而且 CT 对于轻度脂肪变性或肝脏脂肪变化不太敏感。此外，平扫 CT 的衰减值受到共存的其他弥漫性肝脏疾病或药物效应的影响，而且增强 CT 的衰减值受灌注和图像采集时相的影响。

磁共振成像（MRI）

不同于 US 和 CT 利用回声的替代特征和衰减来确定肝脂肪的存在，磁共振成像（MRI）技术通过测量由脂肪质子产生的信号客观地测量肝脏脂肪分数（HFF）。

MRI 信号主要来自水和脂肪分子中的质子。用于将水与脂肪质子区分开的基本 MR 原理是水和脂肪的化学位移，这是水和脂肪质子之间共振频率的差异。MR 光谱（MRS）被用于在它们各自的谐振频率处显示信号。其他定量 MR 技术可用于产生图像，这些图像是来自脂肪和水质子的信号显示。

MRI 技术对于肝脂肪变性的检测和定量具有高灵敏度和特异性，但是 MRI 具有应用局限和高成本的缺点。有几种 MRI 技术用于展现 HFF。其中一些技术可应用于日常的临床实践，用于定性检测肝脏脂肪的存在。定量检测技术主要用于研究，因为它们需要复杂的分析。然而，这些量化方法将很快会应用到所有的商业 MR 扫描仪。这些技术将详细讨论如下。

肝脂肪在 MRI 的定性估计

在日常临床实践中，肝脂肪的存在可通过可视觉化定性或半定量地确定，简单的兴趣区域(ROI)分析遵循常规使用的成像技术。

- 频率选择脂肪抑制(FS)技术。
- 反相/同相(OIP)梯度回波(GRE)成像技术。

频率选择 FS 技术

肝脏脂肪的存在导致 T1 和 T2 加权像从无脂肪抑制到脂肪抑制的肝脏信号减少。具有和不具有频率选择 FS 的传统 T2 加权快速自旋回波(FSE)成像显示其对检测肝脏脂肪是可靠的(图 16.4A 和 B)。通过在肝和脾中放置匹配的 ROI，在非 FS 和 FS 图像上可视化或半定量地评估信号减少，通过脾(归一化 SI)和应用以下公式，归一化肝信号[32,36]：

归一化 SI 肝脏(非 FS) − 归一化 SI(FS)/归一化 SI(非 FS) × 100

2 项研究[32,46]显示，FS 成像上估计的信号损失与活检的脂肪变性严重程度之间存在中度至良好的相关性，有时超过 OIP 成像[46]，但具有更大的观察者间的差异性[32]。这种技术具有许多限制。例如，肝脏中的异质脂肪分布可导致使用基于 ROI 的分析时的抽样误差。此外，脂肪抑制图像上信号损失的估计可与不均匀 FS 相关的技术因素相混淆。此外，关于将肝脏中的 SI 变化与组织学上肝脂肪含量相关的脂肪抑制图像相关联，并没有参考标准。

由于脂肪抑制成像上信号损失的估计是定性或半定量的，易受到抽样误差和技术限制，因此这种技术是不可靠或不可再现的，不能广泛应用于日常临床实践，也不能用于纵向随访或估计肝脏脂肪含量的微小变化。

(A)

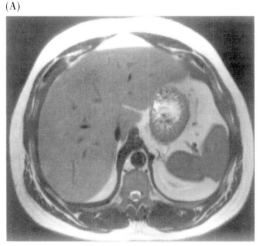

(B)

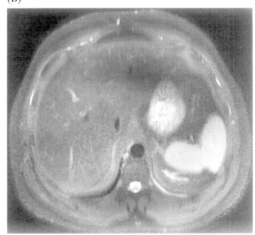

图 16.4　无脂肪抑制(A)和有脂肪抑制(B)的肝脏 T2 加权快速自旋回波(FSE)成像。注意无脂肪抑制的 T2 加权 FSE 成像(A)中相对于脾脏的肝内高信号，在有脂肪抑制的 T2 加权 FSE 成像(B)中降低

OIP 成像技术

该技术利用水和脂肪中质子信号共振频率的差异，其随着场强的增加而减小[7]。当水和脂肪信号在相位（IP）和异相进动，使得它们的信号分别相加和相减时，在特定回波时间获取 T1 加权双回波 GRE 图像。OIP 的回波时间根据场强而变化，以 ~ 2.3ms 间隔在 1.5T 和 1.15ms 间隔在 3T 采集［例如：标准反相（OP）/ IP 回波时间在 1.5T 时为 2.3ms 和 4.6ms，在 3T 时为 1.15ms 和 2.3ms］。双重回波 GRE 序列是所有常规肝脏成像方案的一部分。

在非脂肪肝中，在 OP 和 IP 成像之间不发生可察觉的信号损失。在肝脂肪变性的存在下，在 OP 图像上观察到相对于 IP 的信号损失（图 16.5A 和 B），是由于与信号取消相关的水和脂肪在相同成像体素中的共存。可以通过视觉估计或半定量地通过在 OP 和 IP 上使用 ROI 并应用以下公式测量肝脏的 SI 来定性评估该信号丢失：

$$SI\ 肝（同相）- SSI\ 肝（相反相）/SI\ 肝（同相）\times 100$$

虽然一些学者建议肝脏信号通过脾标准化[32]，这对于当前双回波采集技术是不必要的，其中图像之间的唯一差异是回波时间[47]。

(A)   (B)

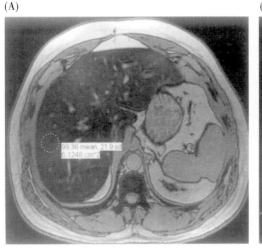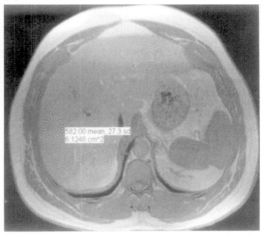

图 16.5 脂肪肝的 OP(A)和 IP(B)梯度回波成像。由于肝脏脂肪变性，在 OP 和 IP 成像之间发生了信号损失

OIP 成像的信号丢失已经在几项研究中显示，在没有铁沉积和肝硬化的情况下，在活检中与所有等级的脂肪变性具有良好的相关性[32,46,48-49]。这种技术存在局限性。例如，常规双回波 OIP 图像上的信号损失的估计与 HFF 相关，但并不是对 HFF 的真实测量，因为测量的 SI 受弛豫时间（T1，T2*）和肝脏脂肪的光谱复杂度影响。要进行肝脂肪的准确量化，这些混杂因素就必须得到解决，后文将对此进行讨论。此外，与任何基于 ROI 的分析类似，肝脏中的异质性脂肪分布可导致取样误差，并且单个测量可能并不能反映整个肝脏的脂肪含量。此外，关于 OIP 成像的 SI 损失与肝脏脂肪含量的组

织学关系并没有参考标准。

因为以常规 OIP 成像衡量肝脏脂肪变性的信号缺失的估计是定性的或至多半定量的，并且易于与抽样差错、弛豫参数和总的肝脂肪含量的低估相关。这种技术是不可重现的，因此对于纵向随访和肝脂肪含量的微小变化的估计并不可靠。然而，由于这项技术对于定性和半定量地检测肝脏脂肪是最可靠的，因此最适合筛查。

MRI 对肝脂肪的定量评估

除了简单的定性和半定量方法用于日常临床实践以确定是否有肝脏脂肪外，MRI还可用于定量估计肝脏脂肪，因此用于监测患者和检测 HFF 的微小变化。MRI 技术检测累积在肝细胞中的异常三酰甘油（脂空泡）[50]。通常有两种方法用于 HFF 的定量估计，并且都利用水和脂肪质子之间的化学位移：

- 使用基于幅度的标准 OIP GRE 图像技术：这些利用肝脏的 SI 在标准 2-D GRE OIP 图像上计算 HFF。通常为该计算获取 6 个 OP 和 IP 回波（图 16.6）。

- 使用基于复杂的标准水（W）和脂肪（F）分离 GRE 图像技术：这些利用了 SI 和肝脏 3-D GRE 水和脂肪分离图像的相位信息［纯水，纯 Dixon 脂肪，利用水的反复分解和脂肪回波不对称以及最小二乘估计（IDEAL）来计算 HFF］（图 16.7）。为分离水和脂肪信号，通常在适当的回波时间获得 6 个回波[50]。

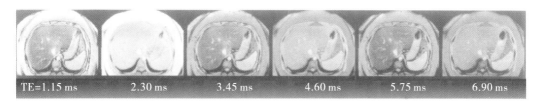

图 16.6　采用标准的 6 回波反相/同相 3T GRE 序列测量肝脏脂肪分数（HFF）。测量的信号必须对 T1、T2* 偏差和脂肪光谱的复杂性进行校正

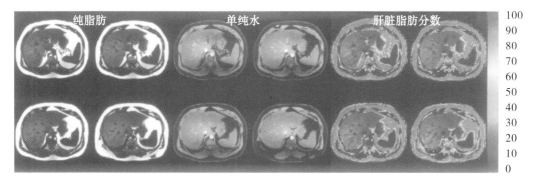

图 16.7　采用水和脂肪分离 GRE 图像计算出的肝脏脂肪分数（HFF）分布图，右侧刻度显示的是 HFF 的百分数（见彩插）

作为一种原理，可使用以下公式从之前描述的图像中测量 HFF：

$$HFF(OIP) = SI\ 肝\ IP - SI\ 肝\ OP\ /\ 2 \times SI\ 肝\ IP$$

$$HFF(W\text{-}F\ 分离) = SI\ 肝(纯\ F)\ /\ SI\ 肝$$

$$(纯\ F) + SI\ 肝(纯\ W)$$

然而，估计信号损失和 HFF 在未校正的 OIP 或纯水和纯脂肪图像的常规临床上被弛豫时间(T1，T2*)和肝脏脂肪光谱的复杂性所混淆。例如，铁在肝脏中的共存导致 T2*缩短，这导致在所有图像中肝脏中的信号减少，导致 HFF 被低估。此外，OIP 回波时间是基于水和纯脂肪的主要亚甲基峰之间的化学位移[7]，而没有考虑其他类型的肝脂肪，导致肝脏总脂肪含量被低估。

为了从 OIP 和纯水/纯脂肪 MR 图像准确估计 HFF，应尽量减少弛豫时间(T1 和 T2*)、光谱脂肪量及其他相关的混杂因素。通过改变获取参数(T1)、计算并校正信号(T2*)、计算肝脏中所有类型的脂肪(频谱脂肪建模)及减轻下面所讨论的其他偏差，来降低这些混杂因素的影响。

- T1 偏差[47]：使用重复时间(TR)和标准 GRE 成像的翻转角以提供优化 T1 加权成像，这导致使用这些图像时 HFF 被高估。减小翻转角最小化 T1 效应并提供无 T1 偏差时可用于估计 PD-HFF 的质子密度(PD)加权图像。

- T2* 偏差：对信号的 T2*缩短效应，通常由于铁的共存，可导致脂肪定量中的严重错误，多数会低估 PD-HFF。可从图像中计算获取 T2*，并用来校正信号[47,51-55]。

- 脂肪的光谱复杂性：与水不同，肝脏中脂肪不是单一的、尖锐的光谱谐振；相反，包括至少 6 个不同的光谱峰谐振频率[7,56]。因此，精确的脂肪量化应该包括来自所有脂肪共振的信号，而不仅是主要共振。这可以通过在 HFF 的计算中并入脂肪的光谱模型来实现[51-52]。

此外，还需要解决额外的混杂因素，例如主要涉及水和脂肪分离方法的噪音偏差和相位误差[7,51,57-60]。噪音偏差出现是因为低信号区域在幅度图像上具有噪音，并且可能会导致在非常低的肝脏脂肪分数下 HFF 的过高估计。这可以使用 Liu 等描述的幅度鉴别和相位约束方法来解决[57]。当 OP 图像上的信号接近 0 时，噪音偏差也可影响 50%脂肪含量下基于大小的技术。相位误差可使用在其计算中并入相位信息的水和脂肪分离技术来降低 HFF 估计。这些误差是由于梯度之间的快速切换以致梯度延迟和涡流而引起的，可采用混合的采集方法来解决[58-59]。

多回波 OIP 技术与水-脂肪分离技术的主要区别是后者允许 HFF 从 0 到 100%整个范围的估计，而前者允许计算的范围仅为 0~50%，这是临床相关范围，因为临床肝脂肪信号很少超过 50%。这一限制可采用双翻转角技术克服[47]。使用这些方法中的一个，在像素基础上可生成整个肝脏的 PD-HFF 图像，从而消除了与活检相关的抽样误差(图 16.8)。

在 1.5T 和 3T MRI 中，PD-HFF 计算技术被证明在所有等级的脂肪变性中具有高度精确性，与 MRS 测量和活检相比其报道的精确度高达 96%[47,61-65]，但可能会受共存的纤维化影响[66]。这种技术具有可重复性[67]，可独立进行视野增强[68]，而且可用于检测肝脂肪变性为 1% 的微小变化[67,69]。尽管如此，这些技术仍有如下局限。

● 虽然 VoIP 技术和水 – 脂肪分离技术评估 PD-HFF 具有高度精确性，这些技术仍尚未应用于临床，通常因为需要进行复杂分析仅用于研究背景。因此，这些方法目前不能应用于肝脂肪变性的筛查。

● 直到最近，仍没有关于伴有组织学上重度肝脂肪变性的 PD-HFF 的参考标准，PD-HFF ≥5.56% 被认为是异常的[70]，最近建议，在 NAFLD 患者 PD-HFF 8.9% 对应于 1 级组织脂肪变性。一项最新的报道[64]提示，在 NAFLD 患者中，8.9% 的 PD-HFF 对应 1 级的脂肪组织变性，16.3% 对应 2 级，25% 对应 3 级。组织学上的脂肪变性对于估计有脂肪泡的肝细胞的百分比是半定量的，记住这一点非常重要。

● MRI 使用的高成本和应用的局限性仍是一个问题。

磁共振波谱(MRS)

质子 MRS 是一种测量和显示质子的共振频率的信号振幅技术[18]，在肝脏中，脂肪和水的质子是最丰富的，并有助于各峰的识别。水的共振被看作是一个单峰，处于 4.7/100 万部分。脂肪作为多峰是因为几种具有不同的化学键脂肪质子在肝脏中的共存。最大的脂肪肝共振谱在 1.3ppm 为亚甲基峰。有至少 5 个其他峰略有不同共振频率，其中 2 个是紧密排列的水共振[56]（图 16.9）。

MRS 技术：单体素 MRS 是最常用的技术，体素通常是 3cm × 3cm × 3cm 大小，手动放置于肝实质（图 16.10）。匀场在体素是必要的，匀场（一个老的耕耘术语，最初是指农田中笔直的犁沟）对于在三维像素上获得一个同质的磁场是必要的[18]。受激回波采集模式（STEAM）或点分辨光谱序列（PRESS）用于获得磁共振波谱。PRESS 序列因具有更高的信噪比及可减少干扰等优势更易被采用[71-72]。MRS 可在自由呼吸下操作，当然在屏息时操作更好，因为可避免呼吸运动产生位移等问题[61-62,65,73-74]。

与其他 MRI 方法相似，为了获得准确的 PD-HFF 测量，采用 MRS 序列时应尽量减少松弛效应，长的重复时间（TR）会降低 T_1 的偏倚。具有多光谱的多回波 MRS 可最大限度减轻导致 HFF 错误估计的 T_2 松弛效应[61-62,65,73-75]。

肝内脂肪可通过每个峰的光谱追踪来定量，PD-HFF 可采用所有脂肪峰的信号总和除以水和脂肪的信号总和来进行计算。如果只有主脂峰下面积的计算而未包括小脂峰，肝脏脂肪就会被低估达 30%[56]。

MRS 的准确性：质子 MRS 被认为是 MR 方法中肝脂肪定量的金标准，报道的 MRS 在肝脂肪≥5% 甚至无信号纠正时检测的灵敏度为 80% ~ 91%[25,38]。MRS 的测量具有高度可重复性[62]。MRS 对于 CT 和超声的主要优点是，其对脂肪变性的评估客观、可定量和高度重复[61-62,68,70]。它可用于所有程度的肝脂肪变性的诊断和随访，以评估治疗效果或生活方式改变的效果。

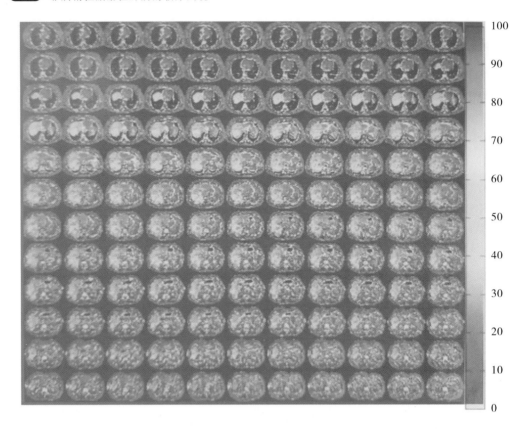

图 16.8 全肝脏的 PD-肝脏脂肪分数(HFF)图。右侧刻度显示的是 HFF 的百分数(见彩插)

尽管 MRI 在不同程度的肝脂肪变性量化检测中具有安全性和高度准确性，但 MRS 的应用并不广泛，原因是检测费用昂贵、对 MRS 数据的采集和分析需要专业知识。此外，当使用单一的三维像素技术时，数据收集不是整个肝脏，因此易产生采样误差。

虽然肝脂肪变性的严重程度的组织学评估仍然被认为是金标准，但一些研究表明，采用 MRI 和 MRS 对 PD-HFF 的测量是更好的参考标准，其具有高精度、可重复性，以及与肝标本中脂质生化分析和显微图片的计算机分析具有更好的相关性[76-78]。

同时，30% 的组织学下限对于发现肝脏脂肪的微小变化来说太宽范，亦不敏感。然而，MRI 和 MRS 决定的 PD-HFF 肝脏脂肪变性的严重程度不同于组织学。活检有采样误差，而 MRI 技术则不存在这个问题，可以通过像素逐像素的基础来确定整个肝脏的 PD-HFF。基于 MRI 的 PD-HFF 和 MRS 的定量评估较组织学更好，其依赖于病理学专家对肝细胞内脂滴的主观视觉估计[47]。

整体而言，超声应作为疑似脂肪肝患者首选的一线筛查手段，超声对中重度肝脂肪变性敏感，容易实现并且费用较低。对于不愿意做超声检查的患者，OIP MR 成像是一个潜在的替代技术。因为它是一个更敏感的检测轻度肝脂肪变性的技术。MRS 是这些患者的另一种选择，大多数 MR 扫描仪现在有能力自动产生肝脏光谱，而不需要进行复杂分析。至于对脂肪变性患者进行随访和评估治疗效果或生活方式改变效果，只有 MRS 和定量 MRI 技术可以敏感地检测到肝脂肪的微小变化。在 NAFLD 患者中，这一点非常重要。脂肪肝与纤维化的关系是负相关关系，而且肝脏脂肪的减少可能并不一定说明治疗有效，也有可能是肝脏纤维化在加重，从而导致脂肪含量相对减少。

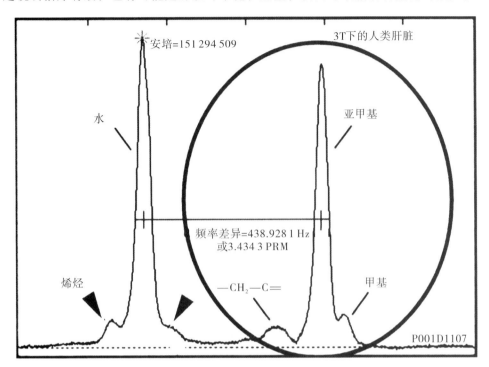

图 16.9　3T 下的肝脏质子谱。肝脏脂肪和水质子的共振频率表现为函数关系。有一个单一的水峰值在 4.7/100 万和几个脂肪峰。占主导地位的脂肪亚甲基峰峰值在 1.3ppm 的 3 个小的相邻峰的黑色圆圈包围下和两个小峰（箭头）在剂量上接近水峰

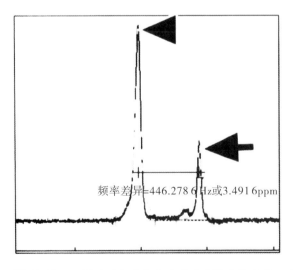

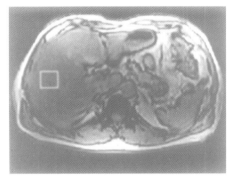

图 16.10　1.5T 脂肪肝单体素质子磁共振波谱研究。注意在取样的薄壁组织中放置在肝脏右叶和水（箭头头）和显性脂肪（亚甲基）（箭头）峰的小红色体素（见彩插）

参考文献

［1］Matteoni CA，Younossi ZM，Gramlich T，et al. Nonalcoholic fatty liver disease：a spectrum of clinical and pathological severity. Gastroenterology，1999，116(6)：1413 - 9

［2］Sanyal AJ，Banas C，Sargeant C，et al. Similarities and differences in outcomes of cirrhosis due to nonalcoholic steatopatitis and hepatitis C. Hepatology，2006，43(4)：682 - 689

［3］Adams LA，Waters OR，Knuiman MW，et al. NAFLD as a risk factor for the development of diabetes and the metabolic syndrome：an eleven-year follow-up study. The American Journal of Gastroenterology，2009，104(4)：861 - 867

［4］Dunn W，Xu R，Wingard DL，et al. Suspected nonalcoholic fatty liver disease and mortality risk in a population-based cohort study. The American Journal of Gastroenterology，2008，103(9)：2263 - 2271

［5］Rubinstein E，Lavine JE，Schwimmer JB. Hepatic，cardiovascular and endocrine outcomes of the histological subphenotypes of nonalcoholic fatty liver disease. Seminars in Liver Disease，2008，28(4)：380 - 385

［6］Targher G，Arcaro G. Non-alcoholic fatty liver disease and increased risk of cardiovascular disease. Atherosclerosis，2007，191(2)：235 - 240

［7］Reeder SB，Sirlin CB. Quantification of liver fat with magtic resonance imaging. Magnetic Resonance Imaging Clinics of North America，2010，18(3)：337 - 357，ix

［8］Lok AS，Everhart JE，Chung RT，et al. Evolution of hepatic steatosis in patients with advanced hepatitis C：results from hepatitis C antiviral long-term treatment against cirrhosis (HALT-C) trial. Hepatology，2009，49(6)：1828 - 1837

［9］Guzman G，Brunt EM，Petrovic LM，et al. Does nonalcoholic fatty liver disease predispose patients to hepatocellular carcinoma in the absence of cirrhosis? Archives of Pathology & Laboratory Medicine，2008，132(11)：1761 - 176

［10］Ioannou GN. Development and validation of a model predicting graft survival after liver transplantation. Liver Transplantation，2006，12(11)：1594 - 1606

［11］Yoong KF，Gunson BK，Neil DA，et al. Impact of donor liver microvesicular steatosis on the outcome of liver retransplantation. Transplantation Proceedings，1999，31(1 - 2)：550 - 551

［12］Bravo AA，Sheth SG，Chopra S. Liver biopsy. The New England Journal of Medicine，2001，344(7)：495 - 500

［13］Vuppalanchi R，Unalp A，Van Natta ML，et al. Effects of liver biopsy sample length and number of readings on sampling variability in nonalcoholic Fatty liver disease. Clinical Gastroenterology and Hepatology，2009，7（4）：481 - 486

［14］Schwenzer NF，Springer F，Schraml C，et al. Non-invasive assessment and quantification of liver steatosis by ultrasound，computed tomography and magnetic resonance. Journal of Hepatology，2009，51（3）：433 - 445

［15］Ma X，Holalkere NS，Kambadakone RA，et al. Imaging-based quantification of hepatic fat：methods and clinical applications. Radiographics，2009，29（5）：1253 - 1277

［16］Saadeh S，Younossi ZM，Remer EM，et al. The utility of radiological imaging in nonalcoholic fatty liver disease. Gastroenterology，2002，123（3）：745 - 750

［17］Karcaaltincaba M，Akhan O. Imaging of hepatic steatosis and fatty sparing. European Journal of Radiology，2007，61（1）：33 - 43

［18］Lee SS，Park SH. Radiologic evaluation of nonalcoholic fatty liver disease. World Journal of Gastroenterology，2014，20 （23）：7392 - 7402

［19］Lupsor-Platon M，Stefanescu H，Muresan D，et al. Noninvasive assessment of liver steatosis using ultrasound methods. Medical Ultrasonography，2014，16（3）：236 - 245

［20］Mazhar SM，Shiehmorteza M，Sirlin CB. Noninvasive assessment of hepatic steatosis. Clinical Gastroenterology and Hepatology，2009，7（2）：135 - 140

［21］Valls C，Iannacconne R，Alba E，et al. Fat in the liver：diagnosis and characterization. European Radiology，2006，16（10）：2292 - 2308

［22］Mathiesen UL，Franzen LE，Aselius H，et al. Increased liver echogenicity at ultrasound examination reflects degree of steatosis but not of fibrosis in asymptomatic patients with mild/moderate abnormalities of liver transaminases. Digestive and Liver Disease，2002，34（7）：516 - 522

［23］Hernaez R，Lazo M，Bonekamp S，et al. Diagnostic accuracy and reliability of ultrasonography for the detection of fatty liver：a meta-analysis. Hepatology，2011，54（3）：1082 - 1090

［24］Dasarathy S，Dasarathy J，Khiyami A，et al. Validity of real time ultrasound in the diagnosis of hepatic steatosis：a prospective study. Journal of Hepatology，2009，51（6）：1061 - 1067

［25］Lee SS，Park SH，Kim HJ，et al. Non-invasive assessment of hepatic steatosis：prospective comparison of the accuracy of imaging examinations. Journal of Hepatology，2010，52（4）：579 - 585

［26］Needleman L，Kurtz AB，Rifkin MD，et al. Sonography of diffuse benign liver disease：accuracy of pattern recognition and grading. American Journal of Roentgenology，1986，146（5）：1011 - 1015

［27］Saverymuttu SH，Joseph AE，Maxwell JD. Ultrasound scanning in the detection of hepatic fibrosis and steatosis. British Medical Journal，1986，292（6512）：13 - 15

[28] Hepburn MJ, Vos JA, Fillman EP, et al. The accuracy of the report of hepatic steatosis on ultrasonography in patients infected with hepatitis C in a clinical setting: a retrospective observational study. BMC Gastroenterology, 2005, 5: 14

[29] Palmentieri B, de Sio I, La Mura V, et al. The role of bright liver echo pattern on ultrasound B-mode examination in the diagnosis of liver steatosis. Digestive and Liver Disease, 2006, 38(7): 485 –489

[30] Mottin CC. Moretto M, Padoin AV, et al. The role of ultra-sound in the diagnosis of hepatic steatosis in morbidly obese patients. Obesity Surgery, 2004, 14(5): 635 –637

[31] Festi D, Schiumerini R, Marzi L, et al. Review article: the diagnosis of non-alcoholic fatty liver disease—availability and accuracy of non-invasive methods. Alimentary Pharmacology & Therapeutics, 2013, 37(4): 392 –400

[32] Qayyum A, Chen DM, Breiman RS, et al. Evaluation of diffuse liver steatosis by ultrasound, computed tomography, and magnetic resonance imaging: which modality is best? Clinical Imaging, 2009, 33(2): 110 –115

[33] Strauss S, Gavish E, Gottlieb P, et al. Interobserver and intraobserver variability in the sonographic assessment of fatty liver. American Journal of Roentgenology, 2007, 189 (6): W320 –W323

[34] Fishbein M, Castro F, Cheruku S, et al. Hepatic MRI for fat quantitation: its relationship to fat morphology, diagnosis, and ultrasound. Journal of Clinical Gastroenterology, 2005, 39(7): 619 –625

[35] GraifM, Yanuka M, Baraz M, et al. Quantitative estimation of attenuation in ultrasound video images: correlation with histology in diffuse liver disease. Investigative Radiology, 2000, 35(5): 319 –324

[36] Kim SH, Lee JM, Kim JH, et al. Appropriateness of a donor liver with respect tomacrosteatosis: application of artificial neural networks to US images—initial experience. Radiology, 2005, 234(3): 793 –803

[37] Gaitini D, Baruch Y, Ghersin E, et al. Feasibility study of ultrasonic fatty liver biopsy: texture vs. attenuation and backscatter. Ultrasound in Medicine & Biology, 2004, 30 (10): 1321 –1327

[38] vanWerven JR, Marsman HA, Nederveen AJ, et al. Assessment of hepatic steatosis in patients undergoing liver resection: comparison of US, CT, Tl weighted dual-echo MR imaging, and point-resolved lH MR spectroscopy. Radiology, 2010, 256(1): 159 –168

[39] Park SH, Kim PN, KimKW, et al. Macrovesicular hepatic steatosis in living liver donors: use of CT for quantitative and qualitative assessment. Radiology, 2006, 239(1): 105 –112

[40] Park YS, Park SH, Lee SS, et al. Biopsy-provennonsteatotic liver in adults: estimation

of reference range for difference in attenuation between the liver and the spleen at nonen-hanced CT. Radiology, 2011, 258(3): 760 – 766

[41] Johnston RJ, Stamm ER, Lewin JM, et al. Diagnosis of fatty infiltration of the liver on contrast enhanced CT: limitations of liver-minus-spleen attenuation difference measure-ments. Abdominal Imaging, 1998, 23(4): 409 – 415

[42] Limanond P, Raman SS, Lassman C, et al. Macrovesicular hepatic steatosis in living re-lated liver donors: correlation between CT and histologic findings. Radiology, 2004, 230(1): 276 – 280

[43] Piekarski J, Goldberg HI, Royal SA, et al. Difference between liver and spleen CT numbers in the normal adult: its usefulness in predicting the presence of diffuse liver dis-ease. Radiology, 1980, 137(3): 727 – 729

[44] Pickhardt PJ, Park SH, Hahn L, et al. Specificity of unenhanced CT for non-invasive diagnosis of hepatic steatosis: implications for the investigation of the natural history of incidental steatosis. European Radiology, 2012, 22(5): 1075 – 1082

[45] Birnbaum BA, Hindman N, Lee J, et al. Multi-detector row CT attenuation measure-ments: assessment of intra-and inter scanner variability with an anthropomorphic body CT phantom. Radiology, 2007, 242(1): 109 – 119

[46] Qayyum A, Goh JS, KakarS, et al. Accuracy of liver fat quantification at MR imaging: cornparison of out-of-phase gradient-echo and fat-saturated fast spin-echo techniques—initial experience. Radiology, 2005, 237(2): 507 – 511

[47] Hussain HK, Chenevert TL, Londy FJ, et al. Hepatic fat fraction: MR imaging for quantitative measurement and dis-play—early experience. Radiology, 2005, 237(3): 1048 – 1055

[48] Westphalen AC, Qayyum A, Yeh BM, et al. Liver fat: effect of hepatic iron deposition on evaluation with opposed-phase MR imaging. Radiology, 2007, 242(2): 450 – 455

[49] Kim SH, Lee JM, Han JK, et al. Hepaticmacrosteatosis: predicting appropriateness of liver donation by using MR imaging—correlation with histopathologic findings. Radiolo-gy, 2006, 240(1): 116 – 129

[50] Wells SA. Quantification of hepatic fat and iron with magnetic resonance imaging. Mag-netic Resonance Imaging Clinics of North America, 2014, 22(3): 397 – 416

[51] Yu H, Shimakawa A, McKenzie CA, et al. Multiecho water-fat separation and simulta-neous estimation with multifrequency fat spectrum modeling. Magnetic Resonance in Medicine, 2008, 60(5): 1122 – 1134

[52] Bydder M, Yokoo T, Hamilton G, et al. Relaxation effects in the quantification of fat u-sing gradient echo imaging. Magnetic Resonance Imaging, 2008, 26(3): 347 – 359

[53] Yu H, McKenzie CA, Shimakawa A, et al. Multiecho recon-struction for simultaneous

water-fat decomposition and T2'estimation. Journal of Magnetic Resonance Imaging, 2007, 26(4): 1153 –1161

[54] O'Regan DP, Callaghan MF, Wylezinska-Arridge M, et al. Liver fat content and T2*: simultaneous measurement by using breath-hold multiecho MR imaging at 3. 0T—feasibiity. Radiology, 2008, 247(2): 550 –557

[55] Guiu B, Petit JM, Loffroy R, et al. Quantification of liver fat content: comparison of triple-echo chemical shift gradient-echo imaging and in vivo proton MR spectroscopy. Radiology, 2009, 250(1): 95 –102

[56] Hamilton G, Yokoo T, Bydder M, et al. In vivo characterization of the liver fat(1) H MR spectrum. NM R in Biomedicine, 2011, 24(7): 784 –790

[57] Liu CY, McKenzie CA, Yu H, et al. Fat quantification with IDEAL gradient echo imaging: correction of bias from T(1) and noise. Magnetic Resonance in Medicine, 2007, 58(2): 354 –364

[58] Hernando D, Hines CD, Yu H, et al. Addressing phase errors in fat-water imaging using a mixed magnitudef complex fitting method. Magnetic Resonance in Medicine, 2012, 67(3): 638 –644

[59] Yu H, Shimakawa A, Hines CD, et al. Combination of complex-based and magnitude-based multiecho water-fat separation for accurate quantification of fat-fraction. Magnetic Resonance in Medicine, 2011, 66(1): 199 –206

[60] Yu H, Shimakawa A, McKenzie CA, et al. Phase and amplitude correction for multiecho water-fat separation with bipolar acquisitions. Journal of Magnetic Resonance Imaging, 2010, 31(5): 1264 –1271

[61] Yokoo T, Bydder M, Hamilton G, et al. Nonalcoholic fatty liver disease: diagnostic and fat-grading accuracy of low-flip-angle multiecho gradient-recalled-echo MR imaging at 1. 5T. Radiology, 2009, 251(1): 67 –76

[62] Yokoo T, Shiehmorteza M, Hamilton G, et al. Estimation of hepatic proton-density fat fraction by using MR imaging at 3. 0T. Radiology, 2011, 258(3): 749 –759

[63] Tang A, Tan J, Sun M, et al. Nonalcoholic fatty liver disease: MR imaging of liver proton density fat fraction to assess hepatic steatosis. Radiology, 2013, 267(2): 422 –431

[64] Permutt Z, Le TA, Peterson MR, et al. Correlation between liver histology and novel magnetic resonance imaging in adult patients with non-alcoholic fatty liver disease—MRI accurately quantifies hepatic steatosis in NAFLD. Alimentary Pharmacology & Therapeutics, 2012, 36(1): 22 –29

[65] Meisamy S, Hines CD, Hamilton G, et al. Quantification of hepatic steatosis with Tl-independent, T2-corrected MR imaging with spectral modeling of fat: blinded comparison with MR spectroscopy. Radiology, 2011, 258(3): 767 –775

［66］ Idilman IS, Aniktar H, Idilman R, et al. Hepatic steatosis: quantification by proton density fat fraction with MR imaging versus liver biopsy. Radiology, 2013, 267(3): 767 – 775

［67］ Negrete LM, Middleton MS, Clark L, et al. Inter-examination precision of magnitude-based MRI for. estimation of segmental hepatic proton density fat fraction in obese subjects. Journal of Magnetic Resonance Imaging, 2014, 39(5): 1265 – 1271

［68］ Kang GH, Cruite I, Shiehmorteza M, et al. Reproducibility of MRI-determined proton density fat fraction across two different MR scanner platforms. Journal of Magnetic Resonance Imaging, 2011, 34(4): 928 – 934

［69］ Noureddin M, Lam J, Peterson MR, et al. Utility of magnetic resonance imaging versus histology for quantifying changes in liver fat in nonalcoholic fatty liver disease trials. Hepatology, 2013, 58(6): 1930 – 1940

［70］ Szczepaniak LS, Nurenberg P, Leonard D, et al. Magnetic resonance spectroscopyto measure hepatictriglyceride content: prevalence of hepatic steatosis in the general population. American Journal of Physiology. Endocrinology and Metabolism, 2005, 288(2): E462 – E468

［71］ Hamilton G, Middleton MS, Bydder M, et al. Effect of PRESS and STEAM sequences on magnetic resonance spectroscopic liver fat quantification. Journal of Magnetic Resonance Imaging, 2009, 30(1): 145 – 152

［72］ Reeder SB, Cruite I, Hamilton G, et al. Quantitative assessment of liver fat with magnetic resonance imaging and spectroscopy. Journal of Magnetic Resonance Imaging, 2011, 34(4): spcone

［73］ Kang BK, Yu ES, Lee SS, et al. Hepatic fat quantification: a prospective comparison of magnetic resonance spectros-copy and analysis methods for chemical-shift gradient echo magnetic resonance imaging with histologic assessment as the reference standard. Investigative Radiology, 2012, 47(6): 368 – 375

［74］ Pineda N, Sharma P, Xu Q, et al. Measurement of hepatic lipid: high-speed T2-corrected multiecho acquisition at lH MR spectroscopy—a rapid and accurate technique. Radiology, 2009, 252(2): 568 – 576

［75］ Lee SS, Lee Y, Kim N, et al. Hepatic fat quantification using chemical shift MR imaging and MR spectroscopy in the presence of hepatic iron deposition: validation in phantoms and in patients with chronic liver disease. Journal of Magnetic Resonance Imaging, 2011, 33(6): 1390 – 8139

［76］ Urdzik J, Bjerner T, Wanders A, et al. The value of preoperative magnetic resonance spectroscopy in the assessment of steatohepatitis in patients with colorectal liver metastasis. Journal of Hepatology, 2012, 56(3): 640 – 646

[77] Roldan-Valadez E, Favila R, Martinez-Lopez M, et al. In vivo 3 T spectroscopic quantification of liver fat content in nonalcoholic fatty liver disease: correlation with biochemical method and morphometry. Journal of Hepatology, 2010, 53(4): 732 – 737

[78] Raptis DA, Fischer MA, Graf R. et al. MRI: the new reference standard in quantifying hepatic steatosis? Gut, 2012, 61(1): 117 – 127

（张海宇　译，闫宇涛　审校）

第 17 章 肝活检弊大于利?

Jeremy F. L. Cobbold, Simon D. Taylor-Robinson

摘 要

- 肝活检仅取样肝脏组织的 1/50 000,易出现抽样误差。
- 虽然超声或 MRI 技术对于典型非酒精性脂肪性肝病(NAFLD)的检测行之有效,但肝脂肪含量的组织学评估结果仍然是金标准。
- 用于评估肝纤维化的无创性方法(超声弹性成像和 MR 弹性成像技术)是有效的,但存在诊断疑点时应进行肝活检。
- 肝内炎症用无创检查手段不能确定,尤其是怀疑非酒精性脂肪性肝炎(NASH)时,肝活检仍然是最好的选择。

引 言

非酒精原因引起的肝脏脂肪浸润性炎症合并肥胖和(或)2 型糖尿病临床早有描述,最终命名为非酒精性脂肪性肝病(NAFLD)[1-2]。NAFLD 包括从无明显炎症的单纯性脂肪肝(SS)[或称为非酒精性脂肪肝(NAFL);图 17.1A],到非酒精性脂肪性肝炎(NASH)(图 17.1B)、肝纤维化,最终发展为肝硬化等一系列的肝脏病理变化[3]。NAFLD 与腹型肥胖代谢综合征、2 型糖尿病、空腹糖耐量受损、血脂异常及高血压等疾病密切相关[4],其全球患病率为 15% ~ 50%,反映出日益严重的全球肥胖问题[5]。在 NAFLD 患者群中,一部分人可能表现正常,而一小部分 NAFLD 患者会发展为终末期肝病或因 NASH 增加肝病相关或全因相关死亡率[6]。因此,NAFLD 严重程度的诊断和评估对于资源分配、治疗对象和总体情况的把握至关重要。本章中,作者讨论了肝活组织学检查(以下简称肝活检)相对其他无创检查方法的优势。

NAFLD 的诊断及严重程度评估

NAFLD 的诊断

在未摄入酒精的情况下,5% 以上肝脏细胞发生脂肪变性和细胞核位移就可以诊断为 NAFLD。脂肪变性是诊断所有 NAFLD 病理类型的必要条件,需除外药物(如高效抗反转录病毒、胺碘酮、他莫昔芬治疗)、病毒(如丙型肝炎病毒)和空肠旁路手术等引起的脂肪肝[3]。某些隐源性肝硬化虽然缺乏 NAFLD 的特征性改变,其脂肪变性不明显(或者"脂肪已燃尽"),但根据其伴随出现的危险代谢指标和细微的组织学特征,NAFLD 被认为是相当比例的隐源性肝硬化患者的主要病因[7]。NASH 伴或不伴有肝纤维化的组织学特征除了脂肪变性外,还有肝细胞气球样变、肝小叶门脉炎等,其他特征如马洛里小体、糖原核肝细胞和铁沉积等[8](图 17.1)。

随着全球 NAFLD 发病率升高,这种严格的组织学诊断并不实用。在无酒精或致病药物摄入前提下,出现轻度转氨酶值升高(通常 <3 倍正常上限)或肝实质超声回声增强,尤其是具有代谢综合征特点的患者很有可能就是 NAFLD 患者[9-10]。有研究表明,350 例转氨酶升高的患者(经肝活检排除酒精肝或其他慢性肝脏疾病)中,NASH 或单纯性脂肪肝(SS)占 66%[11]。当然,任何严重程度的肝病患者转氨酶也可能处于正常范围[12-13]。

腹部超声检查是一种简便有效而被广泛应用的检查技术,其对中度脂肪变性的检测具有较好的灵敏度(91%)和特异性(93%),但是,它的准确性依赖于操作人员的技术水平,对轻度脂肪肝不敏感,难以量化结果[14]。血清学检验可以排除其他原因引起的慢性肝脏疾病,如乙型肝炎、丙型肝炎、自身免疫性肝炎和原发性胆汁性肝硬化等,血清铁指标、血浆铜蓝蛋白和 αl 抗胰蛋白酶水平可以排除或提示相关代谢性疾病[15]。血清铁蛋白在 NAFLD/NASH 患者中常升高,并与疾病的严重程度相关[16]。缺乏超声检查时,用包括 γ-谷氨酰转移酶、血清三酰甘油浓度、腰围和体重指数(BMI)在内的几个指标组成的"脂肪肝指数"推导脂肪肝的准确度高达 0.84[17]。

由此看来,大部分情况下 NAFLD 的诊断似乎不必依赖于肝活检技术。然而,常规检测方法在下列患者中也有其不确定性:正在服用多种药物的患者;低滴度抗核抗体的患者;轻度升高的 IgG 或 IgA 患者;血清铁蛋白中度升高的患者。肝活检组织学检查能够帮助确诊疑似病例,帮助鉴别诊断和排除其他疾病,如药物性肝损伤、肉芽肿性疾病、原发性硬化性胆管炎甚至正常肝脏[11]。

共病的诊断

肥胖和 2 型糖尿病患者数的不断增加,很可能与乙型肝炎、丙型肝炎、自身免疫性肝炎和血色病等疾病产生双重病理叠加的后果,这可能导致疾病进展加速[18]。虽然无创诊断手段难以确认这种状态的存在,却可以为 NAFLD 进一步的肝活检提供铺垫。

脂肪变性的量化

脂肪变性的量与疾病进展程度之间的关系并不明确。重度脂肪变性可发生于轻度疾病,但随着晚期纤维化发展而减轻。肝活检队列研究表明,脂肪变性在疾病的进展中可能是一种独立的组织学因素[19]。然而,小鼠模型实验表明,抑制三酰甘油合成会减轻脂肪变性,但会促使炎症恶化[20],提示脂肪变性可能是肝细胞对炎症和氧化应激

(A)

(B)

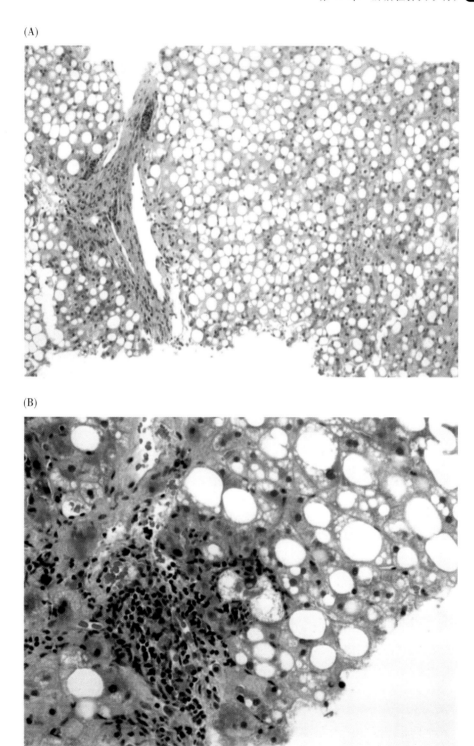

图 17.1　A. 肝穿组织 HE 染色，×200，严重的脂肪变性。B. 肝穿组织 HE 染色，×400，非酒精性
脂肪性肝炎肝细胞气球样变、马洛里小体、糖生成核、肝小叶门静脉炎等（图片引自 Dr. Eve Fryer,
牛津大学医院 NHS 基金信托机构）（见彩插）

的适应性反应[21]。因此，目前尚不清楚量化脂肪变性是如何帮助诊断或评估疾病严重程度的，但连续的分析有助于评估治疗反应。

脂肪变性量化通常计数含三酰甘油滴的肝细胞比例，按照<5%、5%~33%、33%~66%、>66%纳入NAFLD活动度评分（NAS），分别对应0~3分[22]。这虽然是一个强大的、务实的并得到广泛认可的评价方法，但与三酰甘油生化分析的结果不一致，反而是油红O染色（需要肝组织冻结切片）和数字图像分析与生化分析结果密切相关[23]。

非侵入性检查可以对肝脏脂肪进行准确的量化分析，尤其是磁共振质子波谱（^{1}H MRS）和磁共振成像（MRI）技术[24]。虽然目前还没有得到广泛的临床应用，但是大多数MRI扫描仪装载适当软件是可以进行MRS的，并且由于其无创、可重复操作的特点，更适宜学术研究[25-26]。虽然传统的超声扫描不能定量脂肪变性[24]，但瞬时弹性成像技术（TE）和受控衰减参数（CAP）的推导也提供了一种可以量化的方法[27]，目前正在进行进一步的验证。

脂肪性肝炎的诊断

NASH是NAFLD发展的中间过程（图17.1），是一种组织学诊断[6,28]。Brunt在1999年[29]提出了一种对病变进行半定量描述的方法，被NASH网络评分系统（CRN）修订后，形成了NAS评分[22]。该评分体系最初的设计就是以定量的方式为临床试验服务，脂肪变性、小叶内炎症和气球样变的评分范围分别为0~3分、0~3分和0~2分，相加后总分NAS<3分可排除NASH，NAS>4分则可诊断NASH，介于两者之间者为NASH可能[3-4]。然而，作者强调，这个评分系统不能体现病理病变的全貌，也就不能取代组织学诊断[30]。脂肪变性活动度和纤维化程度评分（SAF）认为气球样变是NASH必要而非充分条件，这在肥胖症患者身上取样并得到了验证，并且相关的队列研究和回顾性分析也证实了这点[31-32]。

尽管谷丙转氨酶（ALT）值与NAS和SAF评分相关[31]，但普通的临床指标和生化常规很难诊断NASH[13]。采用非侵入性的检查方法诊断NASH一直是研究的重点，例如，血浆CK-18片段（细胞凋亡和死亡的标志）水平在有或无NASH的患者间有显著差异[33]，然而，根据一个较大的队列研究计算其受试者操作特征曲线下面积（AUROC）与活检证实的NASH对比，诊断的准确性只有0.65，从而限制了其临床应用[34]。对于N2末端Ⅲ型前胶原肽（PⅢNP）的测量可以区分SS和NASH，其AUROC起源集为0.83，验证集为0.78[35]。无创评估深入讨论详见第14章相关章节[36]。

纤维化的分期

NAFLD与其他慢性肝脏疾病一样，晚期肝纤维化的存在是肝脏相关死亡率及全因死亡率的重要标志[37-38]。纤维化的分期对应的是肝脏组织纤维化分布区域的序贯描述，并且其胶原纤维面积比例与肝静脉压力梯度（HVPG）密切相关[39]。将纤维化分为0~4期的NAS系统，具有显著的测量者内和测量者间信度[22]。

然而，在近十年中，慢性肝病的无创指标尤其是纤维化标志物取得了明显进步并得到了组织学充分验证[36-40]，从而减少了通过肝穿活检排除晚期纤维化的必要性。这些标志物包括直接或间接的血清标志物和弹性成像技术(TE 和 ARFI)和 MR 扫描(弹性成像和多参数受控技术)的影像指标[40-41]。上述大多数技术将肝活检的肝纤维化分期作为金标准进行验证，依据 AUROC，其诊断肝硬化的准确性和排除的净现值均超过90%[40,42]。受组织学特征本身局限性的影响，肝活检固有的不精确性高达20%，因此在临床实践中，需要密切关注不一致的指标，例如临床表现、血液指标、影像和组织学检查之间的差异[43]。

看似可靠的无创技术用于纤维化分期有其局限性，因为组织学分期本身就是一个描述性的形态学分类变量，其本质是半定量[44]。毕竟，用模块化标准测量一个连续变量是不可靠的。虽然对肝纤维化中间期的测定在临床实践中无用，但对肝硬化的诊断和排除非常实用，而且较高诊断精度的无创技术也可以实现。当考虑肝活检对于NAFLD 分期的利弊时，应该牢记，肝活检即使不能精确提供预后信息但仍然是疾病诊断的金标准。长期随访研究表明，无创检查(TE、ELF 和 FibroTest)能够对肝硬化失代偿期患者进行危险分层[45-47]。

技术与保障方面

技术方面

肝实质活检可采取针吸活检技术：经皮穿刺活检，经颈静脉途径的穿刺活检或楔形活检术(在减肥手术经常使用)。经皮穿刺操作通常由超声辅助定位或在直接超声引导下，局部浸润麻醉后进行，步骤简单，几无不适[48-49]。术后，患者应该继续留院观察 6h，防止出现并发症，通常可以在第二天返回工作岗位，但应避免举重，以免增加腹内压，导致出血。

患者安全

患者的安全是医疗行为的首要目标，因此肝活检的有创性是其劣势。经皮肝穿刺活检术的并发症包括疼痛、出血、内脏穿孔等。轻度疼痛经常发生(发病率30% ~ 84%)，可以口服简单的镇痛药物治疗[48,50]。在 2229 例超声引导下经皮肝穿刺活检术后患者中，12 例(0.5%)发生严重并发症，17 例(0.7%)发生轻微并发症，无死亡病例，其中 8 例出血患者需要输血治疗。值得注意的是，约半数的活检结果能确切表明病灶，有 6 例被查出恶性病变[51]。美国肝病研究协会(AASLD)总结既往病例，认为严重出血需要住院治疗的比例介于 1：10 000 ~ 1：2500[48]。基于以上问题，值得权衡肝活检与轻微不适的抽血检验或安全快捷的影像学方法。

成本考虑

肝活检的成本与以下因素有关：设备、操作者和辅助人员，门诊或住院治疗，术前检查，并发症可能，样品制备和分析。下一步的成本要看检查结果是否影响了患者后续治疗的费用，如进一步用药策略或进一步住院观察。而代之以无创检查产生的成本包括设备采购、运行、维护和操作者成本。因此，关于 NAFLD 的正式系统的成本效益分析有待进一步探讨。

样本大小和质量

组织学分析的优势在样本足够且可用时才能体现。一个样本是否足够取决于是否得到想要的结果，例如在一小份活检组织中发现疑似病例的诊断特征，样本就被认为是足够的。然而，对于纤维化程度的分期，一项关于丙型肝炎的切面图像分析表明，纤维化面积测量变异系数随着样本长度的增加而减少（从 25mm 的 55% 减至 15mm 的 45%），而根据 METAVIR 评分取得的样本的纤维化变异系数从 15mm 的 65% 增至 25mm 的 75%[52]。根据 Colloredo 关于病毒性肝炎患者的数据的研究，AASLD 肝活检指南推荐一份样本含有 11 个门管区是足够的，这样小样品中也能发现潜在的疾病[48,53]。不同的工具（穿刺针与切割针）和不同的取样点也会影响样本质量，如包膜下样本可能含有更多的纤维组织而无法代表其下的肝组织。虽然血清学指标和无创影像学检查都不受抽样误差的影响，但是前者可能被肝外疾病所干扰，因此后者被认为更具代表性。

禁忌证

经皮肝穿刺活检术有适用范围和禁忌证，如凝血异常、腹水和病态肥胖症患者[48-49]。经颈静脉途径可以在更多情况下取样，但实际应用并不普及。瞬时弹性成像（TE）难以用于病态肥胖症患者[54]。血清标志物及声辐射力脉冲成像（ARFI）技术几乎都可应用。磁共振扫描的禁忌证众所周知，此处不多讨论。

临床试验与自然病程

虽然没有经过充分验证和纵向分析，脂肪性肝炎的组织学定义仍然是 II 期和 III 期 NAFLD 临床药物试验的主要终点指标，而 MR 光谱分析和肝脏生化指标可作为试验早期的主要终点指标[55]。自然病程的研究常采用配对活检[19,56]，然而，是否对研究对象实施肝活检存在相当大的选择偏倚，因此随着进一步验证，无创标志物将越来越多地成为主要终点指标。

肝活检改变了临床管理策略吗？

NAFLD 的确诊或并发症的确认能够改变临床管理策略，如诊断肝硬化后，要启动对静脉曲张和肝癌的筛查方案。然而，许多情况下，常规临床指标和无创纤维化标志物对肝硬化的诊断更有效，活检可能仅限于部分患者的标志物是可能的、不确定的或矛盾的情况。诊断的另一面就是排除晚期疾病的可能，进而采取低强度的后续随访处置。NASH 的诊断可能影响了患者根据指南使用吡格列酮或维生素 E 的治疗益处[10,57]，但它也能预警疾病进展的危险，促使患者改变生活方式，帮助减肥。NAFLD/NASH 的患病年龄也会影响疾病严重程度的判定，发病年龄越小，终身出现并发症的概率越大。虽然在哪些 NAFLD 疑似患者应进行肝活检方面尚未达成共识[9-10]，但是，考虑了是否会改变临床管理策略，是否增加患者风险或者是否有更好的替代解决办法后，肝活检的必要性已罗列在表 17.1 中，可供参考。

表 17.1　肝活检的利弊举例对照表

需要肝活检 (利大于弊)	利弊均衡	无须肝活检 (弊大于利或有替代选择)
诊断不确切	NASH 的诊断	NAFLD 的临床确诊
双重病理的评估	晚期纤维化的诊断 (非高危肝硬化)	晚期纤维化的排除 (临床确诊 NAFLD)
不确定或矛盾的无创指标	纤维化的分期	肝硬化的诊断 (典型临床及影像学表现)
临床试验的主要终点 (NAS 和纤维化)	常规的活检随访 (间隔 3 ~ 5 年)	脂肪变性的量化
患者选择	铁质沉着症的量化 (MR 可确定)	患者选择

表中内容为作者观点，不能代替指南，仅供参考

结　论

综上所述，肝活检利弊的综合衡量取决于每个病例的具体情况、临床治疗决策的信息来源、替代方法的可及性以及患者的选择。通过综合考量对组织学诊断的准确性以及疾病严重程度的判断能力，最终认为，与无创替代方法相比，肝活检组织学分析方法既是完善以患者为中心的整体性决策的临床手段，也是我们认识 NAFLD 自然史和治疗预后的研究工具。

参考文献

[1] Zelman S. The liver in obesity. AMA Arch Intern Med，1952，90：141 – 156

[2] Ludwig J，Viggiano TR，McGill DB，et al. Nonalcoholic steatohepatitis：Mayo Clinic experiences with a hitherto unnamed disease. Mayo Clin Proc，1980，55：434 – 438

［3］Angulo P. Nonalcoholic fatty liver disease. N Engl J Med, 2002, 346: 1221 – 1231

［4］Alberti KG, Zimmet P, Shaw J, Group IDFETFC. The metabolic syndrome—a new worldwide definition. Lancet, 2005, 366: 1059 – 1062

［5］Vernon G, Baranova A, Younossi ZM. Systematic review: the epidemiology and natural history of non-alcoholic fatty liver disease and non-alcoholic steatohepatitis in adults. Aliment Pharmacol Ther, 2011, 34: 274 – 285

［6］Ekstedt M, Franzen LE, Mathiesen UL, et al. Long-term follow-up of patients with NAFLD and elevated liver enzymes. Hepatology, 2006, 44: 865 – 873

［7］Caldwell SH, Lee VD, Kleiner DE, et al. NASH and cryptogenic cirrhosis: a histological analysis. Ann Hepatol, 2009, 8: 346 – 352

［8］Yeh MM, Brunt EM. Pathological features of fatty liver disease. Gastroenterology, 2014, 147: 754 – 764

［9］Ratziu V, Bellentani S, Cortez-Pinto H, et al. A position statement on NAFLD/NASH based on the EASL 2009 special conference. J Hepatol, 2010, 53: 372 – 384

［10］ChalasaniN, Younossi Z, Lavine JE, et al. The diagnosis and management of non-alcoholic fatty liver disease: practice guideline by the American Gastroenterological Association, American Association for the Study of Liver Diseases, and American College of Gastroenterology. Gastroenterology, 2012, 142: 1592 – 1609

［11］Skelly MM, James PD, Ryder SD. Findings on liver biopsy to investigate abnormal liver function tests in the absence of diagnostic serology. J Hepatol, 2001, 35: 195 – 199

［12］Mofrad P, Contos MJ, Haque M, et al. Clinical and histologic spectrum of nonalcoholic fatty liver disease associated with normal ALT values. Hepatology, 2003, 37: 1286 – 1292

［13］Wong VW, Wong GL, Tsang SW, et al. Metabolic and histological features of non-alcoholic fatty liver disease patients with different serum alanine aminotransferase levels. Aliment Pharmacol Ther, 2009, 29: 387 – 396

［14］Palmentieri B, de Sio I, La Mura V, et al. The role of bright liver echo pattern on ultrasound B-mode examination in the diagnosis of liver steatosis. Dig Liver Dis, 2006, 38: 485 – 489

［15］Cobbold JF, Anstee QM, Thomas HC. Investigating mildly abnormal serum aminotransferase values. BMJ, 2010, 341: c4039

［16］Kowdley KV, Belt P, Wilson LA, et al. Serum ferritin is an independent predictor of histologic severity and advanced fibrosis in patients with nonalcoholic fatty liver disease. Hepatology, 2012, 55: 77 – 85

［17］Bedogni G, Bellentani S, Miglioli L, et al. The Fatty Liver Index: a simple and accurate predictor of hepatic steatosis in the general population. BMC Gastroenterol, 2006,

第 17 章 肝活检弊大于利？ 209

6：33

[18] Powell EE, Jonsson JR, Clouston AD. Metabolic factors and non-alcoholic fatty liver disease as co-factors in other liver diseases. Dig Dis, 2010, 28：186 – 191

[19] Pais R, Charlotte F, Fedchuk L, et al. A systematic review of follow-up biopsies reveals disease progression in patients with non-alcoholic fatty liver. J Hepatol, 2013, 59：550 – 556

[20] Yamaguchi K, Yang L, McCall S, et al. Inhibiting triglyceride synthesis improves hepatic steatosis but exacerbates liver damage and fibrosis in obese mice with nonalcoholic steatohepatitis. Hepatology, 2007, 45：1366 – 1374

[21] Tilg H, Moschen AR. Evolution of inflammation in nonal-coholic fatty liver disease：the multiple parallel hits hypothesis. Hepatology, 2010, 52：1836 – 1846

[22] Kleiner DE, Brunt EM, Van Natta M, et al. Design and validation of a histological scoring system for nonalcoholic fatty liver disease. Hepatology, 2005, 41：1313 – 1321

[23] Levene AP, Kudo H, Armstrong MJ, et al. Quantifying hepatic steatosis—more than meets the eye. Histopathology, 2012, 60：971 – 981

[24] Schwenzer NF, Springer F, Schraml C, et al. Non – invasive assessment and quantification of liver steatosis by ultrasound, computed tomography and magnetic resonance. J Hepatol, 2009, 51：433 – 445

[25] Szczepaniak LS, Nurenberg P, Leonard D, et al. Magnetic resonance spectroscopy to measure hepatic triglyceride content：prevalence of hepatic steatosis in the general population. Am J Physiol Endocrinol Metab, 2005, 288：E462 – E468

[26] Wong VW, Chu WC, Wong GL, et al. Prevalence of nonalcoholic fatty liver disease and advanced fibrosis in Hong Kong Chinese：a population study using proton – magnetic resonance spectroscopy and transientelastography. Gut, 2012, 61：409 – 415

[27] Sasso M, Beaugrand M, de Ledinghen V, et al. Controlled attenuation parameter (CAP)：a novel VCTE guided ultrasonic attenuation measurement for the evaluation of hepatic steatosis：preliminary study and validation in a cohort of patients with chronic liver disease from various causes. Ultrasound Med Biol, 2010, 36：1825 – 1835

[28] Matteoni CA, Younossi ZM, Gramlich T, et al. Nonalcoholic fatty liver disease：a spectrum of clinical and pathological severity. Gastroenterology, 1999, 116：1413 – 1419

[29] Brunt EM, Janney CG, Di Bisceglie AM, et al. Nonalcoholic steatohepatitis：a proposal for grading and staging the histological lesions. Am J Gastroenterol, 1999, 94：2467 – 2474

[30] Kleiner DE, Brunt EM. Nonalcoholic fatty liver disease：pathologic patterns and biopsy evaluation in clinical research. Semin Liver Dis, 2012, 32：3 – 13

[31] Bedossa P, Poitou C, Veyrie N, et al. Histopathological algorithm and scoring system

for evaluation of liver lesions in morbidly obese patients. Hepatology, 2012, 56:
1751 - 1759

[32] Bedossa P, Consortium FP. Utility and appropriateness of the fatty liver inhibition of pro-
gression (FLIP) algorithm and steatosis, activity, and fibrosis (SAF) score in the eval-
uation of biopsies of nonalcoholic fatty liver disease. Hepatology, 2014, 60: 565 -575

[33] Feldstein AE, Wieckowska A, Lopez AR, et al. Cytokeratin - 18 fragment levels as
noninvasive biomarkers for non-alcoholic steatohepatitis: a multicenter validation study.
Hepatology, 2009, 50: 1072 - 1078

[34] Cusi K, Chang Z, Harrison S, et al. Limited value of plasma cytokeratin - 18 as a bio-
marker for NASH and fibrosis in patients with non-alcoholic fatty liver disease. J Hepa-
tol, 2014, 60: 167 - 174

[35] Tanwar S, Trembling PM, Guha IN, et al. Validation of terminal peptide of procollagen
III for the detection and assessment of nonalcoholic steatohepatitis in patients with nonal-
coholic fatty liver disease. Hepatology, 2013, 57: 103 - 111

[36] Dowman JK, Tomlinson JW, Newsome PN. Systematic review: the diagnosis and staging
of non-alcoholic fatty liver disease and non-alcoholic steatohepatitis. Aliment Pharmacol
Ther, 2011, 33: 525 -540

[37] Bhala N, Angulo P, van der Poorten D, et al. The natural history of non-alcoholic fatty
liver disease with advanced fibrosis or cirrhosis: an international collaborative study.
Hepatology, 2011, 54: 1208 - 1216

[38] Ekstedt M, Hagstrom H, Nasr P, et al. Fibrosis stage is the strongest predictor for dis-
ease-specific mortality in NAFLD after up to 33 years of follow-up. Hepatology, 2015,
61: 1547 -1557

[39] Calvaruso V, Burroughs AK, Standish R, et al. Computer-assisted image analysis of liv-
er collagen: relationship to Ishak scoring and hepatic venous pressure gradient. Hepatol-
ogy, 2009, 49: 1236 - 1244

[40] Cobbold JF, Patel D, Taylor-Robinson SD. Assessment of inflammation and fibrosis in
non-alcoholic fatty liver disease by imaging-based techniques. J Gastroenterol Hepatol,
2012, 27: 1281 - 1292

[41] Banerjee R, Pavlides M, Tunnicliffe EM, et al. Multiparametric magnetic resonance for
the non-invasive diagnosis of liver disease. J Hepatol, 2014, 60: 69 - 77

[42] McPherson S, Stewart SF, Henderson E, et al. Simple non-invasive fibrosis scoring sys-
tems can reliably exclude advanced fibrosis in patients with non-alcoholic fatty liver dis-
ease. Gut, 2010, 59: 1265 - 1269

[43] Manning DS, Afdhal NH. Diagnosis and quantitation of fibrosis. Gastroenterology,
2008, 134: 1670 - 1681

［44］ Standish RA, Cholongitas E, Dhillon A, et al. An appraisal of the histopathological as-
sessment of liver fibrosis. Gut, 2006, 55: 569 - 578

［45］ Parkes J, Roderick P, Harris S, et al. Enhanced liver fibrosis test can predict clinical
outcomes in patients with chronic liver disease. Gut, 2010, 59: 1245 - 1251

［46］ Klibansky DA, Mehta SH, Curry M, et al. Transient elastography for predicting clinical
outcomes in patients with chronic liver disease. J Viral Hepat, 2012, 19: e184 - e193

［47］ Perazzo H, Munteanu M, Ngo Y, et al. Prognostic value of liver fibrosis and steatosis
biomarkers in type - 2 diabetes and dyslipidaemia. Aliment Pharmacol Ther, 2014, 40:
1081 - 1093

［48］ Rockey DC, Caldwell SH, Goodman ZD, et al. American Association for the Study of
Liver D. Liver biopsy. Hepatology, 2009, 49: 1017 - 1044

［49］ Grant A, Neuberger J. Guidelines on the use of liver biopsy in clinical practice. British
Society of Gastroenterology. Gut, 1999, 45(Suppl 4): IV1 - IV11

［50］ Gilmore IT, Burroughs A, Murray-Lyon IM, et al. Indications, methods, and outcomes
of percutaneous liver biopsy in England and Wales: an audit by the British Society of
Gastroenterology and the Royal College of Physicians of London. Gut, 1995, 36:
437 - 441

［51］ Mueller M, Kratzer W, Oeztuerk S, et al. Percutaneous ultrasonographically guided liv-
er punctures: an analysis of 1961 patients over a period of ten years. BMC Gastroen-
terol, 2012, 12: 173

［52］ Bedossa P, Dargere D, Paradis V. Sampling variability of liver fibrosis in chronic hepa-
titis C. Hepatology, 2003, 38: 1449 - 1457

［53］ Colloredo G, Guido M, Sonzogni A, et al. Impact of liver biopsy size on histological e-
valuation of chronic viral hepatitis: the smaller the sample, the milder the disease. J
Hepatol, 2003, 39: 239 - 244

［54］ Myers RP, Pomier-Layrargues G, Kirsch R, et al. Discordance in fibrosis staging be-
tween liver biopsy and transient elastography using the FibroScan XL probe. J Hepatol,
2012, 56: 564 - 570

［55］ Sanyal AJ, Brunt EM, Kleiner DE, et al. Endpoints and clinical trial design for nonal-
coholic steatohepatitis. Hepatology, 2011, 54: 344 - 353

［56］ Adams LA, Sanderson S, Lindor KD, et al. The histological course of nonalcoholic fatty
liver disease: a longitudinal study of 103 patients with sequential liver biopsies. J Hepa-
tol, 2005, 42: 132 - 138

［57］ Sanyal AJ, Chalasani N, Kowdley KV, et al. Pioglitazone, vitamin E, or placebo for
nonalcoholic steatohepatitis. N Engl J Med, 2010, 362: 1675 - 1685

（李青上　译，王全楚　审校）

第18章 高危人群中非酒精性脂肪性肝病的筛查

Nader Lessan

摘 要

- 非酒精性脂肪性肝病(NAFLD)的高患病率和潜在的严重后果决定了筛查的重要性,尤其是在肥胖和 2 型糖尿病等高危人群中。
- 目前,缺乏理想的或者可被美国肝病研究协会(AASLD)推荐的筛查方法。
- 在胰岛素抵抗人群中,NAFLD 患病率非常高,病情呈进行性发展,助长死亡率升高。
- 谷丙转氨酶(ALT)和谷草转氨酶(AST)高于既定值的检验是简单有效的初步筛查方法,但大多数既定值都低于目前正常范围的上限,导致"正常"肝酶也不能排除 NAFLD。
- 其他如脂肪肝指数(FLI)和肝脂肪变性指数(HSL)等评分系统筛查法的研究对象仅局限于部分国家人群。
- 因肝脏超声等影像学检查的成本问题,故不能作为筛查方法。

引 言

筛查有别于诊断,其目的是在无症状期发现和识别疾病[1]。由于早期非酒精性脂肪性肝病(NAFLD)患者大部分没有明显的临床症状,因此筛查的重要性不言而喻。疾病早期筛查的原则最初由 Wilson 和 Jungner[2] 于 1971 年提出(表 18.1)。为达到预期效果,筛查需要权衡疾病本身、检查方法、治疗和花费四要素。前面章节已有讨论的不再赘述,本章仅讨论与筛查相关的方面。

NAFLD 的自然病程与筛查的相关性

单纯性脂肪肝(SS)代表自然病程的初期阶段,在西方成人中 SS 患病率为 20% ~ 30%[3-5]。小部分 SS 患者可以进展为非酒精性脂肪性肝炎(NASH),进而发展为肝纤维化、肝硬化和肝癌[6-8]。目前,有关 NASH 的发病率和死亡率已有较完善的研究,而没有炎症的 SS 更趋近于慢性、隐匿性的状态[9]。此外,NAFLD 还与心血管(CV)风险有关，如 NASH 增长了心血管风险和死亡率[10]。因此，筛查、鉴别 SS 和 NASH 意义非凡。

表 18.1　非酒精性脂肪性肝病（NAFLD）的筛查原则

筛查条件
　重大健康问题
　　常见的增加发病率和死亡率的心、肝等疾病（尤其在 NASH 的情况下）
　可识别的无症状期
　　NAFLD 早期大多无症状
　充分认识的自然病程
检测方法
　恰当有效、可广泛使用的方法
　谷丙转氨酶（ALT）广泛使用，但缺乏良好的灵敏度和特异性，有待商榷
缺乏其他简单、有效和普及的生物标志物
　超声等成像技术不适合行普查
　　其他检查使用受限或证据不足
治疗
　采取对患者有效的治疗/确定需要治疗的对象
　　糖尿病和肥胖患者的治疗与非 NAFLD 患者相同
其他
　大体均衡的医疗费用
　　缺乏成本 – 效益证据
　可用的诊断和治疗设施
　　存在地区差异
病例追查的序贯展开
受到上述因素和问题的严重性所限

目前的观点和指南

　　筛查的范围是普通人群还是高危人群，目前仍然存在分歧，且相关直接证据很少。Nomura 等对 411 例日本工人开展了一项肝脏筛查计划，用来定期监测脂肪肝，在衡量筛查方法的效率、效益和效能后发现，单独监测体重指数（BMI）可能是一种经济有效的方法[11]，毕竟包括肝功能在内的检查人均耗费仅约 4 美元。

　　美国肝病研究协会（AASLD）、美国胃肠病学院（ACG）和美国胃肠病学会（AGA）关于 NAFLD 的联合诊疗指南，以"诊断分析和治疗选择的不确定"和"筛查的长期意义和经济效益不明"为由，反对对初级保健机构的普通人群和进行过糖尿病或肥胖诊疗的高危人群进行筛查[12]。欧洲肝病学会（EASL）[13]虽然提倡对具有胰岛素抵抗等代谢危险因素的人群进行筛查，但也不建议筛查普通成人群体。而儿童的筛查建议更是不同。儿科指南建议：大于 10 岁的超重或肥胖儿童都应该采用谷丙转氨酶（ALT）和丙草转氨酶（AST）筛查 NAFLD[14]。

高危人群

NAFLD 与胰岛素抵抗的关系已在前章讨论。无代谢危险因素、体重正常人群的 NAFLD 患病率为 16%[15-16]。反之，肥胖和 2 型糖尿病患者肝脂肪变性的患病率达 60%，甚至更高(图 18.1)[16-19]。而且这些患者从单纯性脂肪肝(SS)到 NASH、肝硬化和肝细胞癌的进展更迅速[7,20-21]、产生缺血性心脏病的风险更大、死亡率更高[21]。因此，筛查高危人群至关重要。

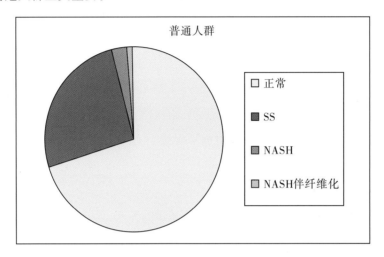

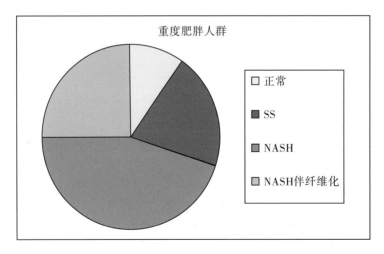

图 18.1 普通人群与重度肥胖人群非酒精性脂肪性肝病患病率对比。SS = 单纯性脂肪肝。NASH = 非酒精性脂肪性肝炎

其他疾病如甲状腺功能减退症、垂体功能减退症和艾滋病(HIV/AIDS)等(表 18.2)也会增加 NAFLD 患病风险。胰岛素抵抗、肥胖、2 型糖尿病和代谢综合征等疾病最常见，患者数众多，是本章讨论的重点，在这些患者中进行 NAFLD 的筛查意义重大。

表 18.2 非酒精性脂肪性肝病的危险因素

性别

年龄

代谢综合征

肥胖

NAFLD 影响了高达 75% 的肥胖者[16]

95% 未行减肥手术的病态肥胖者[22-23]

NAFLD 多见于儿童和青少年肥胖者

NASH 影响了 25% ~30% 的肥胖者[24-25]

2 型糖尿病

NAFLD 患病率为 40% ~75 %[18,26-27]

NAFLD 更易进展为 NASH、纤维化及肝癌[21]

死亡率增至 2 倍以上(心血管和肝脏)[21]

血糖控制不佳与脂肪变性加重呈正相关[28]

高脂血症

胰岛素抵抗

种族

西班牙裔 NAFLD 患病率为 33%[29-30]

非洲裔美国人具有较低的患病率[29,31-32]

HIV

NAFLD 的患病率为 31%

NAFLD 的病情活跃,肝炎到肝硬化进展迅速[33]

甲状腺功能减退症

垂体功能减退症

外科手术[34]

空肠回肠旁路术

小肠广泛切除术

胆胰分流术

肥胖症胃成形术

胰十二指肠切除术[35]

NAFLD =非酒精性脂肪性肝病。NASH =非酒精性脂肪性肝炎。HIV =艾滋病毒

NAFLD 筛查的潜在方法

一般而言,血液检验和影像学检查常用于肝病的诊断[36-37],其他潜在的试验和评分系统也在逐渐引起关注。然而,只有少数方法有关于 NAFLD 筛查的研究证据(表 18.3)。

表 18.3 非酒精性脂肪性肝病潜在的筛查方法

项目	阈值	灵敏度	特异性	引用文献	评价
ALT（U/T）	女 >19 男 >30	76.3%	88.5%	Prati, 2002[38]	研究对象为西方国家丙型肝炎患者，并非 NAFLD 患者
ALT（U/T）	女 >17 男 >25	65.8% 75.2%	70.5% 71.7%	Miyake, 2011[39]	研究对象为日本人群
脂肪肝指数（FLI）	<30 排除 ≥60 诊断 NAFLD	87%	64%	Bedogni, 2006[40]	*FLI = $e^L/(1+e^L)\times100$ 研究和验证的人群不同，包括西方国家，中国和韩国
肝脂肪变性指数（HSI）	<30 排除 >36 诊断 NAFLD	93.1%	92.4%	Lee, 2010[41]	HSI = 8 × ALT/AST 比例 + BMI（糖尿病 +2；女性 +2） 研究对象为韩国人群
NAFLD 指数	女 > -1.976 男 > -0.487 6	84.4% 77.8%	76.4% 81.3%	Miyake, 2011[39]	研究对象为日本人群

NAFLD = 非酒精性脂肪性肝病。ALT = 谷丙转氨酶。BMI = 体重指数。HDL = 高密度脂蛋白。BMI = 体重指数。TG = 三酰甘油（mmol/L）。Wcirc = 腰围（cm）

* L = $0.953\times Log_e$（TG/0.0113）+ $0.139\times BMI + 0.718\times Log_e$（GGT）+ $0.053\times WCirc - 15.745$

NAFLD 指数：男性：$-10.48 + 0.232\times BMI + 0.064\times ALT + 0.004TG - 0.022\times HDL + 0.164\times UA + 0.439\times HbA1c$

女性：$-13.815 + 0.256\times BMI + 0.06\times ALT + 0.006\times TG - 0.016\times HDL + 0.3\times UA + 0.784\times HbA1c$

筛查试验要简单、经济、普适，且有较好的灵敏度，最好还具有高度的特异性，尤其是 NAFLD 的筛查。筛查的目的是明确情况，实现有意义的早期临床干预。这就自动排除部分检查手段，如复杂的成像技术(磁共振波谱等)将不会深入讨论。相关检查研究归纳于表 18.3 中，包含了常用的评分系统，即脂肪肝指数(FLI)，肝脂肪变性指数(HSI)和非酒精性脂肪肝指数。其他生物标记和评分系统(如血清 CK-18 测定和 NAFLD 纤维化评分系统)更多地用于 NASH 的诊断和纤维化的分期，与筛查关系不大[42-44]。

肝酶筛查 NAFLD 的可行性

NAFLD 通常无症状，当肝酶(主要是 ALT 和 AST)出现异常时，常考虑 NAFLD 的诊断。ALT 几乎完全反映肝细胞损伤而 AST 增加可能由非肝脏疾病导致，两者在 NAFLD 中的典型表现为轻度升高且 AST/ALT < 1。因此一些学者认为 ALT 检测可以作为一个潜在的筛查方法。如果排除了其他病因，且患者兼具代谢综合征的特点，ALT 或 AST 的升高可能是 NASH 的指示标志[45-46]。然而，肝酶尤其是 ALT 会随着时间波动，一次测量不足以决定下一步的临床管理。但可以肯定的是，ALT 持续升高 6 个月，则具有高度的诊断特异性[47]。

当前 ALT 的正常值上限(ULN)诊断 NAFLD 灵敏度较差[48]，约 80% 超声检查诊断的脂肪肝和 60% NASH 的患者中 ALT 处于所谓的正常范围[3]。当前 ALT 的正常值上限(ULN，40U/L)遭到质疑[49-52]，但通过降低 ULN 可以提高灵敏度，而且多项研究已提出了较低的阈值。Prati 等认为 ALT 阈值改为 30U/L(男性)和 19U/L(女性)，其灵敏度可提高至 76.3%，但特异性略降至 88.5%[38,49]。一项来自中国台湾的研究表明，在男性 21U/L 和女性 17U/L 时，其灵敏度和特异性分别为 74.5%、63.6% 以及 67.0%、63.0%(表 18.3)[51]，提示 ALT 的 ULN 在不同人群中有差异。

虽然低阈值的 ALT 检验，其灵敏度和特异性都不足以成为筛查的理想手段，但其因良好的经济性、微创性和实用性而被广泛使用[53]。

ALT 与其他指标联合参考，可以提高诊断的准确性。Tomizawa 等研究表明 ALT > 19U/L 和三酰甘油 > 101mg/dL 的联合指标诊断日本人群中 NAFLD 患者的特异性为 80.9%[54]。

超声检查

超声检查虽是可选的筛查手段，但仍有不足之处。超声诊断脂肪肝的灵敏度为 60% ~ 94%，特异性为 66% ~ 95%[55]，其准确性依赖于操作者能力水平，且对轻微脂肪量变化不敏感[56]。该方法在肥胖患者中应用效果不佳，如在接受减肥手术的病态肥胖症患者中，经超声检查检出脂肪肝的仅有一半。不可否认的是超声检查仍是诊断肝脂肪变性最常用的检查手段。

NAFLD 筛查的实用方法

就目前的研究证据而言，尚无可推荐的筛查良法，但根据目前可行的做法、实行的检测和现行的证据，可探索出行之有效的途径(图18.2)。

高危风险的识别

• 患者是否具有代谢综合征或与之相关的危险因素。主要的高危人群为胰岛素抵抗、糖尿病、代谢综合征和肥胖患者。NAFLD患者绝大多数会纳入其中的一个或多个类别(表18.1)。胰岛素抵抗患者应进行相关临床分析和生化评估。高血压和高血脂者患有NAFLD的比例非常高，不要认为肝功"正常"而忽略了深入的检查。

• 患者是否具有其他高危因素。这些患者数量更少，需要采取更进一步的检查，如肝脏超声检查等。

充分认识肝酶的作用

• ALT检测不仅随手可得，还有助于高危患者的危险分级，需要广泛灵活的应用。

• 传统阈值ALT检验灵敏度低，仅能发现约20%的NAFLD患者。事实上，高危人群中，高转氨酶血症的患病率更高，且大部分疑似NAFLD，其中一半可能是NASH。因此，无法解释的ALT持续升高的高危人群需要做进一步检查求证。

• 低阈值的ALT检验灵敏度升高，而特异性降低[54]。不同的ALT阈值各有所用[38-39,48,51]。如此可能导致假阳性率升高和过度随访，但早期的关注反而可能早有所得。

• ALT反复异常6个月(高于既定阈值)定义为"ALT持续升高"具有积极意义，毕竟对"正常值"的随访不够严格紧密。

• 由于高危组NAFLD的高患病率，那些肝功能"正常"的患者不应被忽视。

• ALT升高的其他原因需要考虑和排除。

使用评分系统确定 NAFLD

评分系统确实有效，可纳入患者管理系统，帮助临床决策是否需要进一步检查，但不被广泛熟悉，至于是否适用于所有族群仍需进一步讨论，是否可将其作为筛查NAFLD的方法缺乏大规模研究论证。其中部分评分系统如FLI和HSI详见表18.3。

超声检查

超声具有良好的灵敏度和特异性，疑诊NAFLD的患者都可应用，但对轻度脂肪变性和肥胖患者作用有限。其他成像方式如磁共振成像和磁共振波谱，若有效皆可用。

从 NAFLD 到 NASH

在此阶段，患者应在肝病中心进行专科诊疗，可应用瞬时弹性成像技术，尤其是确诊 NASH 或者考虑纤维化的患者需进一步行肝活检。虽然 NASH 临床管理的讨论超出了本章范围，但应强调的是，任何筛查 NAFLD 的程序本质都是识别 NASH、纤维化和肝硬化。

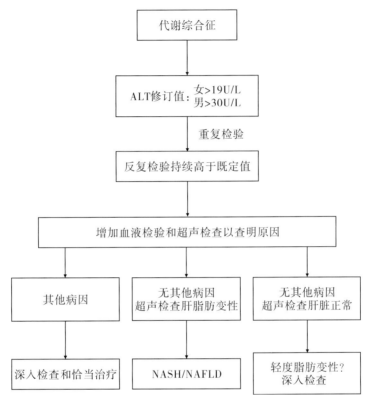

代谢综合征

ALT修订值：女>19U/L
　　　　　　男>30U/L

重复检验

反复检验持续高于既定值

增加血液检验和超声检查以查明原因

其他病因　　　无其他病因　　　无其他病因
　　　　　　　超声检查肝脂肪变性　超声检查肝脏正常

深入检查和恰当治疗　　　NASH/NAFLD　　　轻度脂肪变性?
　　　　　　　　　　　　　　　　　　　　深入检查

图 18.2　高危人群中非酒精性脂肪性肝病筛查推荐导图。ALT = 谷丙转氨酶。NASH = 非酒精性脂肪性肝炎。NAFLD = 非酒精性脂肪性肝病

结　论

高危人群中，NAFLD 普遍存在，却缺乏简单有效，兼有灵敏度和特异性的筛查方法。然而，根据现有证据，结合临床实际，合理使用已有方法，还是能对疑似患者进行明智判断，对确诊患者进行有效随访。从 SS 进展到 NASH，不仅发病率和死亡率随之改变，筛查的靶目标也应有所侧重：瞄准 NASH 更有意义。

参考文献

[1] Nielsen C, Lang RS. Principles of screening. Med Clin North Am, 1999, 83(6): 1323 – 1337, v

[2] Wilson JM. Principles of screening for disease. Proc R Soc Med, 1971, 64(12): 1255 – 1256

[3] Browning JD, Szczepaniak LS, Dobbins R, et al. Prevalence of hepatic steatosis in an urban population in the United States: impact of ethnicity. Hepatology, 2004, 40(6): 1387 – 1395

[4] Bedogni G, Miglioli L, Masutti F, et al. Prevalence of and risk factors for nonalcoholic fatty liver disease: the Dionysos nutrition and liver study. Hepatology, 2005, 42(1): 44 – 52

[5] Bedogni G, Nobili V, Tiribelli C. Epidemiology of fatty liver: an update. World J Gastroenterol, 2014, 20(27): 9050 – 9054

[6] Milic S, Lulic D, Stimac D. Non-alcoholic fatty liver disease and obesity: biochemical, metabolic and clinical presentations. World J Gastroenterol, 2014, 20(28): 9330 – 9337

[7] Ekstedt M, Franzen LE, Mathiesen UL, et al. Long-term follow-up of patients with NAFLD and elevated liver enzymes . Hepatology, 2006, 44(4): 865 – 873

[8] White DL, Kanwal F, El-Serag HB. Association between nonalcoholic fatty liver disease and risk for hepatocellular cancer, based on systematic review. Clin Gastroenterol Hepatol, 2012, 10(12): 1342 – 1359. e2

[9] LaBrecque DR, Abbas Z, Anania F, et al. World Gastroenterology Organisation global guidelines: nonalcoholic fatty liver disease and nonalcoholic steatohepatitis. J Clin Gastroenterol, 2014, 48(6): 467 – 473

[10] Sullivan PB, Alder N, Bachlet AM, et al. Gastrostomy feeding in celebral palsy: too much of a good thing? Dev Med Child Neurol, 2006, 48(11): 877 – 882

[11] Nomura K, Yano E, Shinozaki T, et al. Efficacy and effectiveness of liver screening program to detect fatty liver in the periodic health check-ups. J Occup Health, 2004, 46(6): 423 – 428

[12] Chalasani N, Younossi Z, Lavine JE, et al. The diagnosis and management of non-alcoholic fatty liver disease: practice guideline by the American Gastroenterological Association. American Association for the Study of Liver Diseases, and American College of GastroenteroJogy. Gastroenterology, 2012, 142(7): 1592 – 1609

[13] Ratziu V, Bellentani S, Cortez-Pinto H, et al. A position statement on NAFLD/NASH

based on the EASL 2009 special conference. J Hepatol, 2010, 53(2): 372 – 384

[14] Krebs NF, Himes JH, Jacobson D, et al. Assessment of child and adolescent over-weight and obesity. Pediatrics, 2007, 120(Suppl4): S193 – 228

[15] Williams CD, Stengel J, Asike MI, et al. Prevalence of nonalcoholic fatty liver disease and nonalcoholic steatohepatitis among a largely middle-aged population utilizing ultra – sound and liver biopsy: a prospective study. Gastroenterology, 2011, 140(1): 124 – 131

[16] Bellentani S, Saccoccio G, Masutti F, et al. Prevalence of and risk factors for hepatic steatosis in Northern Italy. Ann Intern Med, 2000, 132(2): 112 – 117

[17] Bellentani S, Scaglioni F, Marino M, et al. Epidemiology of non-alcoholic fatty liver disease. Dig Dis, 2010, 28(1): 155 – 161

[18] Williamson RM, Price IF, Glancy S, et al. Prevalence of and risk factors for hepatic steatosis and nonalcoholic fatty liver disease in people with type 2 diabetes: the Edin-burgh Type 2 Diabetes Study. Diabetes Care, 2011, 34(5): 1139 – 1144

[19] Targher G, Bertolini L, Padovani R, et al. Prevalence of non-alcoholic fatty liver dis-ease and its association with cardiovascular disease in patients with type 1 diabetes. J Hepatol, 2010, 53(4): 713 – 718

[20] Adams LA. Nonalcoholic fatty liver disease and diabetes mellitus. Endocr Res, 2007, 32(3): 59 – 69

[21] Adams LA, Harmsen S, St Sauver JL, et al. Nonalcoholic fatty liver disease increases risk of death among patients with diabetes: a community-based cohort study. Am J Gas-troenterol, 2010, 105(7): 1567 – 1573

[22] Dixon JB, Bhathal PS, O'Brien PE. Nonalcoholic fatty liver disease: predictors of non-alcoholic steatohepatitis and liver fibrosis in the severely obese. Gastroenterology, 2001, 121(1): 91 – 100

[23] Losekann A, Weston AC. Carli LA, et al. Nonalcoholic fatty liver disease in severe obese patients, subjected to bariatric surgery. Arq Gastroenterol, 2013, 50(4): 285 – 289

[24] Angulo P, Keach JC, Batts KP, et al. Independent predictors of liver fibrosis in patients with nonalcoholic steatohepatitis. Hepatology, 1999, 30(6): 1356 – 1362

[25] Powell EE, Cooksley WG, Hanson R, et al. The natural history of nonalcoholic steato-hepatitis: a follow-up study of forty-two patients for up to 21 years. Hepatology, 1990, 11(1): 74 – 80

[26] Agarwal AK, Jain V, Singla S, et al. Prevalence of nonalcoholic fatty liver disease and its correlation with coronary risk factors in patients with type 2 diabetes. J Assoc Physi-cians India, 2011, 59: 351 – 354

[27] Targher G, Byrne CD. Clinical Review: nonalcoholic fatty liver disease: a novel cardio-

metabolic risk factor for type 2 diabetes and its complications. J Clin Endocrinol Metab, 2013, 98(2): 483 – 495

[28] Toledo FG, Sniderman AD, Kelley DE. Influence of hepatic steatosis (fatty liver) on severity and composition of dyslipidemia in type 2 diabetes. Diabetes Care, 2006, 29 (8): 1845 – 1850

[29] North KE, Graff M. Franceschini N, et al. Sex and race differences in the prevalence of fatty liver disease as measured by computed tomography liver attenuation in European A- merican and African American participants of the NHLBl family heart study. Eu J Gas- troenterol Hepatol, 2012, 24(1): 9 – 16

[30] Pan JJ, Fallon MB. Gender and racial differences in non-alcoholic fatty liver disease. World J Hepatol, 2014, 6(5): 274 – 283

[31] Giday SA, Ashiny Z, Naab T, et al. Frequency of nonalcoholic fatty liver disease and degree of hepatic steatosis in African-American patients. J Natl Med Assoc, 2006, 98 (10): 1613 – 1615

[32] Foster T, Anania FA, Li D, et al. The prevalence and clinical correlates of nonalcohol- ic fatty liver disease (NAFLD) in African Americans: the multiethnic study of athero- sclerosis (MESA). Dig Dis Sci, 2013, 58(8): 2392 – 2398

[33] Vodkin I, Valasek MA, Bettencourt R, et al. Clinical, bio-chemical and histological differences between HIV-associated NAFLD and primary NAFLD: a case-control study. Aliment Pharmacol Ther, 2015, 41: 368 – 378

[34] Allard JP. Other disease associations with non-alcoholic fatty liver disease (NAFLD). BestPract Res Clin Gastroenterol, 2002, 16(5): 783 – 795

[35] Kato H, Isaji S, Azumi Y, et al. Development of nonalcoholic fatty liver disease (NAFLD) and nonalcoholic steatohepatitis (NASH) after pancreaticoduodenectomy: proposal of a postoperative NAFLD scoring system. J Hepatobiliary Pancreat Sci, 2010, 17(3): 296 – 304

[36] Francque SM, Verrijken A, Mertens l, et al. Noninvasive assessment of nonalcoholic fatty liver disease in obese or overweight patients. Clin Gastroenterol Hepatol, 2012, 10 (10): 1162 – 1168, quiz e87

[37] Festi D, Schiumerini R, Marzi L, et al. Review article: the diagnosis of non-alcoholic fatty liver disease availability and accuracy of non-invasive methods. Aliment Pharmacol Ther, 2013, 37(4): 392 – 400

[38] Prati D, Taioli E, Zanella A, et al. Updated definitions of healthy ranges for serum ala- nine aminotransferase levels. Ann Intern Med, 2002, 137(1): 1 – 10

[39] Miyake T, Kumagi T, Hirooka M, et al. Metabolic markers and ALT cutoff level for di- agnosing nonalcoholic fatty liver disease: a community-based cross-sectional study. J

Gastroenterol, 2012, 47(6): 696 – 703

[40] Bedogni G, Bellentani S, Miglioli L, et al. The Fatty Liver Index: a simple and accure predictor of hepatic steatosis in the general population. BMC Gastroenterol, 2006 (6): 33

[41] Lee JH, Kim D, Kim HJ, et al. Hepatic steatosis index: a simple screening tool reflecting nonalcoholic fatty liver disease. Dig Liver Dis, 2010, 42(7): 503 – 508

[42] Miyasato M, Murase-Mishiba Y, Bessho M, et al. The cytokeratin-18 fragment level as a biomarker of nonalcoholic fatty liver disease in patients with type 2 diabetes mellitus. Clin Chim Acta, 2014(433): 184 – 189

[43] Matteoni CA, Younossi ZM, Gramlich T, et al. Nonalcoholic fatty liver disease: a spectrum of clinical and pathological severity. Gastroenterology, 1999, 116(6): 1413 – 1419

[44] Tsutsui M, Tanaka N, Kawakubo M, et al. Serum fragmented cytokeratin 18 levels reflect the histologic activity score of nonalcoholic fatty liver disease more accurately than serum alanine aminotransferase levels. J Clin Gastroenterol, 2010, 44(6): 440 – 447

[45] Clark JM, Brancati FL, Diehl AM. The prevalence and etiology of elevated aminotransferase levels in the United States. Am J Gastroenterol, 2003, 98(5): 960 – 967

[46] Yu AS, Keeffe EB. Elevated AST or ALT to nonalcoholic fatty liver disease: accurate predictor of disease prevalence? Am J Gastroenterol, 2003, 98(5): 955 – 956

[47] Husain N, Blais P, Kramer J, et al. Nonalcoholic fatty liver disease (NAFLD) in the Veterans Administration population: development and validatin of an algorithm for NAFLD using automated data. Aliment Pharmacol Ther, 2014, 40(8): 949 – 954

[48] Zheng MH, Shi KQ, Fan YC, et al. Upper limits of normalfor serum alanine aminotransferase levels in Chinese Han population. Plos One, 2012, 7(9): e43736

[49] Prati D, Colli A, Conte D, et al. Spectrum of NAFLD and diagnostic implications of the proposed new normal range for serum ALT in obese women. Hepatology, 2005, 42(6): 1460 – 1461

[50] Kariv R, Leshno M, Beth-Or A, et al. Re-evaluation of serum alanine aminotransferase upper normal limit and its modulating factors in a large-scale population study. Liver Int, 2006, 26(4): 445 – 450

[51] Wu WC, Wu CY, Wang YJ, et al. Updated thresholds for serum alanine aminotransferase level in a large-scale population study composed of 34346 subjects. Aliment Pharmacol Ther, 2012, 36(6): 560 – 568

[52] Kang W, Kim SU. Chasing after novel non-invasive markers to identify advanced fibrosis in NAFLD. Clin Mol Hepatol, 2013, 19(3): 255 – 257

[53] Dowman JK, Tomlinson W, Newsome PN. Systematic review: the diagnosis and staging of non-alcoholic fatty liver disease and non-alcoholic steatohepatitis. Aliment Pharmacol

Ther, 2011, 33(5): 525 -540

[54] Tomizawa M, Kawanabe Y, Shinozaki F, et al. Elevated levels of alanine transaminase and triglycerides within normal limits are associated with fatty liver. Exp Ther Med, 2014, 8(3): 759 -762

[55] Schwenzer NF, Springer F, Schraml C, et al. Non-invasive assessment and quantifica-tion of liver steatosis by ultra-sound, computed tomography and magnetic resonance. J Hepatol. 2009, 51(3): 433 -445

[56] Strauss S, Gavish E, Gottlieb P, et al. Interobserver and intraobserver variability in the sonographic assessment of fatty liver. AJR Am J Roentgenol, 2007, 189 (6): W320 -323

（李青上　译，王全楚　审校）

第四部分
治疗篇

第 19 章 代谢医生的作用

Nicholas Finer

摘 要

- 美国肥胖医学委员会(ABOM)及肥胖专业教育专家认证委员会(SCOPE)的成立, 说明美国已经认识到, 专门从事肥胖和肥胖相关专业的医生作用越来越大, 需求越来越多。

- 埃德蒙顿肥胖分期系统越来越多地用于临床阶段患者的风险或疾病严重程度评估, 比体重指数(BMI)能更好地预测疾病转归。

- 肥胖是可遗传的, 许多风险基因已被确定, 但特异性遗传基因非常罕见, 且往往出现在儿童时期。

- 代谢医生的作用是全面评估和诊断与肥胖相关或由肥胖引起的疾病, 并作为多学科团队的一员参与协调管理。

- 全世界越来越多减肥手术的实施对代谢医生提出了更高的要求。

代谢或肥胖症治疗医生(本章中可互换使用的术语)是专注于照顾肥胖者的一个特殊群体。肥胖是历史上近期才定义的一种疾病, 其能否作为一种疾病仍有争议[1-3]。超重和肥胖的治疗主要是减重且由非正规机构管理。患者自己安排饮食(这些饮食经常是疯狂的且营养不全), 选择加入商业减肥俱乐部或越来越多地通过互联网购买可疑或无效的药物进行自我医疗。即使已经将其作为一种疾病, 许多患者仍通过"减肥诊所"寻求帮助, 而该诊所似乎更适合化妆品领域。在很大程度上, 这些事实反映了人们对超重和肥胖的危害关注不足, 肥胖和肥胖相关疾病的专家缺乏适当的训练, 医院和保健机构所能提供的治疗有限。随着肥胖患病率的增长, 对肥胖作为多种疾病危险因素认识的提高, 相关饮食、生活方式、药物和手术治疗可行性的增加, 对代谢或肥胖治疗医生的需求也随之增加(图 19.1)。这些图表有助于我们更好地了解肥胖是如何影响常见症状(如头痛或呼吸困难)及其与特定疾病之间有何关系[4](表 19.1)。

虽然在大多数国家, 代谢医生还没有明确的认证。但在 2011 年成立了美国肥胖医学委员会(ABOM), 随后该官方机构制定了一个用于评估和认证候选医生标准的资格认证方案。认证那些 ABOM 认为"在肥胖医学实践中有着卓越表现以及在肥胖治疗方面获得高水平的能力和理解"的医生。ABOM 与国家医学考试委员会合作进行年度认证考试。ABOM 将"肥胖医生"定义为:

表 19.1　与肥胖相关的遗传综合征

发育迟缓和(或)畸形特征	无发育迟缓	与肥胖相关因素
普拉德 – 威利综合征或脆性 X 综合征	瘦素不足	唐氏综合征
巴尔得 – 别德尔综合征	瘦素受体不足	多囊卵巢综合征
科恩综合征	POMC 疾病	
奥尔布赖特遗传性骨营养不良综合征	PCSK1 缺陷	
SIM1 缺陷	MC4R 缺陷	
BNDF 缺陷		
TrkB 缺陷		

　　BDNF = 脑源性神经营养因子。MC4R = 黑皮质素 4 受体。PCSK1 = 前蛋白转化酶枯草杆菌蛋白酶/kexin。POMC = 原阿扑吗啡。TrkB = 酪氨酸激酶受体原肌球蛋白相关激酶 B

- 具有肥胖医学亚专业专长的医生，需要有对肥胖症以及导致肥胖症的遗传、生物、环境、社会和行为因素治疗能力和透彻理解。
- 能够应用饮食、锻炼、生活方式改变和药物治疗等多种干预手段。
- 使用一种全面的方法，该方法可能包括获取进一步的资源，如营养师、运动生理学家、精神卫生专业人员和减肥外科医生，以获得最佳结果。

　　此外，肥胖治疗师具有对肥胖外科手术患者进行术前、术中和术后处理的能力，主张预防肥胖并且同情那些患有肥胖症的人[5]。世界肥胖联合会(前称为国际肥胖研究协会)也有一个肥胖教育专家认证计划(SCOPE)，这是一个专门管理肥胖的国际公认标准，承认已完成 SCOPE 培训计划的卫生保健从业人员在肥胖预防和治疗方面的卓越才华[6]。

　　尽管肥胖可能有其自身的问题，但更常见的是加重与肥胖相关疾病的风险。虽然肥胖已成为不同专业(例如呼吸病症和阻塞性睡眠呼吸暂停，内分泌疾病和 2 型糖尿病，肝病和非酒精性脂肪性肝病)医生面临的潜在病因，但很少有这样的专门人员参与治疗。在美国估计有 1300 万严重肥胖的成年人，由"阻止肥胖联盟"对 298 名医生调查发现，虽然 89% 的人认为他们有责任帮助超重或肥胖患者减肥，但 72% 的人承认在实践中未被训练处理与体重相关的问题[7]。这可能反映了医学培训课程中的不足。在荷兰，对住院医师培训学员调查发现，"第一年学员对治疗肥胖患者缺乏积极的态度和知识；他们感到无奈。三年级时学员即使在接受过激励性面试技巧的培训后仍抱怨态度问题。两组学员均害怕在问及体重时冒犯患者或得不到教练的支持。受训者在住院医师培训过程中，不能更出色地治疗超重患者"[8]。英国的实习护士在管理肥胖患者时，会质疑其适宜性(对患者问题的自我效能感)和合理性(他们认为的职业责任界限和干预权)[9]。代谢医生的缺乏使得在大多数情况下，难以将患者从初级护理转到专科咨询，甚至减肥手术团队很难找到一个合适的、经过培训或帮助后能加入多学科团队(MDT)

的医生。英国皇家内科医师学会（RCP）在 2010 年[10]以及后来在 2013 年的[11]"肥胖症的行动：全面照顾所有人"的报告中认识到这一缺陷。其建议包括：

- 需要开发并整合体重管理服务与医疗服务，这些医疗服务治疗因肥胖所致的如冠心病（CHD）、糖尿病、关节炎、睡眠障碍和妇科疾病引起的并发症。
- 理想的情况是在适当的时候，每个医院内应有代谢医生以管理肥胖。
- 需要为医生建立肥胖学的亚专科。建议使用"减肥药"和"肥胖医生"术语。
- 亚专科应在糖尿病和内分泌学范围内，但这并不影响其他主要专科医生在减肥医学中发展亚专业认可。
- 在二级保健以及与初级保健的合作和伙伴关系中，专门从事肥胖医学的医生在规划、提供和提供肥胖治疗方面占据领导地位。

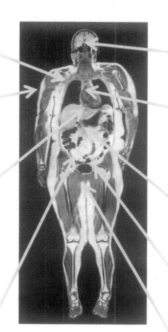

图 19.1 与超重和肥胖相关的疾病谱（引自科学图片馆 C007/2245，肥胖女性，MRI 扫描）（见彩插）

虽然代谢医生的作用部分地由患者如何进入专门的肥胖症诊疗路径确定，但是该专业的发展情形类似于在 20 世纪 60 年代为满足老年人专科护理的需要而促进了老年医学的发展。在许多情况下，老年患者经由包括营养学家、物理治疗师、职业治疗师、医生和护士在内的专业 MDT 团队管理，从医学上被忽视的依赖个体转变为完全自由的、自给自足的和理性的患者[12]。

肥胖患者的诊断和评估

依据体重指数（BMI）来诊断肥胖很容易，但是这种分类是出于人群和流行病学研究目的，而非个体。最近开发的埃德蒙顿肥胖分期系统（表 19.2）正在被越来越多地采用，因为它将风险/疾病严重程度的临床分期与 BMI 的人体测量方法联系起来，并且已被证明在任何 BMI 分期中都是比 BMI 更好的预后指标[13-14]。

肥胖的潜在病理生理学不仅是存在过量组织，而且组织分布异常，特别是在例如肝和肌肉组织或"异位"脂肪。测量腰围或腹围可以估计内脏脂肪分布，但更详细的身体脂肪量和分布的表征需要不常使用的成像技术（CT、MRI 或 DXA）。然而这些措施在肥胖老年人中可能是重要的。在肥胖老年人中，低体重与过量脂肪共存（肌少性肥胖症）可能是特定的死亡风险，并且可能禁用治疗性方法减体重[15-16]。

尽管肥胖是可遗传的，并且许多风险基因已经被鉴定，但是特异性遗传基因是罕见的，并且往往在儿童期即有表现。大多数呈现为与染色体异常相关的综合征（普拉德－威利综合征）或更罕见的纯合基因突变（例如瘦素或受体缺陷），并且具有包括食欲过盛的表型（表 19.2）。与肥胖相关的最常见的基因突变是黑皮质素受体 4，在 BMI > $30kg/m^2$ 的患者中约有 1% 的患病率。杂合子可能具有轻度的食欲过盛的可变表型。脂肪量和肥胖相关蛋白（FTO）基因的多态性也与肥胖症、代谢综合征、胰岛素抵抗（IR）和 2 型糖尿病相关，并且也与最近在艾滋病毒（HIV）与丙型肝炎病毒（HCV）共感染患者中实现对 HCV 治疗的成功病毒学应答相关[17]。在膳食诱导减肥的 POUNDS LOST 试验中，FTO 风险等位基因的携带者在高蛋白饮食时，体重、身体组成和脂肪分布下降更多，而在低蛋白饮食时，脂肪分布变化方面观察到相反的遗传效应[18]。基因型也可能影响减肥手术[19]和减肥药的效果[20]。虽然药物、营养和外科遗传学尚未以个性化医疗护理的形式影响治疗方法的决定，但未来的代谢医生似乎需要越来越多地考虑这些方面。

代谢医生的另一个关键作用是对患者进行综合评价，以诊断和评估疾病是否与肥胖相关或是否由肥胖引起疾病[21]。库欣综合征患者中高胆固醇血症虽少见，但因为其特征与肥胖特征（体重增加、高血压、抑郁症、糖尿病）重叠，诊断很容易被忽视。如果怀疑这种疾病，需要进行正规的内分泌检查。多囊卵巢综合征也与肥胖特征强烈重叠（胰岛素抵抗、高雄激素血症和月经不规律）。甲状腺疾病引起肥胖虽不多见，但常被患者和非专科医生认为是肥胖的原因。越来越多的药物与体重增加相关，包括皮质类固醇、β 受体阻滞剂、精神病药物、抗惊厥药如丙戊酸盐、阿米替林、磺酰脲类和胰岛素。

表 19. 2　埃德蒙顿肥胖分期系统

分 期	特 征
0	无肥胖相关危险因素的迹象
	无身体症状
	无心理症状
	无功能限制
1	亚临床肥胖相关的危险因素
	或 MILD 身体症状无须医疗
	或 MILD 肥胖相关心理学和(或)损伤
2	已有的共患病需要干预
	或适度肥胖相关心理症状
	或对日常活动的中等功能限制
3	肥胖相关的末端器官损伤
	或肥胖相关心理学重要症状
	或显著功能限制
	或重大的健康损害
4	严重(可能是终末期)肥胖相关慢性病
	或严重伤害心理症状
	或严重的功能限制

资料来源于参考文献[13]

　　代谢医生对肥胖患者的临床评估应该从全面的病史采集开始,包括与体重增加相关的肥胖进展和生活事件。心理社会史是重要的,因为在儿童虐待、剥夺与随后的体重增加之间存在着强烈的关联。需要评估患者的期望值,并且提高他们对肥胖原因和对治疗的信心,最好通过激励性访谈完成。饮食和锻炼(和患者对这些的态度和信念)的评估非常重要——这可以委托给营养师和(或)运动专家,他们是代谢医生团队的一部分。当患者已经出现了肥胖相关并发症时,需要仔细评估其管理和控制,以便根据与肥胖共存的问题优化治疗。还需要进行专业的检查以发现未诊断的疾病或风险,例如胃食管反流、阻塞性睡眠呼吸暂停及进食障碍。

　　检查时需要根据患者的体型使用合适尺子和测量方法准确地测量身高、体重、腰围。测量血压需要大尺寸袖带,脉搏血氧仪可以显示缺氧、通气不足综合征。颈部和腋窝中存在黑棘皮病和皮肤表现表明存在胰岛素抵抗(IR)。与肥胖相关的其他具体特征包括黄疸、静脉曲张和淋巴或脂肪水肿。然而,在严重肥胖的患者中,通过触诊和听诊检查可能是困难的。医生需要警惕肥胖症患者中乳腺、子宫和结肠等部位癌症发病率的增加。

研究主要集中在肥胖后果评估。代谢指标分析(空腹血糖和可能的胰岛素、糖化血红蛋白、脂质及尿酸盐)将有助于确认或排除糖尿病、糖尿病前期或代谢综合征。与过度肥胖相关的具体参数可以通过肝肾功能、雄激素和女性(特别是少经或闭经)促性腺激素和雌二醇来评价。尽管热量或营养过度,许多肥胖者的饮食质量差,这可能与维生素 D、B₁₂、B₁、叶酸和铁的缺乏有关。血细胞计数可能揭示其中的一些缺陷或红细胞增多症——通气不足综合征的一种表现。最后,超敏 C 反应蛋白的评估可以提示肥胖相关的慢性炎症的程度,这也是代谢综合征日益认可的组分。心肺功能需要更正式的评估和问卷调查来评估情绪、睡眠、饮食障碍和行为改变。

肥胖的医学治疗

理想中的代谢医生应该在二级医院参与肥胖患者的管理——决定内科治疗还是外科治疗。现在有证据充分的指南来指导治疗[22-25]。例如,英国国家卫生与临床优化研究所(NICE)指南建议将以下患者转诊给专科医生:

- 超重或肥胖的根本原因需要评估。
- 疾病较复杂,无法在社区服务中进行充分治疗(例如学习障碍人士的额外支持需求)。
- 常规治疗未取得疗效。
- 可能需要专科干预(如极低热量饮食)或正在考虑手术。

代谢医生有望成为 MDT 的一部分。MDT 包括营养师、运动治疗师或物理治疗师、临床心理学家、护士专家和肥胖或代谢外科医生。MDT 特别是代谢医生需与肝、肾、呼吸、心脏和糖尿病医生密切配合。改善肥胖相关并发症是首选,包括控制血压、实现糖尿病患者的血糖控制、阻塞性睡眠呼吸暂停的治疗,但是需要与肥胖管理本身协同实现。这将涉及与其他专业的协作。内容涉及药物的调整(例如将能增重的糖尿病治疗药物磺脲类调整为不改变或减轻体重的降糖药物如二肽基肽酶Ⅳ(DPPⅣ)抑制剂、钠-葡萄糖协同转运蛋白 2(SGLT2)抑制剂或胰高血糖素样肽 1(GLP-1)激动剂,或使用对体重影响较小的抗精神病药物)。这些工作需要与其他专家协商,其他专家可能也会同意为减轻体重而进行的药物调整(例如减少降压药或利尿剂)。

医生还应该让患者自己做决定。拟行减肥手术的患者可能不适合或不愿意按指南行事,可能他们自己不希望手术治疗,反之亦然,那些药物治疗的患者可能需要行手术治疗。在实践中,这种考虑更可能由内科医生而不是外科医生决定。

膳食管理分为两大类:针对由紧急临床需求所驱动的初始快速和大量减重的膳食管理,针对长期减重和减重维持的膳食管理。后者可能在初级保健机构由代谢医生和二级保健 MDT 提供更密集的治疗计划。膳食支持包括评估个体的能量需求,并建议和支持患者实现每天减少 600kcal 的能量,因此最初预测以每周 0.5kg 的速度减轻体重。

更强的方案可能包括低或极低热量饮食，通常部分由完全流质饮食替代品组成。NICE 最近更新了他们的指南，建议极低热量饮食只应作为肥胖患者和临床评估需要快速减肥者多种体重管理的一部分（例如需要关节置换手术或寻求生育服务的人）。该指南还建议这样的饮食在营养上是完整的，最多持续 12 周（连续或间歇），并且对实施该饮食者给予持续的临床支持，因此这样的干预完全属于代谢医生的职责范围。这种减重程序可能是快速的，但需要考虑各种情况：慢性肾损伤患者的总蛋白摄入、糖尿病、心力衰竭和高血压患者伴随药物的调整（通常是撤出胰岛素）。虽然该过程可以在短期（6 个月至 1 年）内引起快速和显著的体重减轻，但即使在行为和锻炼咨询的持续支持下，体重反弹也是常见的。

最近几年已经批准和引入新的药物——脂肪酶抑制剂奥利司他——用于肥胖治疗。这些新药靶向作用于食欲调节中枢：中枢 5-羟色胺（氯卡色林）、多巴胺和 GABA 能（苯丁胺＋托吡酯）以及前阿片样可的松和阿片样物质（安非他酮＋纳曲酮）。高剂量的 GLP-1 激动剂（利拉鲁肽）也具有直接中枢作用以增强饱腹感和降低食欲。当与综合生活方式管理相结合时，这些药物可导致 7%～12% 的体重减轻。可以看到心脏代谢状态的改善，不仅可归因于体重减轻，而且可部分归因于药物本身的特定药理作用（例如用利拉鲁肽改善血糖和奥利司他降低血脂）。使用减肥药物或联合低热量饮食减重已被证明非常有效，在使用利拉鲁肽的情况下 1 年总体重减轻 13%[26]，这些药物可能是最有效的方法[27]，但其他医生在这方面的临床经验有限，代谢医生可能是将药物疗法整合到肥胖患者常规治疗中的最佳人选。

减肥手术患者的管理

全世界日益增多的减肥手术对代谢医生提出了更高的要求，代谢医生应该是 MDT 团队的成员之一。这些手术更多地被认为是代谢性手术，因为胃旁路和套管胃切除术等手术除了减轻体重，对"代谢"疾病如糖尿病、血脂异常、非酒精性脂肪肝以及所有其他肥胖相关疾病均有助益[28-31]。

代谢医生将在优化患者术前[32]管理中起关键作用，他们需要与肥胖麻醉师合作。应建议严重的向心性肥胖患者在以下情况进行术前减肥：BMI 过高；传统的"缩肝"节食法不足以保证肝大能恢复到可以使用腹腔镜进行手术的程度。指南建议，择期手术之前应该实现血糖控制[33]，许多证据表明血糖控制不佳增加了感染和吻合口漏的风险[34-35]。一些数据表明，严格的术前血糖控制能促进术后糖尿病缓解[36]。其他药物的优化也很重要，例如，撤出非固醇抗炎药物[37]。除了控制血压，确保患者伴随的缺血性心脏病或肾衰竭得到改善也将是代谢医生与其他专家（他们自己可能没有减肥手术的经验）合作的职责。许多肥胖患者需要对营养缺乏（例如缺铁）进行检查或矫正（例如维生素 D）。在维生素 D 缺乏的情况下，要认识到继发性甲状旁腺功能亢进的可能并给以适当治疗，以确保不遗漏原发性甲状旁腺功能亢进的诊断，这也是代谢医生的职责之一。

同时，医源性和非鼻咽转移性疾病(疾病替代)日益增多[38-39]。吸收不良(胃旁路手术的一个组成部分)可能加重复合矿物质、维生素和微量元素缺乏，导致营养不良。减重手术强制要求限制摄入使得营养不良恶化。硫胺素缺乏(特别是那些频繁呕吐的人)可以快速出现 Wernicke 脑病。极度减肥(有或没有微量营养素缺乏)对骨矿物质密度(BMD)和骨量(二者都作为骨质疏松症和骨折风险的间接测量)是否有影响仍然有争议，存在使用 DXA 筛选 BMD 的技术限制。

尽管减肥手术的主要益处之一是改善糖尿病患者的血糖控制，即在停用降糖药后，糖化血红蛋白明显减少，但它也不能使血糖完全正常。餐后血糖水平过度升高对微血管和大血管疾病的长期意义尚不清楚。然而，日益肯定的代谢结果是"反应性"或餐后低血糖症(PPH)[40-41]似乎是肠促胰岛素对膳食的高反应性导致的[42]。关于成髓母细胞瘤或胰岛素瘤是否是由 B 细胞持续暴露于肠促胰岛素所致仍然存在争议，如果确实是，也是比较罕见的[43-45]。一些证据表明获得性下丘脑对低血糖不起反应作为促成因素。然而，PPH 对代谢医生提出了越来越多的需求。排除胰岛素瘤可能需要详细的内分泌检查[46-47]。一旦胰岛素瘤被排除，PPH 的管理将需要更深入的建议，以帮助患者坚持低糖指数饮食，但药物治疗如阿卡波糖[48-49]或甚至生长抑素类似物[50]或 GLP-1 拮抗剂[51]也是必需的。

结 论

随着肥胖的广泛流行以及更多肥胖相关疾病的出现，代谢医生正在成为一个越来越有价值的专业。他们可能被纳入二级医院内分泌或代谢疾病科或作为减肥手术团队的一员，作为具备大内科专业技能的全科医生，管理日益增多的肥胖相关疾病。许多代谢医生还将承担起协调医院内肥胖患者治疗的重任，并在初级和二级医疗机构中提供全面的体重管理服务。美国率先开展代谢医生认证是向前迈出的第一步，这一事业将在世界范围内广泛发展。

参考文献

[1] Kopelman PG, Finer N. Reply: Is obesity a disease? Int J Obes Relat Metab Disord [Internet], 2001, 25(10): 1405 - 1406

[2] Jensen MD, Ryan DH, Apovian CM, et al. 2013 AHA/ACC/TOS guideline for the management of overweight and obesity in adults: A report of the American college of cardiology/american heart association task force on practice guidelines and the obesity society. J Am Coll Cardiol, 2014, 63(25 Pt B): 2985 - 3023

[3] Katz DL. Perspective: Obesity is not a disease. Nature [Internet], 2014, Apr 17, 508 (7496): S57

[4] Pucci A, Finer N. //Matfin G. Acute Medical Aspects Related to Obesity A Clinicians Guide: Endocrine and Metabolic Medical Emergencies. Washington, DC: Endocrine Press, Endocrine Society, 2014: 377 – 380

[5] American Board of Obesity Medicine (ABOM) [Internet]. Available from: http://abom. org (accessed on 26 October 2015)

[6] World Obesity Federation. Get obesity certification online with SCOPE! [Internet]. Available from: http://www. worldo besity. org/scope/certification/(accessed on 26 October 2015)

[7] EurekAlert! Science News. STOP Obesity Alliance surveys show doctors, patients share role in weight loss, but ask, now what? [Internet]. Available from: http://www. eurekalert. org/pub_ releases/2010 – 031cca – soa031510. php (accessed on 26 October 2015)

[8] Jochemsen-van der Leeuw HGA, van Dijk N, Wieringa-de Waard M. Attitudes towards obesity treatment in GP training practices: A focus group study. Fam Pract, 2011, 28 (4): 422 – 429

[9] Nolan C, Deehan A, Wylie A, et al. Practice nurses and obesity: Professional and practice-based factors affecting role adequacy and role legitimacy. Prim Health Care Res Dev [Internet], 2012, 13(4): 353 – 363

[10] Royal College. The training of health professionals for the prevention and treatment of a overweight and obesity Report prepared for Foresight by the Royal College of Physicians. Evaluation. 2010(March)

[11] Wass J, Finer N. Action on Obesity: Comprehensive Care for All. Report of a Working Party. London: Royal College of Physicians, 2013: 1 – 64

[12] Finer N. Clinical Obesity—A new journal for a new clinical era. Clin Ohes [Internet], 2011, Feb, 22, 1(1): 1 – 2

[13] Kuk JL, Ardern CI, Church TS, et al. Edmonton obesity staging system: Association with weight history and mortality risk. Appl Physiol Nutr Metab [Internet], 2011, 36 (4): 570 – 576

[14] Sharma AM, Kushner RF. A proposed clinical staging 2, system for obesity. Int J Obes (Lond) [Internet], 2009, 33(3): 289 – 295

[15] Prado CMM, Heymsfield SB. Lean tissue imaging: A new era for nutritional assessment and intervention. JPEN J Parenter Enteral Nutr, 2014, 38: 940 – 953

[16] Mathus-Vliegen EMH, Basdevant A, Finer N, et al. Prevalence, pathophysiology, health consequences and treatment options of obesity in the elderly: A guideline. Obes Facts [Internet], 2012, 5(3): 460 – 483

[17] Pineda-Tenor D, Berenguer J, Jimenez-Sousa MA, et al. FTO rs9939609 polymorphism

is associated with metabolic disturbances and response to HCV therapy in HIV/HCV-coinfected patients. BMC Med [Internet], 2014(12): 198

[18] Zhang X, Qi Q, Zhang C, et al. FTO genotype and 2-year change in body composition and fat distribution in response to weight-loss diets: The POUNDSLOST Trial. Diabetes (Internet), 2012, 61(11): 3005 – 3011

[19] Liou T-H, Chen H-H, Wang W, et al. ESR1, FTO, and UCP2 genes interact with bariatric surgery affecting weight loss and glycemic control in severely obese patients. Obes Surg [Internet], 2011, 21(11): 1758 – 1765

[20] Finer N. Predicting therapeutic weight loss. Am J Clin Nutr, 2015, 101(3): 419 – 420

[21] Kushner RF. Clinical assessment and management of adult obesity. Circulation [Internet], 2012, 126(24): 2870 – 2877

[22] Apovian CM, Aronne LJ, Bessesen DH, et al. Pharmacological management of obesity: An endocrine society clinical practice guideline. J Clin Endocrinol Metab, 2015, 100: 342 – 362

[23] Scottish Intercollegiate Guidelines Network (SIGN). Management of obesity, a national clinical guideline [Internet]. 2010: 1 – 87

[24] National Clinical Guideline Centre (UK). Obesity: Identification, assessment and management of overweight nd obesity in children, young people and adults: Partial update of CG43. 2014: 1 – 154

[25] Document C. Joint statement of the European Association for the Study of Obesity and the European Society of Hypertension: Obesity and difficult to treat arterial hypertension. 2012: 1047 – 1055

[26] Wadden TA, Hollander P, Klein S, et al. Weight maintenance and additional weight loss with liraglutide after low-calorie-diet-induced weight loss: The SCALE Maintenance randomized study. Int J Obes (Lond), 2013, 37(11): 1443 – 1451

[27] Johansson K, Neovius M, Hemmingsson E. Effects of anti-obesity drugs, diet, and exercise on weight-loss maintenance after a very-low-calorie diet or low-calorie diet: A systematic review and meta-analysis of randomized controlled trials. Am J Clin Nutr, 2013, 99(1): 14 – 23

[28] Rubino F, Cummings DE. Surgery: The coming of age of metabolic surgery. Nat Rev Endocrinol, 2012, 8(12): 702 – 704

[29] Rubino F, Shukla A, Pomp A, et al. Bariatric, metabolic, and diabetes surgery: What's in a name? Ann Surg [Internet], 2014, 259(1): 117 – 122

[30] Geiker NRW, Swe Myint K, Heck PM, et al. Intentional weight loss improved performance in obese ischaemic heart patients: A two centre intervention trial. Jacobs J Food Nutr, 2014, 1(1): 1 – 9

[31] Rubino F, Shukla A, Pomp A, et al. Bariatric, metabolic, and diabetes surgery：What's in a name? Ann Surg [Internet], 2014, 259(1): 117 - 122. e

[32] Mechanick JI, Youdim A, Jones DB, et al. Clinical practice guidelines for the perioperative nutritional, metabolic, and nonsurgical support of the bariatric surgery patient-2013 update: Cosponsored by American association of clinical endocrinologists, the obesity society, and American society for Metabolic & Bariatric Surgery. Endocr Pract[Internet], 2013, 19(2): 337 - 372

[33] Diabetes. Management of adults with diabetes undergoing surgery and elective procedures: Improving standards. 2011, April

[34] King JT, Goulet JL, Perkal MF, et al. Glycemic control and infections in patients with diabetes undergoing noncardiac surgery. Ann Surg [Internet], 2011, 253 (1): 158 - 165

[35] Noordzij PG, Boersma E, Schreiner F, et al. Increased preoperative glucose levels are associated with perioperative mortality in patients undergoing noncardiac, nonvascular surgery. Eur J Endocrinol [Internet], 2007, 156(1): 137 - 142

[36] English TM, Malkani S, Kinney RL, et al. Predicting remission of diabetes after RYGB surgery following intensive management to optimize preoperative glucose control. Obes Surg [Internet], 2015, 25(1): 1 - 6

[37] Hakkarainen TW, Steele SR, Bastaworous A, et al. Nonsteroidal anti-inflammatory drugs and the risk for anastomotic failure: A report from Washington State's Surgical Care and Outcomes Assessment Program(SCOAP). JAMA Surg[Internet], 2015, Jan 21, 150(3): 223 - 228

[38] Finer N. Endocrine and metabolic complications post-bariatric surgery. Endocr Abstr [Internet]. 2014 Mar 1; Available from: http://www. endocrine-abstracts. org/ea/ 0034/ea0034 cmw1. 3. htm (accessed on 26 October 2015)

[39] Heber D, Greenway FL, Kaplan LM, et al. Endocrine and nutritional management of the post-bariatric surgery patient: An Endocrine Society Clinical Practice Guideline. J Clin Endocrinol Metab, 2010, 95(11): 4823 - 4843

[40] Brun J, Fedou C, Mercier J. Postprandial reactive hypoglycemia. Diabetes Metab [Internet], 2000, 26(5): 337 - 352

[41] Goldfine AB, Mun E, Patti ME. Hyperinsulinemic hypoglycemia follow gastric bypass surgery for obesity. Curr Opin Endocrinol Diabetes [Internet], 2006, 13 (5): 419 - 424

[42] Society TE. Editorial: lncretin hypersecretion in post-gastric bypass hypoglycemia—Primary problem or red herring? J Clin Endocrinol Metab, 2007, 92(12): 4563 - 4565

[43] Meier JJ, Butler AE, Galasso R, et al. Hyperinsulinemic hypoglycemia after gastric by-

pass surgery is not accompanied by islet hyperplasia or increased？ – cell turnover. Diabetes Care, 2006（29）：1554 – 1559

［44］ Sarwar H, Chapman WH, Pender JR, et al. Hypoglycemia after roux-en-Y gastric bypass：The BOLD experience. Obes Surg［Internet］, 2014, 24（7）：1120 – 1124

［45］ Service GJ, Thompson GB, Service FJ, et al. Hyperinsulinemic hypoglycemia with nesidioblastosis after gastric-bypass surgery. Analyzer, 2005, 353（3）：249 – 254

［46］ De Heide LJM, Glaudemans AWJM, Oomen PHN, et al. Functional imaging in hyperinsulinemic hypoglycemia after gastric bypass surgery for morbid obesity. J Clin Endocrinol Metab［Internet］, 2012, 97（6）：E963 – 967

［47］ Halperin F, Patti ME, Skow M, et al. Continuous glucose monitoring for evaluation of glycemic excursions after gastric bypass. J Obes［Internet］, 2011, Jan 2011：869536

［48］ Ritz P, Vaurs C, Bertrand M, et al. Usefulness of acarbose and dietary modifications to limit glycemic variability following Roux-en-Y gastric bypass as assessed by continuous glucose monitoring. Diabetes Technol Ther［Internet］, 2012, 14（8）：736 – 740

［49］ Patti ME, Goldfine AB. Hypoglycaemia following gastric bypass surgery—diabetes remission in the extreme? Diabetologia［Internet］, 2010, 53（11）：2276 – 2279

［50］ Myint KS, Greenfield JR, Farooqi IS, et al. Prolonged successful therapy for hyperinsulinaemic hypoglycaemia after gastric bypass：The pathophysiological role of GLPl and its response to a somatostatin analogue. Eur J Endocrinol［Internet］, 2012, 166（5）：951 – 955

［51］ Salehi M, Gastaldelli A, D'Alessio DA. Blockade of glucagonlike peptide l receptor corrects postprandial hypoglycemia after gastric bypass. Gastroenterology, 2014, 146：669 – 680

（谢利芳　译，王全楚　审校）

第 20 章 非酒精性脂肪性肝病可能有效的治疗药物

Haripriya Maddur，Brent A. Neuschwander-Tetri

摘 要

● 虽然还未验证，但是咖啡确实能够改善非酒精性脂肪性肝病(NAFLD)。

● 己酮可可碱对非酒精性脂肪性肝炎(NASH)有一定的效果，但对于合并糖尿病的患者其作用尚未明确。

● 维生素 E 在 2 项大样本随机试验能够改善约半数的 NASH 患者，但是这些受试者并不合并糖尿病和肝硬化，所以它的作用在这类患者中还不明确。

● 吡格列酮能够改善 NASH，但是部分研究发现，超过半数使用吡格列酮的患者出现体重增加的副作用，并且其安全性还不明确。

● 改善生活方式，比如饮食健康、适当运动和减肥，依旧是 NASH 的基础治疗。

引 言

目前，有 3% ~5% 的美国人患有非酒精性脂肪性肝炎(NASH)，其中 10% ~15% 的患者将会发展为肝硬化[1-6]。事实上，NASH 是肝移植的第三大适应证，预计 10 年后将超过丙型肝炎成为肝移植最主要的原因[7]。随着代谢综合征和胰岛素抵抗的增多，这两种疾病与 NASH 的发病机制也息息相关，所以现在最重要的是寻找其有效的治疗方式。本文结合已有的资料，分析其在 NASH 治疗中的作用。

咖 啡

咖啡，是全世界销量最大的饮料之一。曾经报道过它众多的健康益处，比如能够降低心血管疾病卒中和糖尿病的风险[8]，对肝脏来说，它可以降低肝癌的风险，减少丙型肝炎组织学活性[9]。

在 NAFLD 的研究中，咖啡的益处除了表现在减轻脂肪变性方面，还表现在改善实验室检测指标和促炎因子方面[10-11]。同时，也有研究发现咖啡的摄入不仅与 NASH 患者纤维化的减少有关[12]，还与重度肥胖患者肝纤维化的减少有关，但有趣的是，咖啡的这些益处并没表现在摄入浓咖啡的患者中[13]。根据蔗糖和果糖在 NASH 发病机制中的作用，我们推测这可能与浓咖啡中添加的蔗糖有关，或者与其乳化过程从咖啡豆中提取的化合物不同于饮用水过滤的提取物有关。通过对轻度脂肪变性的患者和 NASH 患者摄入咖啡后的量效反应更证实了咖啡的好处[14]。来自 NASH 临床研究网络（NASH CRN）的调查同样肯定了这一点，此研究中，NAFLD 患者摄入咖啡后能够检测到更低的组织学分值，但是这仅限于轻度的胰岛素抵抗患者[15]。

目前，对 NAFLD 动物模型的研究有了新发现。在给予动物高脂饮食时，咖啡的摄入与血清谷草转氨酶（AST）、谷丙转氨酶（ALT）和促炎性细胞因子的减少有关[16-17]。而关于咖啡保肝的机制还需要在动物模型上进一步研究。众所周知，咖啡因是咖啡最主要的成分，具有兴奋刺激作用。然而，小鼠模型的研究表明，脱咖啡因的咖啡也是有益处的，后者也可改善肝脏组织学[18]。在该研究中，高脂饮食喂养的小鼠被随机分为两组，分别给予脱咖啡因的浓咖啡和水，与对照组相比，连续 12 周咖啡喂养的小鼠具有较轻的脂肪变性、气球样变和炎症，并且内质网蛋白分子伴侣葡萄糖调节蛋白（GRP78）和蛋白质二硫键异构酶也具有较高的表达。

目前已知咖啡由 100 多种化合物构成，但还不清楚哪些成分与这些益处有关。当然，不同的咖啡主要成分也是不同的，比如二萜脂质、咖啡醇和咖啡豆醇，这些成分在试验中表现出抗癌的特性，但是过滤式咖啡中并不含有这些成分[19]。而咖啡中的多元酚和类黑精具有抗氧化的特性[20]。所以另有研究将小鼠随机分组，分别给予脱咖啡因的咖啡、水、多元酚和类黑精，后两者是从脱咖啡因的咖啡中提取的[17]。这项研究表明，咖啡的确能够减少肝脏脂肪和胶原沉积，并且氧化应激还与它的成分（多元酚和类黑精）有关。

因此，尽管它们的效果还需被进一步证明，但是从动物模型实验和临床数据来看，咖啡确实对 NAFLD 患者有益处，而且脱咖啡因的咖啡也是有益的。目前来看，虽然在咖啡广泛用于治疗之前还需要进一步的研究，但是多元酚已经成为一类可靠的药物。并且，基于目前的资料，NAFLD 患者摄入咖啡确实是安全的。

奥利司他

适度的减肥可以改善 NASH 患者的转氨酶和胰岛素抵抗标志物[21]。因此，减肥很可能成为辅助的治疗方案。奥利司他，是胃和胰腺脂肪酶的抑制剂，目前关于它抑制肠蠕动和脂肪吸收的研究还在进行中[22]。不过从其在 NASH 患者中的初步试验来看，似乎很有前途。试验中，3 例经活检确诊的 NASH 患者经过低脂饮食和奥利司他（120mg/d）3 次治疗后，不但体重和转氨酶水平显著降低，而且脂肪变性和纤维化也有所改善[23]。在随后的研究中，受试者经过奥利司他 6 个月治疗并辅以生活方式调整，发现有半数患者体重下降 10%，其中 3 例还有纤维化的改善[24]，后者与体重减轻有关，而非奥利司他的直接作用。

Zelber-Sagi 等[25]进行了奥利司他与安慰剂的对照研究。52 例随机分组，分别给予安慰剂和奥利司他(120mg，每天 3 次)，并且限制热量摄入。结果奥利司他组与安慰剂相比，ALT 显著降低，并且发现了脂肪变性在超声下的逆转。此外，BMI 也有较大程度的下降但无统计学差异。同样，从部分肝组织学随访患者来看，虽然服用奥利司他的患者在脂肪变性和纤维化上有一定的改善，但与安慰剂组相比并无统计学差异。

鉴于维生素 E 可能在 NASH 的治疗上也存在一定的益处，所以在另一项随机对照试验中，50 例患者被随机分成两组，一组服用奥利司他(120mg，每天 3 次)、维生素 E(每天 800U)，并且低热量饮食，另一组不服用奥利司他，治疗 36 周后进行观察。奥利司他组确有转氨酶的降低、体重的减轻和组织学上的改善，但均无统计学意义。那些体重减掉 5% 以上的患者其胰岛素敏感性和脂肪变性均有所改善[26]。

上述资料表明，关于组织学上脂肪变性和纤维化的转归，奥利司他与安慰剂相比并无显著差异。但值得注意的是，对照组通过饮食控制减轻体重确能达到改善 NASH 的目的。虽然一些大型研究奥利司他可以促进减肥，但上述小型研究中未能证实体重下降对 NASH 患者的益处，奥利司他难以耐受，但是对那些可以耐受并成功用它减肥的 NASH 患者来说，可能会有一席之地。

己酮可可碱

己酮可可碱是一种非特异性的磷酸二酯酶抑制剂，它可以通过减少 TNF-α 的转录来减少促炎性细胞因子的生成[27-28]。由于酒精性肝炎和 NASH 均出现 TNF-α 水平的升高，所以己酮可可碱有望成为一项治疗药物。对于酒精性肝炎的患者，己酮可可碱可以提高其短期生存率[29]。对 NASH 患者，不同剂量的己酮可可碱可以减少脂多糖刺激的外周血单核细胞释放 TNF-α[30]。

基于体外试验和早期队列研究，现以 20 例的对照试验评定己酮可可碱的效果，其中一组给予己酮可可碱(400mg，每天 3 次)、体育锻炼并限制热量饮食，另一组仅给予体育锻炼、限制热量饮食，为期 3 个月。在己酮可可碱组中，AST 的下降比 ALT 更明显。虽然 TNF-α 和 IL-6 水平有所降低，但是两组结果一样，表明抗炎与体育锻炼、改变饮食有关。有趣的是，研究中并没有观察到 BMI 的减少[31]。

Van Wagner 等进行了一项随机对照试验。经肝穿证实的 NASH 患者每天服用己酮可可碱 1200mg 持续 1 年后脂肪变性和转氨酶水平确有改善趋势。但与安慰剂相比没有统计学差异[32]。随后 Zein 等的试验结果有所不同，55 例活检证实的 NASH 患者随机分成两组，一组服用己酮可可碱(400mg，每天 3 次)，一组服用安慰剂，为期 1 年，最后证实其确能改善 NAS 分值。同时还观察到纤维化的改善。有趣的是，尽管组织学上有所改善，但血清 TNF-α 水平却没有下降。专家们推测，可能是因为肝和血清的 TNF-α 之间存在差异。该试验的不足之处在于缺少合并糖尿病的患者，以致忽略了己酮可可碱对糖尿病患者的影响。此外，这两项试验中关于组织学改变的差异，可能是因为 Zein

等的试验中缺少肝硬化患者[33]。

从目前来看，己酮可可碱很有希望成为 NASH 的治疗药物。虽然在部分研究中观察到其在转氨酶和 NAS 分值上的改善，但是在其他研究中这些改变和安慰剂并没有什么差别。然而，上述的研究已经证实了己酮可可碱在 NASH 中的安全性。在其成为 NASH 治疗的常规药物之前，还需要包括肝硬化、糖尿病在内的更多、更长疗程的研究。

维生素 E

虽然动物模型研究证实了氧化应激在 NASH 的发病机制中发挥着重要作用，但在人体试验中并没有发现其因果关系。目前还不知是因为在动物研究中采用的非蛋氨酸胆碱饮食缺乏模型不符合临床，还是因为抗氧化剂在人体氧化应激发生部位缺乏足够的效力或生物活性，抑或是氧化应激确实发生了但对 NASH 没有什么作用。虽然关于维生素 E 的研究都是肯定的，但结论却矛盾复杂。两项关于维生素 E 的多中心对照试验，一项是有关成人的[34]，一项是有关儿童的[35]，其中约半数的受试者存在组织学上的改善，但是两项试验中都没有氧化应激改善的迹象。试验中维生素 E 的剂量为 800U/d，持续 96 周，其中受试者没有明显的糖尿病和肝硬化患者。结果是否适合糖尿病患者尚不确定。

重要的是，维生素 E 可能并不是完全无害的，就像文献中提到的，它可能存在明显的副作用。有分析表明维生素 E 是出血性卒中的危险因素[36]。除了卒中，也有试验表明服用大剂量的维生素 E（标准为 >400U/d）7 年以上会引发男性前列腺癌[37]。因此，在推荐 NASH 患者服用维生素 E 时，要同时考虑到其利弊。

基于这些依据，比较保险的方法就是避免未确诊的 NASH 患者和糖尿病患者使用维生素 E。但是依然要鼓励患者将减肥作为治疗的一部分。经过试验分析证明，服用维生素 E 的同时减肥可以在组织学上获得更大的改善[38]。而在另一项成人和儿童试验中，治疗之前或治疗期间的 α-生育酚水平与组织学变化无关[39]。

胰岛素增敏剂

脂肪的胰岛素耐受与 NASH 的发病机制有关，特别是诱导肝内脂肪堆积，以及脂肪性肝炎的一系列进展[40-41]。有研究表明，噻唑烷二酮类（TZD）可以作为 NASH 患者改善脂肪组织胰岛素敏感性的药物。TZD 可以通过激活过氧化酶体增生物刺激受体来提高胰岛素敏感性，因此它可以增加脂联素的释放并促进脂肪酸在脂肪细胞的保留[42]。

最初的研究表明 TZD 对 NASH 的治疗是有前途的。在关于罗格列酮的一项试验中，30 例经肝穿证实的 NASH 肥胖患者，给予罗格列酮每天 4mg，持续 48 周。最终，45% 的 NASH 患者肝组织学逆转，3 区窦周纤维化和肝细胞气球样变也有所改善。其中

25 例患者还有胰岛素敏感性和转氨酶水平的改善。但是，有 67% 的患者存在体重的增加，并且终止治疗 6 个月后，转氨酶水平又回复到之前的水平[43]。Ratzin 等对另一类 TZD 吡格列酮进行了研究，对象为 18 例非糖尿病患者，时间为 48 周。研究中，近 3/4 的患者转氨酶恢复正常。并且，肝脂肪变性和纤维化的改善也具有统计学意义。另外，与既往研究一样，受试者的体重也有增加(平均增长 4%)[44]。

随后 Ratzin 等又进行了一项随机对照试验，63 例患者随机分组，服用罗格列酮(4mg/d，1 个月后增量至 8mg/d)和安慰剂，为期 1 年。与安慰剂相比，服用罗格列酮的患者转氨酶和脂肪变性均有所改善，并具有统计学意义，但是并没有发现纤维化的改善。同样，其也有体重的增加，平均增加 1.5kg[45]。

PIVENS 的试验中，247 例患者随机分组，一组服用维生素 E(800U/d)，一组服用吡格列酮(30mg/d)，一组服用安慰剂。此试验最主要的目的是以脂肪变性综合分值、小叶炎症、肝细胞气球样变和纤维化为依据评估其在 NASH 组织学上的作用。吡格列酮治疗组 50%、安慰剂组 28% 患者 NASH 显著改善($P < 0.01$)。此外，虽然转氨酶的改善有统计学意义，但是纤维化并没有明显变化。同样，在 TZD 组也存在体重增加[34]。

值得注意的是，有报道指出，TZD 的副作用除了体重增加以外，还会造成骨质疏松、充血性心力衰竭、液体潴留和膀胱癌[46]。并且，部分研究表明 TZD 在终止治疗后不能够维持药效。因此，在用药之前要认真权衡利弊[43,47]。

维生素 D

维生素 D 不仅与 NASH 的进程有关，还与其他肝病有关，例如丙型肝炎和继发于酒精性肝硬化的肝癌[48-50]。有小鼠模型的实验显示了肝脂肪变性的自然发展过程[51]，但是临床是复杂多样的。最近的一项临床试验表明，维生素 D 的缺失与肝脂肪变性的影像学依据有关[52]，但另有研究却发现 NASH 与维生素 D 水平没有关系[53]。在下一步的试验中，还需要继续研究维生素 D 在 NASH 治疗中的作用。

结　论

除了改善生活方式，NASH 的治疗方法仍然有限。虽然很多药物都有效果，但是其治疗范围有限。根据目前对非糖尿病患者的研究，维生素 E 是最有效的，而对糖尿病患者来说，胰岛素增敏剂是合适的选择。至于咖啡，虽然还需要更多的研究，但它至少是安全的。为了深入了解各类药物在 NASH 治疗中的作用，我们还需要更进一步的研究。

参考文献

［1］ Williams CD, Stengel J, Asike MI, et al. Prevalence of nonalcoholic fatty liver disease and nonalcoholic steatohepatitis among a largely middle-aged population utilizing ultrasound and liver biopsy: a prospective study. Gastroenterology, 2011, 140: 124 – 131

［2］ Vernon G, Baranova A, Younossi ZM. Systematic review: the epidemiology and natural history of non-alcoholic fatty liver disease and non-alcoholic steatohepatitis in adults. Alimentary Pharmacology & Therapeutics, 2011, 34: 274 – 285

［3］ Lazo M, Hernaez R, Eberhardt MS, et al. Prevalence of non-alcoholic fatty liver disease in the United States: the Third National Health and Nutrition Examination Survey, 1988 – 1994. American Journal of Epidemiology, 2013, 178: 38 – 45

［4］ Matteoni CA, Younossi ZM, Gramlich T, et al. Nonalcoholic fatty liver disease: a spectrum of clinical and pathological severity. Gastroenterology, 1999, 116: 1413 – 1419

［5］ Ekstedt M, Franzen LE, Mathiesen UL, et al. Long-term follow-up of patients with NAFLD and elevated liver enzymes. Hepatology, 2006, 44: 865 – 873

［6］ Adams LA, Lymp JF, St Sauver J, et al. The natural history of nonalcoholic fatty liver disease: a population-based cohort study. Gastroenterology, 2005, 129: 113 – 121

［7］ Charlton MR, Burns JM, Pedersen RA, et al. Frequency and outcomes of liver transplantation for nonalcoholic steatohepatitis in the United States. Gastroenterology, 2011, 141: 1249 – 1253

［8］ Freedman ND, Park Y, Abnet CC, et al. Association of coffee drinking with total and cause-specific mortality. The New England Journal of Medicine, 2012, 366: 1891 – 1904

［9］ Chen S, Teoh NC, Chitturi S, et al. Coffee and non-alcoholic fatty liver disease: brewing evidence for hepato-protection? Journal of Gastroenterology and Hepatology, 2014, 29: 435 – 441

［10］ Catalano D, Martines GF, Tonzuso A, et al. Protective role of coffee in non – alcoholic fatty liver disease (NAFLD). Digestive Diseases and Sciences, 2010, 55: 3200 – 3206

［11］ Gutierrez-Grobe Y, Chavez-Tapia N, Sanchez-Valle V, et al. High coffee intake is associated with lower grade nonalcoholic fatty liver disease: the role of peripheral antioxidant activity. Annals of Hepatology, 2012, 11: 350 – 355

［12］ Brosson D, Kuhn L, Delbac F, et al. Proteomic analysis of the eukaryotic parasite Encephalito-zoon cuniculi (microsporidia): a reference map for proteins expressed in late sporogonial stages. Proteomics, 2006, 6: 3625 – 3635

［13］ Anty R, Marjoux S, Iannelli A, et al. Regular coffee but not espresso drinking is protective against fibrosis in a cohort mainly composed of morbidly obese European women with

NAFLD undergoing bariatric surgery. Journal of Hepatology, 2012, 57: 1090 - 1096

[14] Molloy JW, Calcagno CJ, Williams CD, et al. Association of coffee and caffeine consumption with fatty liver disease, nonalcoholic steatohepatitis, and degree of hepatic fibrosis. Hepatology, 2012, 55: 429 - 436

[15] Bambha K, Wilson LA, Unalp A, et al. Coffee consumption in NAFLD patients with lower insulin resistance is associated with lower risk of severe fibrosis. Liver International, 2014, 34: 1250 - 1258

[16] Fukushima Y, Kasuga M, Nakao K, et al. Effects of coffee on inflammatory cytokine gene expression in mice fed high-fat diets. Journal of Agricultural and Food Chemistry, 2009, 57: 11100 - 11105

[17] Vitaglione P, Morisco F, Mazzone G, et al. Coffee reduces liver damage in a rat model of steatohepatitis: the underlying mechanisms and the role of polyphenols and melanoidins. Hepatology, 2010, 52: 1652 - 1661

[18] Salomone F, Li Volti G, Vitaglione P, et al. Coffee enhances the expression of chaperones and antioxidant proteins in rats with nonalcoholic fatty liver disease. Translational Research, 2014, 163: 593 - 602

[19] Urgert R, Essed N, van der Weg G, et al. Separate effects of the coffee diterpenes cafestol and kahweol on serum lipids and liver aminotransferases. The American Journal of Clinical Nutrition, 1997, 65: 519 - 524

[20] Wang Y, Ho CT. Polyphenolic chemistry of tea and coffee: a century of progress. Journal of Agricultural and Food Chemistry, 2009, 57: 8109 - 8114

[21] Harrison SA, Day CP. Benefits of lifestyle modification in NAFLD. Gut, 2007, 56: 1760 - 1769

[22] Padwal R, Li SK, Lau DC. Long-term pharmacotherapy for obesity and overweight. The Cochrane Database of Systematic Reviews, 2004, 3: CD004094

[23] Harrison SA, Ramrakhiani S, Brunt EM, et al. Orlistat in the treatment of NASH: a case series. The American Journal of Gastroenterology, 2003, 98: 926 - 930

[24] Harrison SA, Fincke C, Helinski D, et al. A pilot study of orlistat treatment in obese, non-alcoholic steatohepatitis patients. Alimentary Pharmacology & Therapeutics, 2004, 20: 623 - 628

[25] Zelber-Sagi S, Kessler A, Brazowsky E, et al. A double-blind randomized placebo - controlled trial of orlistat for the treatment of nonalcoholic fatty liver disease. Clinical Gastroenterology and Hepatology, 2006, 4: 639 - 644

[26] Harrison SA, Fecht W, Brunt EM, et al. Orlistat for overweight subjects with nonalcoholic steato-hepatitis: a randomized, prospective trial. Hepatology, 2009, 49: 80 - 86

[27] Windmeier C, Gressner AM. Pharmacological aspects of pentoxifylline with emphasis on its

inhibitory actions on hepatic fibrogenesis. General Pharmacology, 1997, 29: 181 – 196

[28] Du J, Ma YY, Yu CH, et al. Effects of pentoxifylline on nonalcoholic fatty liver disease: a meta-analysis. World Journal of Gastroenterology, 2014, 20: 569 – 577

[29] Akriviadis E, BotlaR, Briggs W, et al. Pentoxifylline improves short-term survival in severe acute alcoholic hepatitis: a double-blind, placebo-controlled trial. Gastroenterology, 2000, 119: 1637 – 1648

[30] Duman DG, Ozdemir F, Birben E, et al. Effects of pentoxifylline on TNF-alpha production by peripheral blood mononuclear cells in patients with nonalcoholic steatohepatitis. Digestive Diseases and Sciences, 2007, 52: 2520 – 2524

[31] Lee YM, Sutedja DS, Wai CT, et al. A randomized controlled pilot study of Pentoxifylline in patients with non-alcoholic steatohepatitis (NASH). Hepatology International, 2008, 2: 196 – 201

[32] VanWagner LB, KoppeSW, Brunt EM, et al. Pentoxifyllinefor the treatment of non-alcoholic steatohepatitis: a randomized controlled trial. Annals of Hepatology, 2011, 10: 277 – 286

[33] Zein CO, Yerian LM, Gogate P, et al. Pentoxifylline improves nonalcoholic steatohepatitis: a randomized placebo-controlled trial. Hepatology, 2011, 54: 1610 – 1619

[34] Sanyal AJ, Chalasani N, Kowdley KV, et al. Pioglitazone, vitamin E, or placebo for nonalcoholic steatohepatitis. The New England Journal of Medicine, 2010, 362: 1675 – 1685

[35] Lavine JE, Schwimmer JB, Van Natta ML, et al. Effect of vitamin E or metformin for treatment of nonalcoholic fatty liver disease in children and adolescents: the TONIC randomized controlled trial. Journal of the American Medical Association, 2011, 305: 1659 – 1668

[36] Schurks M, Glynn RJ, Rist PM, et al. Effects of vitamin E on stroke subtypes: meta-analysis of randomized controlled trials. BMJ, 2010, 341: c5702

[37] Albanes D, Till C, Klein EA, et al. Plasma tocopherols and risk of prostate cancer in the selenium and vitamin E cancer prevention trial (SELECT). Cancer Prevention Research, 2014, 7: 886 – 895

[38] Hoofnagle JH, Van Natta ML, Kleiner DE, et al. Vitamin E and changes in serum alanine aminotransferase levels in patients with non-alcoholic steatohepatitis. Alimentary Pharmacology &Therapeutics, 2013, 38: 134 – 143

[39] Athinarayanan S, Wei R, Zhang M, et al. Genetic polymorphism of cytochrome P450 4F2, vitamin E level and histological response in adults and children with nonalcoholic fatty liver disease who participated in PIVENS and TONIC clinical trials. PLoS One, 2014, 9: e95366

[40] Sanyal AJ, Campbell-Sarent C, Mirshahi F, et al. Nonalcoholic steatohepatitis: association of insulin resistance and mitochondrial abnormalities. Gastroenterology, 2001, 120: 1183 – 1192

[41] Cusi K. Role of obesity andlipotoxicity in the development of nonalcoholic steatohepatitis: pathophysiology and clinical implications. Gastroenterology, 2012, 142: 711 – 725. e6

[42] Younossi ZM, Reyes MJ, Mishra A, et al. Systematic review with meta-analysis: nonalcoholic steatohepatitis—a case for personalised treatment based on pathogenic targets. Alimentary Pharmacology & Therapeutics, 2014, 39: 3 – 14

[43] Neuschwander-Tetri BA, Brunt EM, Wehmeier KR, et al. Improved nonalcoholic steatohepatitis after 48 weeks of treatment with the PPAR-gamma ligand rosiglitazone. Hepatology, 2003, 38: 1008 – 1017

[44] Promrat K, Lutchman G, Uwaifo GI, et al. A pilot study of pioglitazone treatment for nonalcoholic steatohepatitis. Hepatology, 2004, 39: 188 – 196

[45] Ratziu V, Giral P, Jacqueminet S, et al. Rosiglitazone for nonal-coholic steatohepatitis: one-year results of the randomized placebo-controlled Fatty Liver Improvement with Rosiglitazone Therapy(FLIRT) Trial. Gastroenterology, 2008, 135: 100 – 110

[46] Ahmadian M, Suh JM, Hah N, et al. PPAR gamma signaling and metabolism: the good, the bad and the future. Nature Medicine, 2013, 19: 557 – 566

[47] Lutchman G, Modi A, Kleiner DE, et al. The effects of discontinuing pioglitazone in patients with nonalcoholic steatohepatitis. Hepatology, 2007, 46: 424 – 429

[48] Bechmann LP, Hannivoort RA, Gerken G, et al. The interaction of hepatic lipid and glucose metabolism in liver diseases. Journal of Hepatology, 2012, 56: 952 – 964

[49] Nobili V, Reif S. Vitamin D and liver fibrosis: let's start soon before it's too late. Gut, 2015, 64: 698 – 699

[50] Kwok RM, Torres DM, Harrison SA. Vitamin D and nonalcoholic fatty liver disease (NAFLD): is it more than just an association? Hepatology, 2013, 58: 1166 – 1174

[51] Robertson G, Leclercq I, Farrell GC. Nonalcoholic steatosis and steatohepatitis II. Cytochrome P – 450 enzymes and oxidative stress. American Journal of Physiology. Gastrointestinal and Liver Physiology, 2001, 281: G1135 – G1139

[52] Barchetta I, De Bernardinis M, Capoccia D, et al. Hypovitarninosis D is independently associated with metabolic syndrome in obese patients. PLoS One, 2013, 8: e68689

[53] Bril F, Maximos M, Portillo-Sanchez P, et al. Relationship of vitamin D with insulin resistance and disease severity in nonalcoholic steatohepatitis. Journal of Hepatology, 2014, 62: 405 – 411

（谢亚榧　译，梁　栋　审校）

第 21 章　非酒精性脂肪性肝病的治疗对代谢综合征的影响

Hannele Yki-Järvinen

摘　要

- 肝脏是代谢综合征和胰岛素抵抗综合征中两个关键成分——葡萄糖和三酰甘油——产生的部位。
- 通过生活方式的改变来治疗非酒精性脂肪肝能够改善代谢综合征的症状
- 维生素 E 和 奥贝胆酸(OCA, 一种鹅脱氧胆酸衍生物)能有效治疗非酒精性脂肪性肝病, 但不能治疗代谢综合征。
- 胰岛素抵抗的改善对于非酒精性脂肪性肝炎(NASH)的治疗虽非必须, 但对于心血管疾病和 2 型糖尿病而言却是必不可少的。

引　言

代谢综合征(MetS)由一系列已经确认与心血管管疾病和 2 型糖尿病有密切关系的因素所导致。而 MetS 的各组成部分既是胰岛素抵抗的原因, 也是胰岛素抵抗的结果。MetS 的最新诊断指南指出, 至少需要满足以下 5 个条件中的 3 个才能确诊: 空腹血糖增高或 2 型糖尿病、高三酰甘油血症、低高密度脂蛋白胆固醇增加, 腰围增加(种族依赖)和高血压。这使得诊断 MetS 的方法增加到了 10 种[1]。虽然 MetS 各种定义对 2 型糖尿病和心血管疾病的风险程度尚未可知, 但是每种成分都与这些并发症密切相关是确定无疑的。

非酒精性脂肪性肝病(NAFLD)和 MetS 有着共同的病理生理基础, 而肝脏是产生 MetS 两种关键成分的部位, 即葡萄糖和极低密度脂蛋白, 后者包含了血清中的大部分三酰甘油。在 NAFLD 中, 胰岛素抑制葡萄糖和极低密度脂蛋白(VLDL)生成的正常机制受损, 结果导致高血糖和高三酰甘油血症。肝脏一旦"胖起来", 也会产生诸多导致心血管疾病风险增加的因子如 C 反应蛋白, 纤维蛋白原和凝血因子等[1]。一方面, 似乎治疗 NAFLD 可改善 MetS 的症状, 另一方面, 轻度高血糖、高胰岛素血症, 低高密度脂蛋白(HDL)胆固醇不过是肝脏中胰岛素抵抗的结果, 尚无明确机制证明 NAFLD 和高血压之间的相关性。同时, NAFLD 和胰岛素抵抗常常被区分开来, 因为 NAFLD 在

PNPLA3 上携带共同的 *I148M* 变异，而在 rs58542926 上携带 *TM6SF2* 基因变异的不会产生胰岛素抵抗[2-5]（见第 6 章和第 11 章）。此外，非酒精性脂肪性肝炎（NASH）的病理生理改变包含了诸多因素，如氧化应激的增加，这使得治疗不能够有效逆转胰岛素抵抗和 2 型糖尿病的进程。下文中我们会提到 NAFLD 治疗对胰岛素抵抗和 MetS 的影响。这在临床上非常有意义，因为胰岛素抵抗是心血管疾病病理生理改变必不可少的过程，而心血管疾病相对于肝病而言，是 NAFLD 死亡的主要原因[6]。

胰岛素增敏剂治疗糖尿病对 NAFLD 和 MetS 的效果

具体内容见表 21.1。

表 21.1 药物治疗非酒精性脂肪性肝病中脂肪含量、胰岛素敏感性、血糖和体重的变化

治疗方式	肝脏脂肪含量	胰岛素敏感性	血糖	体重
降低血糖药物				
吡格列酮	−40% ~50%	↑	+ + +	↑
二甲双胍	无变化	↑	+ +	↓
胰岛素	−20−45%	↑	+ + + +	↑ a
减肥药				
奥利司他	−40% b	↑ b	+ b	↓↓ b
CB−1 拮抗剂	−70% b	↑ b	+ b	↓↓ b
降脂药				
贝特类	无变化	无变化	无变化	无变化
烟酸	无变化	↓	−	无变化
ω-3 脂肪酸	−30%	无变化	无变化	无变化
他汀类药物	无变化	无变化	−	↑
依泽替米贝	无变化	无变化	−	无变化
靶向治疗药物				
维生素 E	下降	无变化	无变化	无变化
己酮可可碱	下降	无变化	无变化	无变化
EXR 激动剂	下降	↓	无变化	无变化

↑上升。↓下降。+改善。−恶化。a 在血糖控制的改善比例。b 对肝脏脂肪、胰岛素敏感性和血糖的影响，并间接对体重产生影响

生活方式

低热量饮食所致的减肥

通过低热量饮食来减肥能够快速降低肝脏脂肪含量，例如，仅仅 48h 的低碳水化合物（<50g/d）的能量供给，能够使肝脏脂肪含量下降 30%，同时也使得体重下降 2%[7]。这个研究还指出高碳水化合物，低脂，低能量饮食能够使肝脂肪下降 9%。通过低于正常的高碳水化合物饮食能够使空腹血糖、胰岛素和游离脂肪酸下降的更明显[7]。然而，下面我们要讨论的是，即便体重下降 10%，MetS 的特征性改变却相对轻微。

通过对生活方式的干预对肝脂肪含量和 MetS 特征的影响的最大的研究是脂肪性研究的前瞻性试验。将超重或者 2 型糖尿病患者[体重指数（BMI）>35kg/m^2，基础肝脂肪 >4%，血三酰甘油 >1.3mmol/L，糖化血红蛋白 Alc（HbA1c）>7.1%]随机分为生活方式干预组和糖尿病教育对照组[8]。通过磁共振波谱测定 96 例 2 型糖尿病受试者的肝脂肪含量。接受生活方式干预组体重平均减轻了 8.5kg，而对照组只有 0.05kg。试验组肝脏脂肪含量下降了 51%[8]。干预组血糖控制显著优于对照组。目前尚未观察到两组在血脂变化方面的差异。尽管体重一直在下降，但荟萃分析未发现对血脂的影响[9]。研究指出体重每下降 10kg，血清三酰甘油会降低 0.15mmol/L，HDL 会增加 0.09mmol/L。更重要的是，在前瞻性研究中并没有发现通过生活方式干预降低体重和改善生活质量的同时能够降低超重或者 2 型糖尿病患者心血管疾病死亡风险[10]。这就意味着即使通过美国肝病研究协会（AASLD）[11] 推荐的 3% ~5% 的减体重也不能对 MetS 和心血管疾病的死亡率产生明显影响。减体重也可以降血压，但这种变化似乎不是通过肝脂肪含量的变化引起的。

手术减肥

在一项长达 15 年的瑞典肥胖受试者跟踪研究中，减肥手术能够降低 2 型糖尿病风险达 93%[12]。接受外科手术的患者体重平均比传统治疗的患者减轻 20kg，尽管这项研究没有可用的组织学资料，但是在跟踪研究期间患者 ALT 和 AST 变化与体重减轻呈比例相关[13]。这些数据支持体重下降越多，2 型糖尿病和肝功能反复异常患者的长期获益也越多。在本书第 19 章和第 22 章中对生活方式干预对 NAFLD 的影响还有更深入的讨论。

降糖药物治疗

格列酮类药物

早期使用磁共振波谱测量肝脏脂肪含量和肝脏对胰岛素的敏感程度的小型研究发现 2 型糖尿病患者经过罗格列酮或二甲双胍 16 周治疗后，两种药物均能增加肝脏胰岛素敏感性，提高血糖控制程度，但只有罗格列酮而非二甲双胍类能够降低肝脏脂肪含量[14]。对于 2 型糖尿病患者来说吡格列酮与安慰剂相比在治疗的 16 周内，能降低肝脏脂肪含量达 50% 并且增加肝脏胰岛素敏感性[15]。在使用格列酮类而不是二甲双胍类治疗过程中，血浆脂联素的浓度显著增加了 2 ~ 3 倍，这可能是格列酮类药物对胰岛素敏感性产生影响的关键因素。尽管体重有所增加，但是胰岛素的敏感性上升是有目共睹的[16]。

随机对照试验和荟萃分析结果均显示不论有无 2 型糖尿病，吡格列酮不仅能够降低脂肪肝、改变肝细胞气球样变、小叶炎症甚至有可能逆转肝纤维化[17]。通过葡萄糖示踪剂和糖耐量试验[18]，C 肽浓度测定[19] 和稳态模型评估的胰岛素抵抗指数（HOMA-IR）测定[20-21] 显示它也能增加机体胰岛素敏感性。而组织学益处更多的是归因于脂联素浓度循环的变化[22]。

二甲双胍

二甲双胍增强肝脏胰岛素敏感性，但不改变肝脏脂肪含量[14] 或者引起肝脏组织学变化[11]。

皮下注射胰岛素治疗

目前尚无随机对照试验证实胰岛素疗法对肝脏脂肪含量和胰岛素敏感性有影响，在一项开放的试验中，长达 7 个月的胰岛素疗法确实使肝脏中的脂肪含量下降了 20%，并且使用正常血糖胰岛素钳夹技术结合葡萄糖示踪测量[23] 结果也显示能够增加胰岛素敏感性。尽管血清脂联素没有改变，但是游离脂肪酸这一定量测定肝细胞内三酰甘油含量的指标显著下降[24]。在另一项开放研究中，3 个月的胰岛素治疗同样使肝脏脂肪含量下降了 45%[25]。

GLP-1 受体激动剂和 DDP-4 抑制剂

GLP-1 受体激动剂如艾塞那肽、利拉鲁肽、利西拉来和阿必鲁泰是肠道合成激动剂派生的 GLP - 1 肽。目前这些药物都被批准用于治疗 2 型糖尿病，并且利拉鲁肽也被准许用于治疗肥胖症。作为一个对体重产生影响的例子，艾塞那肽相比于胰岛素虽然在控制和改善血糖方面有相似作用，但是对于使用超过 3 年的 2 型糖尿病患者来言，艾塞那肽能够引起至少 8kg 的体重下降[26]。有报道称一项研究 GLP-1 受体激动剂和 DDP-4 抑制剂对 NAFLD 影响的随机对照试验正在进行。

减肥药

奥利司他

奥利司他是一种肠道脂肪酶抑制剂，能有效防止脂肪吸收，它确实能够促进减肥，与安慰剂相比由于其作用机制在降低相同体重能够使 LDL 含量下降更多[27]。奥利司他还按照体重下降比例改善胰岛素敏感性和降低肝脏脂肪含量。

大麻素（CB - 1）受体拮抗剂

CB-1 受体拮抗剂在啮齿类动物非酒精性肝炎模型中显示出了可人的前景[28]。在人类中，CB-1 受体利莫那班确实对减轻体重有效，但是由于精神性副作用而被限制使用。利莫那班按照体重下降比例降低肝脂肪含量和 MetS 的一些症状[29]。

降脂疗法

贝特类药物

近期，一项荟萃分析提供的证据表明，使用贝特类药物治疗，对有他汀类药物治疗史的心血管疾病患者中以血脂异常为特征的 MetS 亚组有相当的临床益处，也就是说，高三酰甘油（≥1.7mmol/L 或 150mg/dL），低高密度脂蛋白胆固醇（<1mmo/L 或 40mg/dL）[30]。但是这种机制似乎并不涉及减少肝脏脂肪含量和胰岛素敏感性[31]。

烟酸

在一项纳入 3414 例受试者的 AIM-HIGH 研究中按高三酰甘油（1.7～4.5mmol/L）、低高密度脂蛋白胆固醇（男性<1mmol/L，女性<1.3mmol/L）和低密度脂蛋白胆固醇（<4.6mmol/L）分组的患者在接受他汀类药物治疗的同时，给予烟酸或者安慰剂治疗。使用烟酸治疗组患者血三酰甘油从 1.8mmol/L 降到 1.4mmol/L，高密度脂蛋白从 0.91mmol/L 到 1.08mmol/L，但是对心血管疾病并没有影响[32]。在 HPS2-THRIVE 烟酸缓释试验中也得到了相似的数据[33]。但是在此试验中 2 型糖尿病的发病风险有所上升，并且血糖控制恶化[33]。烟酸在改变肝脏脂肪含量方面效果不明显，并且还可能导致胰岛素敏感性恶化[31]。

ω-3 脂肪酸

在一项对 ω-3 脂肪酸在肝脏脂肪含量中的作用的双盲随机对照研究中，104 位 NAFLD 患者接受 ω-3 脂肪酸（二十二碳六烯酸和二十碳五烯酸 4g/d）或者安慰剂 15～18 个月[34]。相比于对照组肝脏脂肪含量下降并不明显，只有 29%，血清三酰甘油含量下降，高密度脂蛋白含量有所增加，然而糖化血红蛋白的浓度未受影响。在包含 12 536 例血糖异常、糖耐量受损或者有 2 型糖尿病的受试者的 ORIGIN 研究中，每天给予 1g 的 ω-3 脂肪酸持续 6.2 年，并没有降低心血管发病风险并且对血糖毫无影响[35]。然而血三酰甘油浓度从 1.6mmol/L 明显下降了 0.16mmol/L。总之，这些研究都提示 ω-3 脂肪酸可能会对 NAFLD 和 MetS 产生有利影响，却对血糖和心血管疾病毫无影响。

他汀类药物和依泽替米贝

只有两组随机对照试验研究了他汀类药物对肝功能和肝组织学的影响。Nelson 等对经过 12 个月辛伐他汀或安慰剂治疗前后的 16 例受试者进行了肝活检，发现其肝组织学并无差异[36]。另一项 204 例受试者参与的更大研究同样发现在普伐他汀和安慰剂治疗的患者之间肝功能测试并无差异[37]。他汀类药物不能改变胰岛素敏感性[38]。然而，最新的孟氏学派随机分析结果显示他汀类药物的使用能够增加肥胖和 2 型糖尿病的风险[39]。这其中的机制目前尚未研究清楚。一项开放的随机临床试验中对胆固醇合成抑制剂依泽替米贝和安慰剂对 NAFLD 患者的胰岛素敏感性和肝组织学的影响进行了对比。虽然该试验计划纳入 80 例受试者，但是由于依泽替米贝导致糖化血红蛋白明显升高和肝纤维化急速增加而被提前终止[40]。

NAFLD 和 NASH 的靶向药物

维生素 E

维生素 E 是一种脂溶性抗氧化维生素，在几项随机对照试验中都证实能够改善成人肝组织学变化和 NASH[20,41-43]。在 PIVENS 试验中通过测定空腹血糖和胰岛素敏感性发现维生素 E 对其并没有影响[20,42]，并且对游离脂肪酸同样无作用[41]。

己酮可可碱

己酮可可碱是一种甲基黄嘌呤衍生物，能抑制促炎性细胞因子如肿瘤坏死因子 -α 的产生。它已经被证实能够减少脂肪变性，小叶内炎症和纤维化的进程，但是对肝硬化的 NASH 患者的肝细胞气球样变无影响[44]。通过大量静脉糖耐量试验和 HOMA-IR 评估研究发现己酮可可碱并没有改变肿瘤坏死因子 -α 或者脂联素浓度，并且对胰岛素敏感性也无影响[44]。另一项研究也同样证实己酮可可碱对肝硬化的 NASH 患者的病情改善[45]。

法尼醇 X 受体激动剂

法尼醇 X 受体(FXR)配体奥贝胆酸是一种由天然的胆汁酸胆酸合成变异化合物。最新的多中心随机试验对该药进行了多达 200 例 NASH 患者长达 72 周的对照研究[46]。发现在体外 FXR 激动剂抑制脂肪合成的关键转录因子——反式 $SREBP_{1c}$ 的合成，以致防止胆汁酸在细胞内积累到有害水平[47]。相比于安慰剂，奥贝胆酸治疗组的肝纤维化、肝细胞气球样变性、脂肪变性和小叶炎症性得到明显改善。并且奥贝胆酸治疗组患者体重略有下降。除此之外，代谢参数如空腹胰岛素和胰岛素敏感性显著改善。高密度脂蛋白胆固醇和三酰甘油水平下降，而低密度脂蛋白胆固醇可能由于胆汁酸合成的抑制而在奥贝胆酸治疗的患者中显著增加[46]。这些数据表明逆转胰岛素抵抗对于治疗 NASH 并不是必要的。

其他治疗方法

4 组小样本(总人数在 20~66 例)随机对照试验研究了益生菌(乳酸杆菌、双歧杆菌、链球菌)对 NAFLD 的影响，治疗时间为 8 周至 6 个月。对它们进行荟萃分析发现益生菌对血脂、BMI、血糖、胰岛素敏感性并没有影响，但是能够降低 ALT 和 AST 水平[48]。但由于数据过于简单无法得出具体结论。

在一项 ⅠB 期安慰剂对照试验中，82 例患者经过 12 周的治疗，体重和肝脏脂肪含量的轻微下降(-15%)抑制了 1 型 11β-羟类固醇脱氢酶，从而导致局部糖皮质醇的产生明显减少[49]，但是胰岛素敏感性没有变化。

结　论

目前，单纯的 NAFLD 无须药物治疗。然而，NAFLD 常常伴有肥胖和 MetS 等增加心血管和糖尿病风险的疾病。所以，建议对所有 NAFLD 和 MetS 患者的生活方式进行干预以预防这些疾病的发生。尽管需要减肥的量(至少 10%)尚需进一步观察和试验，但是减肥和运动相结合确实可有效降低肝脏脂肪含量并且改善 MetS 的各个方面症状。

药物治疗旨在阻止和逆转 NASH 的进程，这种疗法对 MetS 的多种因素都会产生影响，吡格列酮尽管能改善 NASH 的肝组织学和胰岛素敏感性，但是也能够引起体重的增加。胰岛素治疗可降低肝脏脂肪含量，提高胰岛素敏感性，但是对肝脏组织学的影响目前尚无随机对照试验的证据。目前治疗 NASH 最有前途的药物是维生素 E 和奥贝胆酸，但是它们对胰岛素敏感性无改善甚至能够使敏感性下降。这表明对 NASH 的治疗应该联合生活方式的干预、胰岛素增敏治疗和特异性靶向治疗药物。

参考文献

［1］Yki-Jarvinen H. Non-alcoholic fatty liver disease as a cause and a consequence of metabolic syndrome. The Lancet Diabetes & Endocrinology, 2014, 2(11): 901 – 910

［2］Romeo S, Kozlitina J, Xing C, et al. Genetic variation in PNPLA3 confers susceptibility to nonalcoholic fatty liver disease. Nature Genetics, 2008, 40(12): 1461 – 1465

［3］Kozlitina J, Smagris E, Stender S, et al. Exome-wide association study identifies a TM6SF2 variant that confers susceptibility to nonalcoholic fatty liver disease. Nature Genetics, 2014, 46(4): 352 – 356

［4］Liu YL, Reeves HL, Burt AD, et al. TM6SF2 rs58542926 influences hepatic fibrosis progression in patients with non-alcoholic fatty liver disease. Nature Communications, 2014, 5: 4309

［5］Zhou Y, Llaurado G, Oresic M, et al. Circulating triacylglycerol signatures and insulin sensitivity in NAFLD associated with the E167K variant in TM6SF2. Journal of Hepatology, 2015, 62: 657 – 663

［6］Anstee QM, Targher G, Day CP. Progression of NAFLD to diabetes mellitus, cardiovascular disease or cirrhosis. Nature Reviews Gastroenterology & Hepatology, 2013, 10(6): 330 – 344

［7］Kirk E, Reeds DN, Finck BN, et al. Dietary fat and carbohydrates differentially alter insulin sensitivity during caloric restriction. Gastroenterology, 2009, 136(5): 1552 – 1560

［8］Lazo M, Solga SF, Horska A, et al. Effect of a 12-month intensive lifestyle intervention on hepatic steatosis in adults with type 2 diabetes. Diabetes Care, 2010, 33 (10):

2156 – 2163

[9] Dattilo AM, Kris-Etherton PM. Effects of weight reduction on blood lipids and lipoproteins: a meta-analysis. The American Journal of Clinical Nutrition, 1992, 56(2): 320 – 328

[10] Look ARG, Wing RR, Bolin P, et al. Cardiovascular effects of intensive lifestyle intervention in type 2 diabetes. The New England Journal of Medicine, 2013, 369(2): 145 – 154

[11] Chalasani N, Younossi Z, Lavine JE, et al. The diagnosis and management of non-alcoholic fatty liver disease: practice guideline by the American Gastroenterological Association, American Association for the Study of Liver Diseases, and American College of Gastroenterology. Gastroenterology, 2012, 142(7): 1592 – 1609

[12] Carlsson LM, Peltonen M, Ahlin S, et al. Bariatric surgery and prevention of type 2 diabetes in Swedish obese subjects. The New England Journal of Medicine, 2012, 367(8): 695 – 704

[13] Burza MA, Romeo S, Kotronen A, et al. Long-term effect of bariatric surgery on liver enzymes in the Swedish Obese Subjects (SOS) study. PLoS One, 2013, 8(3): e60495

[14] Tiikkainen M, Hakkinen AM, Korsheninnikova E, et al. Effects of rosiglitazone and metformin on liver fat content, hepatic insulin resistance, insulin clearance, and gene expression in adipose tissue in patients with type 2 diabetes. Diabetes, 2004, 53(8): 2169 – 2176

[15] Bajaj M, Suraamornkul S, Piper P, et al. Decreased plasma adiponectin concentrations are closely related to hepatic fat content and hepatic insulin resistance in pioglitazone - treated type 2 diabetic patients. The Journal of Clinical Endocrinology and Metabolism, 2004, 89(1): 200 – 206

[16] Yki-Jarvinen H. Thiazolidinediones. The New England Journal of Medicine, 2004, 351(11): 1106 – 1118

[17] Boettcher E, Csako G, Pucino F, et al. Meta-analysis: pioglitazone improves liver histology and fibrosis in patients with non-alcoholic steatohepatitis. Alimentary Pharmacology & Therapeutics, 2012, 35(1): 66 – 75

[18] Belfort R, Harrison SA, Brown K, et al. A placebo-controlled trial of pioglitazone in subjects with nonalcoholic steatohepatitis. The New England Journal of Medicine, 2006, 355(22): 2297 – 2307

[19] Aithal GP, Thomas JA, Kaye PV, et al. Randomized, placebo controlled trial of pioglitazone in nondiabetic subjects with nonalcoholic steatohepatitis. Gastroenterology, 2008, 135(4): 1176 – 1184

[20] Sanyal AJ, Chalasani N, Kowdley KV, et al. Pioglitazone, vitamin E, or placebo for

nonalcoholic steatohepatitis. The New England Journal of Medicine, 2010, 362 (18):
1675 – 1685

[21] Ratziu V, Giral P, Jacqueminet S, et al. Rosiglitazone for non-alcoholic steatohepatitis:
one-year results of the randomized placebo-controlled Fatty Liver Improvement with Ros-
iglitazone Therapy (FLIRT) trial. Gastroenterology, 2008, 135 (1): 100 – 110

[22] Gastaldelli A, Harrison S, Belfort-Aguiar R, et al. Pioglitazone in the treatment of
NASH: the role of adiponectin. Alimentary Pharmacology & Therapeutics, 2010, 32
(6): 769 – 775

[23] Juurinen L, Tiikkainen M, Hakkinen AM, et al. Effects of insulin therapy on liver fat
content and hepatic insulin sensitivity in patients with type 2 diabetes. American Journal
of Physiology, Endocrinology and Metabolism, 2007, 292 (3): E829 – E835

[24] Lambert JE, Ramos-Roman MA, Browning JD, et al. Increased de novo lipogenesis is a
distinct characteristic of individuals with nonalcoholic fatty liver disease. Gastroentero-
logy, 2014, 146: 726 – 735

[25] Lingvay I, Roe ED, Duong J, et al. Effect of insulin versus triple oral therapy on the
progression of hepatic steatosis in type 2 diabetes. Journal of Investigative Medicine,
2012, 60 (7): 1059 – 1063

[26] Bunck MC, Corner A, Eliasson B, et al. Effects of exenatide on measures of beta -
cell function after 3 years in metformintreated patients with type 2 diabetes. Diabetes
Care, 2011, 34 (9): 2041 – 2047

[27] Tiikkainen M, Bergholm R, Rissanen A, et al. Effects of equal weight loss with orlistat
and placebo on body fat and serum fatty acid composition and insulin resistance in obese
women. The American Journal of Clinical Nutrition, 2004, 79 (1): 22 – 30

[28] Osei-Hyiaman D, Liu J, Zhou L, et al. Hepatic CB1 receptor is required for develop-
ment of diet-induced steatosis, dyslipidemia, and insulin and leptin resistance in mice.
The Journal of Clinical Investigation, 2008, 118 (9): 3160 – 3169

[29] Bergholm R, Sevastianova K, Santos A, et al. CB(1) Blockade-induced weight loss o-
ver 48 weeks decreases liver fat in proportion to weight loss in humans. International
Journal of Obesity, 2013, 37 (5): 699 – 703

[30] Chapman MJ, Ginsberg HN, Amarenco P, et al. Triglyceride-rich lipoproteins and high
density lipoprotein cholesterol in patients at high risk of cardiovascular disease: evidence
and guidance for management. European Heart Journal, 2011, 32 (11): 1345 – 1361

[31] Fabbrini E, Mohammed BS, Korenblat KM, et al. Effect of fenofibrate and niacin on in-
trahepatic triglyceride content, very low-density lipoprotein kinetics, and insulin action
in obese subjects with nonalcoholic fatty liver disease. The Journal of Clinical Endocri-
nology and Metabolism, 2010, 95 (6): 2727 – 2735

[32] Investigators A-H, Boden WE, Probstfield JL, et al. Niacin in patients with low HDL cholesterol levels receiving intensive statin therapy. The New England Journal of Medicine, 2011, 365(24): 2255 – 2267

[33] Group HTC, Landray MJ, Haynes R, et al. Effects of extended-release niacin with laropiprant in high-risk patients. The New England Journal of Medicine, 2014, 371(3): 203 – 212

[34] Scorletti E, Bhatia L, McCormick KG, et al. Effects of purified eicosapentaenoic and docosahexaenoic acids in non-alcoholic fatty liver disease: results from the *WELCOME study. Hepatology, 2014, 60: 1211 – 1221

[35] ORIGIN Trial Investigators, Bosch J, Gerstein HC, et al. n-3 fatty acids and cardiovascular outcomes in patients with dysglycemia. The New England Journal of Medicine, 2012, 367(4): 309 – 318

[36] Nelson A, Torres DM, Morgan AE, et al. A pilot study using simvastatin in the treatment of nonalcoholic steatohepatitis: A randomized placebo-controlled trial. Journal of clinical gastroenterology, 2009, 43(10): 990 – 994

[37] Eslami L, Merat S, Malekzadeh R, et al. Statins for non-alcoholic fatty liver disease and non-alcoholic steatohepatitis. The Cochrane database of systematic reviews, 2013, 12: CD008623

[38] Sheu WH, Shieh SM, Shen DD, et al. Effect of pravastatin treatment on glucose, insulin, and lipoprotein metabolism in patients with hypercholesterolemia. American Heart Journal, 1994, 127(2): 331 – 336

[39] Swerdlow DI, Preiss D, Kuchenbaecker KB, et al. HMGcoenzyme A reductase inhibition, type 2 diabetes, and bodyweight: evidence from genetic analysis and randomized trials. Lancet, 2015, 385: 351 – 361

[40] Takeshita Y, Takamura T, Honda M, et al. The effects of ezetimibe on non - alcoholic fatty liver disease and glucose metabolism: a randomised controlled trial. Diabetologia, 2014, 57(5): 878 – 890

[41] Bell LN, Wang J, Muralidharan S, et al. Relationship between adipose tissue insulin resistance and liver histology in nonalcoholic steatohepatitis: a pioglitazone versus vitamin E versus placebo for the treatment of nondiabetic patients with nonalcoholic steatohepatitis trial follow-up study. Hepatology, 2012, 56(4): 1311 – 1318

[42] Lavine JE, Schwimmer JB, Van Natta ML, et al. Effect of vitamin E or metformin for treatment of nonalcoholic fatty liver disease in children and adolescents: the TONIC randomized controlled trial. JAMA, 2011, 305(16): 1659 – 1668

[43] Hoofnagle JH, Van Natta ML, Kleiner DE, et al. Vitamin E and changes in serum alanine aminotransferase levels in patients with non-alcoholic steatohepatitis. Alimentary

Pharmacology & Therapeutics, 2013, 38(2): 134 – 143

[44] Zein CO, Yerian LM, Gogate P, et al. Pentoxifylline improves nonalcoholic steatohepa-titis: a randomized placebo-controlled trial. Hepatology, 2011, 54(5): 1610 – 1619

[45] Van Wagner LB, Koppe SW, Brunt EM, et al. Pentoxifylline for the treatment of non-alcoholic steatohepatitis: a randomized controlled trial. Annals of Hepatology, 2011, 10 (3): 277 – 286

[46] Neuschwander-Tetri BA, Loomba R, Sanyal AJ, et al. Farnesoid X nuclear receptor lig-and obeticholic acid for non-cirrhotic, non-alcoholic steatohepatitis(FLINT): a multi-centre, randomised, placebo-controlled trial. Lancet, 2015, 385: 956 – 965

[47] deAguiar Vallim TQ, Tarling EJ, Edwards PA. Pleiotropic roles of bile acids in metabo-lism. Cell Metabolism, 2013, 17(5): 657 – 669

[48] Ma YY, Li L, Yu CH, et al. Effects of probiotics on nonalcoholic fatty liver disease: a meta-analysis. World journal of gastroenterology, 2013, 19(40): 6911 – 6918

[49] Stefan N, Ramsauer M, Jordan P, et al. Inhibition of 11beta-HSD1 with RO5093151 for non-alcoholic fatty liver disease: a multicentre, randomised, double-blind, placebo-controlled trial. The Lancet Diabetes & Endocrinology, 2014, 2(5): 406 – 416

（步子恒　译，王雅迪　王全楚　审校）

第22章　减肥手术的利与弊

Andrew Jenkinson

摘　要

- 了解肥胖流行的基因因素。
- 解释低热量饮食的代谢防御。
- 描述减肥手术的历史。
- 澄清目前流行的手术流程的真正风险和获益。

引　言

人类进化与我们选择、准备和烹调食物的能力无情地联系在一起。这些技能赋予早期人类代谢优势。经过烹饪的食物几乎不需要消化道的努力，因此随着时间的推移，胃肠道的进化较少，而更多的进化空间留给了脑部，使我们人类拥有如此复杂的大脑[1]。不幸的是，15万年前的狩猎人类持续发展的捕食技能，促使农牧业持续发展，使得糖和高度加工食物在当代呈爆炸式增长。人类不懈地生产和加工食物的进化本能，也为自己创造了一个不利于自身健康的容易发胖的环境。

世界人口的30%（近21亿人）正处于超重或肥胖，这个数字超过营养不良人数的2.5倍。如果肥胖率持续上升，那么到了2050年英国将有半数人口面临肥胖问题（目前23%的英国成年人肥胖）。据2014年麦肯锡全球研究所估计，肥胖每年造成英国470亿英镑的经济损失，他们将肥胖与吸烟、武装冲突、酗酒和气候变化做比较，发现肥胖对世界的经济威胁更大[2]。

病态肥胖症

众所周知，肥胖能够导致包括非酒精性脂肪性肝病（NAFLD）在内的许多疾病。中央内脏脂肪的异样分布是导致男性2型糖尿病、高血压和血脂异常的直接危险因素。这一组疾病通常被称为代谢综合征，后者有并发心血管疾病的风险。

然而人们并不了解是什么样的确切机制导致肥胖，这就使得肥胖患者难以通过"节食和意志力"来达到减肥的目的。

肥胖的遗传学和生理学

基因组学研究发现，有些人对易肥胖环境较为敏感，而一部分人并不敏感。事实上，遗传因素对人体重指数（BMI）的影响占 85% 以上[3]。在一个肥胖的个体内，正常的能量稳态平衡被打破。瘦素抵抗导致了下丘脑对能量储存在脂肪组织中的信号做出过度反应。

人们在饮食中发生的生理变化也被误解。热量摄入限制的时间越长，生长素在体内的含量上升的越明显，生长素作为一种促进胃蠕动，增加胃口的激素，能够降低小肠分泌产生饱腹感的 YY 肽的水平。越来越多的证据表明，在尝试通过低热量饮食的减肥者中，食欲和饱腹感的变化在停止节食 1 年后仍然存在[4]。这就解释了对体重上下起落但缓慢增长的常见描述。2014 年积累的证据表明，实际上超低热量饮食对体重调节是适得其反的，英国 NICE（英国咨询机构）对以这种方式减肥的人群发出警告[5]。面对引起肥胖的环境和肥胖的流行，以及保守治疗的失败，减肥手术的普及并不奇怪。在美国减肥手术每年超过 20 万台，这个数量已经超过了胆囊手术。但是这类手术是否安全有效已经成为人们关心的问题。

减肥手术的发展

减肥手术相对于大多数专业而言是一种新兴技术。自 20 世纪 80 年代肥胖率上升以来，不同类型的减肥手术应运而生，流行一阵，然后被更新更有效的手术方法取代。现在，由于肥胖的增多以及手术安全性和有效性的提高，越来越多的患者要求做这种手术。

空肠回肠旁路术

第一代减肥手术是空肠回肠旁路术，它在 20 世纪 60 ~ 70 年代迅速得到普及，但随后由于其远期并发症而被迅速淘汰，这种手术是一把双刃剑。首先，过度的吸收不良，形成一种虚拟的短肠综合征，这导致了严重的矿物质、维生素和蛋白质缺乏，从而引起肝衰竭、脂肪变性和猝死。其次，多余的肠道绕过左盲端，这就意味着细菌在这段的过度生长和易位，造成关节疼痛和皮炎。由于这些并发症的频发和严重程度，大部分的手术被推翻或者修改为进化版：胃旁路手术。

胃旁路手术

胃旁路手术仍然被认为是减肥手术的"金标准"（图 22.1），由于对空肠回肠旁路术引发的吸收不良的担忧，胃旁路手术被开发成一种减少吸收和限制胃容量相结合的混合术式。然而最近的研究表明，吸收不良不是胃旁路手术术后减肥的主要原因，事实上重塑肠道才是引起食欲和饱腹感荷尔蒙分泌的主要原因。因此为了减肥而进食的生物信号被关闭，使得患者体重减轻更容易些。除此之外，胰高血糖素样肽 1（GLP-1）作为另一种术后分泌过量的激素，在控制血糖和胰岛素敏感性方面有着至关重要的作用，能够很好地解释这种术式快速改善或者解决 2 型糖尿病的原因。

尽管胃旁路术在减肥和改善糖尿病方面取得了良好的效果，但是直到现在它仍然是一项开放术式，所有的开放手术都有呼吸道并发症和下肢深静脉血栓/肺栓塞的风险。这些风险在肥胖患者中更明显。该术式的痛苦在于需要延长住院时间，这些风险一直持续到 20 世纪 90 年代末腹腔镜的出现。

腹腔镜胃旁路手术

在 20 世纪初的 10 年里，胃旁路手术最初作为一种开放性手术，目前越来越多地进行腹腔镜手术。随着训练和技术的进一步发展，包括高清显示器，先进的装订设备和热切割技术的进步，都提高了腹腔镜胃旁路手术的安全性。众所周知，一台手术从长期随访数据来看，显著减少疼痛和并发症发病率能够使患者更快更好地恢复。

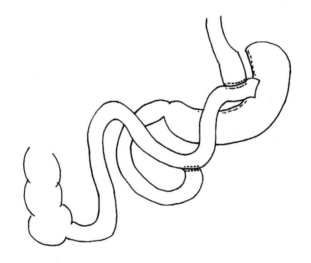

图 22.1　胃旁路手术（见彩插）

垂直加带胃隔间手术

垂直加带胃隔间手术是首个单纯通过限制胃容量而达到减肥的术式，该术式在胃袋和远端胃之间放置一条不可调节的限制带。这些手术的过程是开放性的，因此有肺栓塞的风险。手术的远期效果不佳，并没有实现患者既不用担心吃又能减肥的愿望。该术式在 20 世纪 90 年代末被腹腔镜下可调节胃束带术（AGB）所取代。

腹腔镜下可调节胃束带术

AGB 是将一个硅环放置在胃的上部，把胃变成 20~30ml 的上部和一个大的远端部分。该带包含一个充气内胎，连接着管子和一个皮下的充气口，通常在上腹部。临床上经皮穿刺放入内管，内管的内径减小，提高了约束带的限制作用，迫使患者减慢饮食速度，咀嚼更加充分，在选择食物和咀嚼过程中更加谨慎。当约束带工作时，患者每吃一口食物均被迫在吞咽前咀嚼 20 ~ 30 次，然后等待咀嚼后的食物通过约束带。平均一顿饭要花费 20 ~ 30min。

AGB 与垂直束带胃成形术 (VGB) 相比有几个显著的优点。首先是容易使用腹腔镜，VGB 等开放性手术相关风险被降到最低。其次手术不需要缝合和切割胃，VGB 术后出血的风险变得微乎其微。最后临床上可以调整约束带的限制程度，这个功能被许多患者认可。在 20 世纪 90 年代 AGB 取代 VGB 成为患者和医生减肥手术的首选。十多年的推广和应用，AGB 已经成为最流行的减肥手术。

然而，相对 VGB 而言，AGB 仅仅是一个简单的限制，和 VGB 一样，患者减肥后体重很快恢复。此外，随着 AGB 在全世界的流行，长期佩戴胃带的并发症也增多起来，如带管渗漏，带或胃带侵蚀非常常见，目前许多胃带正被逐步移除。

由于远期并发症的高发和体重易恢复等原因，胃约束带正在失去人气，而被具有限制因素、代谢反应并且无吸收不良的新术式取代，即袖状胃切除术。

腹腔镜袖状胃切除术

袖状胃切除术目前已经取代腹腔镜胃旁路手术，成为全球最流行和普及的减肥手术。这种术式尽管出现只有 5 年时间，但是已经在人群中非常流行 (图 22.2)。

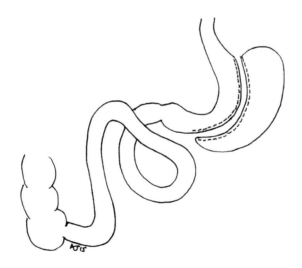

图 22.2　袖状胃切除术 (见彩插)

这种术式相比于胃旁路手术既容易理解又操作简单，患者和外科医生都喜欢。

通过腹腔镜手术将胃固定和分离。沿着胃窦和平行于胃小弯 (右凹边界) 的食管下端括约肌将胃分离，形成一个新的管型胃来取代旧的海绵状胃，新胃容量从 2000ml 减少到 300ml，冗余的肚子被削平了。

腹腔镜胃切除术早期 (2 年内) 在降低体重和减少肥胖并发症方面与胃旁路手术相

近，除了单纯的限制功能外，这种术式还能改变食欲和饱腹感。手术切除的部分不仅是胃生长素的主要分泌部位，而且还是促进食欲的部位。此外，胃的容量减少使得营养物质更快地进入小肠，刺激早期内分泌调节肽（PYY）反应，产生饱腹感。与胃旁路手术相似，GLP-1 反应随着营养物质进入小肠而发生，从而解释了手术切除能够使得 2 型糖尿病得到有效控制的原因。

其他术式

十二指肠开关术在英国很少实行。尽管相比于胃旁路手术能更好地减轻体重和解决 2 型糖尿病问题，但是这种手术方式是真正的吸收不良术式，很容易导致患者频繁发作的脂肪泻。从长远看，维生素、矿物质和蛋白质的缺乏是不正常的，需要谨慎地选择患者以确保依从性和随访的连续性。

迷你胃旁路手术目前也是一项逐步受到欢迎的术式，这种术式是在美国一个小医院发明的，但是现在已经在全世界多家医院开展。这种术式较传统的胃旁路手术涉及更多的小肠肠道，其前缀"迷你"并不准确。但患者对这种术式的理解是迷你或者更少形式的肠道改变，以此来帮助这种术式的流行。这种手术本身是在胃袋上做单一的空肠吻合，至于是否会导致像胃旁路手术后胆汁反流所致的慢性胆汁性胃炎或者食管炎甚至恶性肿瘤的风险仍然存在争议[6]。

目前常用术式

目前最常用的减肥手术是袖状胃切除术和胃旁路手术，这两种术式效果最佳，并且经过适当选择能够降低患者术后风险。目前所有的术式都是在腹腔镜下进行的，在许多大的医疗中心胃约束带已被袖状胃切除术所取代，而迷你胃旁路术式由于操作简单，现在却越来越流行。

减肥手术的风险

在对患者进行任何手术干预包括减肥手术之前，外科医生必须使用他们的知识和经验来决定他们的干预能否真正使者受益。他们必须权衡风险（重大并发症）和收益（改善生活质量和健康）。手术的风险取决于多个因素，这些因素不仅包括患者本身，还包括选择的手术方式和医生的专业知识。

减肥手术的急性并发症

急性并发症在胃约束带手术、胃旁路手术和袖状胃切除术中是罕见的。最主要的并发症是腔镜手术后的出血和短线泄漏。据统计 2% ~ 4% 的患者术后发生出血，大多数情况下出血会自动停止，患者只需要输血治疗即可。偶尔的大量出血才需要重新使用腹腔镜来控制。短线泄漏虽然少见，但一旦发生则难以控制。正常情况下只有 1% ~

2% 的可能发生短线泄漏。

短线泄漏由于主要发生在吻合口的部位，也被称为吻合口瘘。在袖状胃切除术泄漏大多数情况下发生在缝合线的顶部，靠近胃食管交界处。90% 的患者的泄漏发生在术后 2d 内，而主要的治疗方法就是早期识别，再次腹腔镜手术，放置引流管。给予患者肠内或者肠外营养，如果引流管放置正确，2 ~ 4 周内吻合口瘘即可愈合。

袖状胃切除术的短线泄漏更难处理，由于袖状胃切除术后管腔内的压力过高，尽管有良好的引流装置和营养支持，瘘口却迟迟不愈合。许多用于治疗袖状胃切除术泄漏的技术已被报道。包括放置支架，注射纤维蛋白胶，内镜下金属夹和在幽门注射肉毒杆菌。这些技术的成功不具有可复制性。这种泄漏是罕见的，即使是在大型手术中心也不常见。在这种情况下，患者可能发展为慢性胃瘘并且需要转换为胃旁路手术来降低管腔内高压。

减肥手术的远期并发症

胃束带尽管方法简单，放置安全，但是受到远期并发症发生率高的困扰。这些包括带本身损坏或者故障导致的泄漏，也可能是带向上或者向下迁移，或者胃底推动带的移动导致急性胃近端袋装扩张。这种并发症应立即解除带的紧缩防止胃穿孔。最后，约束带可侵蚀或者迁移到胃壁造成吞咽困难需要再次腹腔镜切除。约束带的并发症发生率高达 5% ~ 40% [7]，这也是患者和外科医生对其失去兴趣的主要原因。

胃旁路手术后，可能发生两个主要的长期并发症：内疝或维生素缺乏。术后患者应长期服用维生素、铁和钙补充剂。对于非标准患者或者术后患者依从性不佳，不服用补充剂，很有可能会造成维生素和矿物质的缺乏，最常见的是缺铁性贫血，维生素 B_{12} 和维生素 D 的缺乏。

小肠内疝是胃旁路术后罕见但潜在的严重远期并发症。术后引起小肠系膜的解剖学变化形成腹内疝或孔。2% ~ 5% 的患者术后多年因小肠肠管疝而重新回到手术台上，大多数情况下，只会引起间歇性的腹部绞痛，但是有小肠绞窄时需要紧急手术切除绞窄段小肠。

腹壁疝可以发生在任何患者腹腔镜手术后，肥胖者更常见。切口疝通常发生在腹腔镜进入部位，只有 1% ~ 2% 需要择期修复。

除了腹壁疝，袖状胃切除术没有显著的远期并发症。不放置异物、除了胃容量减少也不改变肠道解剖、较少的远期并发症使得袖状胃切除术日益得到大众的接受与流行。

减肥手术后的死亡率

减肥手术后死亡的风险是很低的。英国国家肥胖手术登记处报道，自 2012 年以来 9642 例减肥手术中共有 7 例手术死亡报告，死亡率风险只有 0.7% [8]。另外一项 2075 例患者按照术前风险评估分组的队列研究也报道出同样的死亡风险（0.7%）。根据以下 5 项标准进行风险分级：包括男性，BMI > 50kg/m^2，年龄 > 45 岁，有深静脉血栓（DVT）/肺栓塞（PE）的高血压病史。总分在 0 ~ 1 分死亡率较低，为 0.2%，总分在 2 ~

3 分属中等死亡率为 1.1%，高风险患者（得分 = 5 分）死亡率在 2.4% 或者 12 倍高于低风险组[9]。因此，死亡率可以通过患者选择和优化来控制。此外，在大型手术中心较低的死亡率是可以被接受的。

减肥手术的益处

在胃旁路手术和袖状胃切除术手术后随访中，患者报告他们的生活质量得到改变。经过几十年的节食和反复减肥的斗争，他们减下来的体重已经得到保持。乐观的估计任意一种手术至少能减下 70% 多余的重量。例如一个身高 1.75m，体重 120kg 的人，术后 1 年内体重可能降至 89kg 甚至更低，如果患者生活方式适当，再给予饮食教育，这个级别的体重能够长期保持。

胃旁路手术和袖状胃切除术不仅能有效降低体重，还对代谢综合征有良好的影响。超过 60% 的糖尿病患者术后血糖得到较好的控制。高血压、血脂异常和失眠呼吸暂停综合征也都得到解决或者有效改善。

对于育龄妇女，通过减肥手术能够提高生育率，妊娠会更安全，剖宫产发生的概率会更小。除了体重减轻和更健康外，胃旁路手术和袖状胃切除术术后生活质量明显提高。

对非酒精性脂肪性肝病的影响

75% ~ 100% 的肥胖患者都患有非酒精性脂肪性肝病（NAFLD）。一项小规模的前瞻性研究表明，减肥手术对肝功能和肝脂肪变性有着积极的影响，但是否对肝炎和肝纤维化有远期影响目前尚不清楚，需要更进一步研究[10]。

表 22.1   常见的减肥手术

	胃带	袖状胃切除术	胃旁路手术
风险	死亡率 < 1/2000	死亡率 0.7%。低风险患者 0.2%	
	早期并发症 1/100	早期并发症 1/20	
	远期并发症 1/4	远期并发症 1/20	
住院	1 晚	2 晚	
恢复	1 ~ 2 周	2 ~ 3 周	
平均减轻体重	减轻 50% 体重	70% 体重	70% ~ 80% 体重
并发症的解决或改善[11]	T2DM 47%	T2DM 70%	T2DM 90%
	HT 43%		HT 60% ~ 73%
	胆固醇 59%		胆固醇 96%
	OSA 95%		OSA 94%

T2DM = 2 型糖尿病。HT = 高血压。OSA = 阻塞性睡眠呼吸暂停

结　论

肥胖及其相关问题，现在可以通过减肥手术安全地解决。手术的风险随着新术式、新技术和新工艺的引进而显著降低(表 22.1)。在有着专业技术团队的大手术中心，减肥手术的风险与胆囊手术差不多。此外，减肥手术带来的快速和持续的益处已被广泛接受。手术对食欲和饱腹感的影响，加深了我们对于肥胖作为一种疾病的理解。

如果一种医疗手段能够对体重、健康和生活质量有着显著的影响，而风险又低，它将被医疗行业宣称为"万亿美元药"。尽管我们还在等待奇迹的发生，但目前减肥手术仍是治疗肥胖的唯一有效方法。

参考文献

［1］ Aiello LC，Wheeler P. The expensive tissue hypothesis-the brain and the digestive system in human and primate evolution. Current Anthropology，1995，36(2)：S199 – S221

［2］ Dobbs R，Sawers C，Thompson F，et al. Overcoming obesity：an initial economic analysis. The McKinsey Global Institute Washington，DC，November，2014

［3］ Wardle J，Carnell S，Haworth CMA，et al. Evidence for a strong genetic influence on childhood adiposity despite the force of the obesogenic environment. Am J Clin Nutr，2008，87(2)：398 – 404

［4］ Sumithrano P，Prendergast LA，Delbridge E，et al. Long term persistence of hormonal adaptations to weight loss. N Engl J Med，2011，365(17)：597 – 604

［5］ National Institute for Health and Care Excellence. Managing overweight and obesity in adults lifestyle weight management services. NICE guidelines［PH53］. May 2014

［6］ Mahawar KK，Carr WR，Balupuri S，et al. Controversy surrounding 'mini' gastric bypass. Obes Surg，2014，24(2)：324 – 333

［7］ Suter M，Calmes JM，Paroz A，et al. A 10-year experience with laparoscopic gastric banding for morbid obesity：high long-term complication and failure rates. Obes Surg，2006，16(7)：829 – 835

［8］ Welbourn R. National Bariatric Surgery Registry. 2nd Report：2014

［9］ DeMaria EJ，Wolfe L，Murr M，et al. Validation of the obesity surgery mortality risk score in a multicenter study proves it stratifies mortality risk in patients undergoing gastric bypass for morbid obesity. Ann Surg，2007，246(4)：578 – 582

［10］ Schwenger KJP，Allard JP. Clinical approaches to non-alcoholic fatty liver disease. World J Gastroenterol，2014，20(7)：1712 – 1723

［11］ Buchwald H，Avidor Y，Braunwald E，et al. Bariatric surgery：a systematic review and meta-analysis. JAMA，2004，292(14)：1724 – 1737

（步子恒　译，王全楚　审校）

第23章 非酒精性脂肪性肝病的肝移植治疗

Roger Williams

摘　要

- 非酒精性脂肪性肝病(NAFLD)的肝移植呈上升趋势。
- 需要仔细挑选候选者。
- 5 年生存率达 75% 以上。
- 移植前后的代谢综合征管理非常关键。

肝移植用于非酒精性脂肪性肝病(NAFLD)治疗是否有利,答案是肯定的。尽管 NAFLD 患者中仅有 5% ~10% 出现严重的肝损伤,并且 NAFLD 患者的发病率/死亡率更多与心血管疾病而非肝硬化相关,但经过精心挑选的肝移植手术仍然能够为 NAFLD 患者提供很多的益处。在全球范围内肥胖率是如此之高,以至于终末期肝病将会继续成为并将构成健康体系的重大负担。与其他病毒性或酒精性肝硬化不同,前者还有其他治疗选择,而 NAFLD 一旦发展为肝硬化,就没有逆转的可能了。肝脏失代偿一旦发生,通常情况下肝功能呈快速"断崖式"进展,此时肝移植成为唯一能够挽救肝功能的选择。此外,英国大数据统计显示,与 NAFLD 相关的肝细胞肝癌病例戏剧性地上升,且已占到所有病例中的 35%[1]。

事实上,从世界各地报告的移植总数来看,NAFLD 患者肝移植数量呈上升趋势。英国国民卫生服务体系(NHS)血液和移植机构的一份关于接受肝移植患者的数据显示,非酒精性脂肪性肝炎(NASH)引起的失代偿性肝硬化肝移植人数从 1995 年的 5% 上升到 2013 年的 12%。在过去的十年间,美国器官资源共享网络的一项数据显示,首次成人尸体供肝来源肝移植比例从 1997 年 1 月的 1.2% 上升到 2010 年 10 月 31 日的 7.4%[2]。同时,来自美国 2001 年至 2009 年移植受者注册表的数据显示,在 35 781 例肝移植案例中有 1959 例是以 NASH 作为主要或次要肝移植指征,相比于 2001 年 NASH 所占比例的 1.2% 已达到 2009 年的 9.79%[3]。在对大量案例进行分析后发现,隐源性肝硬化进行肝移植的比例仅次于 NASH,并且对 NASH 和 50% 的隐源性肝硬化进行分析后发现移植比例从 2001 年的 1.2% 上升到 6.7%,在 2009 年从 9.79% 上升到 12.5%。根据 charlton 及其同事的研究,在美国 NASH 是进行肝移植的第三适应证,并且在接下来的10 ~ 20 年将成为最常见的适应证。

在本章中,作者将讨论 3 个主要问题:①相比于其他常见疾病适应证,移植供体给 NASH 是否合理? ②在肝移植后频发的 NAFLD 和潜在的代谢综合征是否有临床意义？③移植前后肥胖对非 NASH 肝移植患者是否有长期影响？重点介绍当前最新的数据和需要吸取的经验教训。

目前 NASH 进行肝移植的效果

在 2009 年的一个报告中，对 1997—2007 年一所大型移植中心的 NASH 肝硬化和酒精性肝硬化移植结果进行了分析[4]，结果发现脓毒症是两组首要的死亡原因。并且发现对于 NASH 组心血管疾病致死率较高(26% vs 7%)，而酒精性肝硬化组恶性肿瘤致死率较高(29% vs 0)。有趣的是急性排斥反应在 NASH 肝硬化中发生得更为频繁(41% vs 23%)，但是移植失败在两组中却无显著差异(24% vs 18%)。虽然普遍认为酒精性肝硬化生存概率不如 NASH 肝硬化，但是数据显示差异并不显著，NASH 肝硬化 1 年、3 年、5 年和9 年生存率分别为 82%、79%、75% 和 62%，酒精性肝硬化分别为 92%、86%、86% 和 76%。

在 2011 年 Charlton 等人的系列研究中，分析来自移植接受者科学登记网站(SRTR)数据库的数据，NASH 的 1 年和 3 年生存率分别为 84% 和 78%，相比之下其他适应证的生存率为 87% 和 78%。对调整肌酐、性别、年龄和体重指数(BMI)后的 NASH 和非 NASH 患者进行多元分析，发现两组患者的存活率较为接近[3]。该评论还提到大量文献报告在长期随访中由于 NASH 复发引起移植失败的仅为 2.5% ~ 5.0%。与其他适应证如丙型肝炎相比，NASH 肝移植早期具有良好的生存率，并且复发的严重程度较低。同时，在 NASH 肝移植患者中原发性肝癌的发病率只有 12%，低于其他病因的 19%[3]。在接受肝移植的肝癌患者中近半数将丙型肝炎作为一个主要或次要指征，而肝脂肪变性是已知的导致疾病进展的不利因素。

2012 年出版的器官共享网络(UNOS)已经纳入了 1810 例因 NASH 肝硬化接受移植的患者的生存数据[2]。第 1 年生存率为 87%，第 3 年为 82.2%，第 5 年为 76.7%，均显著优于因原发性肝癌、丙型肝炎和酒精性肝病接受肝移植的患者，仅次于下列 4 组疾病患者，即原发性胆汁性肝硬化、原发性硬化性脉管炎、自身免疫性肝炎和乙型肝炎。

Baylor 医学中心的一项纳入 257 例肝硬化(239 例)或 NASH(18 例)行肝移植的患者的单中心研究显示，隐源性肝硬化和 NASH 移植后 1 年、5 年、10 年生存率分别为 86%、71%、56%，而其他适应证的肝移植患者分别为 86%、71% 及 53%。患者多死于心血管疾病，而非肝病复发[5]。在另一项 129 例 NASH 和 275 例非 NASH 肝移植患者的单中心数据中，Kennedy 等发现 NASH 患者早期死亡率增加的最常见因素为感染(38% vs 26%)和心脏并发症(19% vs 7%)。尽管总生存率相似，但是 NASH 患者 1 年、3 年和 5 年生存率分别为 90%、88% 和 85%，而非 NASH 患者为 92%、86% 和 80%[6]。

移植术后 NAFLD 和代谢综合征的复发率及临床意义

NASH 的高危因素即肥胖和代谢综合征尤其是糖尿病，在移植术后很可能继续存在或变得更加厉害。目前尚不清楚移植后脂肪变性的复发是像早期时的无症状还是像其他疾病一样由于免疫抑制造成组织学变化和肝硬化率升高。此外，随着人群中肥胖和糖尿病的持续高发，在移植的器官中出现 NAFLD 可以认为是新发而非复发疾病。然而很大程度上主要是字面上的区别，组织学变化及其带来的影响是相同的。新发的自身免疫性肝炎和晚期细胞排斥反应等这些别的移植后并发症也许能够解释肝组织学的变化，然而这些疾病也使得对 NAFLD/NASH 的解释更加复杂。

Patil 和 Yerian 在近期一篇综述中指出，目前大多数关于移植后 NASH 复发的研究主要是回顾性的而且缺乏统一的肝穿活检标准，并且活检时机的不统一也增加了比较的难度[7]。关于疾病复发频率的报告差异也很大。在 7 项组织学评价的系列研究中，肝脂肪变性从随访 4 个月时的 8.2% 上升至 10 年时的 62.5%，脂肪性肝炎从随访 6 周时的 4% 上升至 20 年时的 33%。在以后的随访中晚期肝纤维化的发病率为 0 ~ 33%。研究发现隐源性肝硬化患者相比于 NASH 患者在移植后 1 年、2 年和 5 年中更不易发生脂肪变性，这个发现也向人们提出了一个问题，是否所有的隐源性肝硬化病例都可以归因于早期的非酒精性脂肪性肝病。总体看来，在新移植肝中 NAFLD 复发或者新发较常见，进展为更严重的 NASH 少见，并且如前所述，对生存率并没有不利影响。Yalamanchili 等的研究囊括在这 7 项研究之中，其长期生存率资料被引用过[5]。研究者发现移植前诊断 NASH 的患者移植后脂肪变性的发病率为 31%，5 年后为 45%，隐源性肝硬化则为 23%。5 ~ 10 年后 NASH 只有 4% 而桥接纤维化分别为 5% 和 10%。他们的研究也表明，并不是所有的隐源性肝硬化病例都是由 NASH 引起的。

后来的证据也认为潜在的代谢综合征是导致 NASH 复发和加重的驱动力，而非单纯的脂肪变性。El Atrache 等对 83 例因 NASH 或者隐源性肝硬化进行肝移植的患者进行回顾性研究发现，伴有代谢综合征的患者中 34% 的疾病复发，无代谢综合征的复发率只有 13%。高血压患者疾病复发率为 32%，而没有高血压的患者为 12%。有糖尿病的患者疾病复发率为 37%，没有糖尿病的患者为 6%[8]。尽管如此，该系列报告指出 BMI 越高，脂肪变性、脂肪型肝炎和肝纤维化的概率越高。在 Charlton 及其同事的系列研究中近 85% 的患者 BMI 大于 30kg/m^2[3]。在另外两项系列研究中患者的 BMI 分别为 28.7kg/m^2 和 29kg/m^2[5,9]。在这 3 项反映移植前肥胖和代谢综合征差异的系列研究中，2 型糖尿病患者复发率从 22.6% 到 53.3% 不等。

O'Leary 等在一项比较研究中发现，因伴有代谢综合征而不被列入肝移植的患者名单中，NASH/CC 患者几乎是丙型肝炎相关终末期肝病的 2 倍[10]。有趣的是在这个系列研究中，尽管长期看来 NASH/CC 患者更有可能死于心血管疾病而丙型肝炎患者有可能死于肝病复发，但是不同于前面提到的研究，这些疾病的存在并没有影响移植后早期结果。研究还表明，MELD 评分小于 15 的 NASH/CC 患者较 HCV 患者（每年 MELD 评分 1.3 *vs* 3.2）获益更小，因为他们更容易死于代谢综合征而较少接受肝移植。MELD 评分大于 15 的患者在疾病进展和接受肝移植方面则无显著差异[10]。

移植后心血管疾病

尽管 NASH 患者移植后 5 年和 10 年生存率与其他疾病相近，但是大多数研究显示，在移植术后早期阶段由于感染和心血管疾病导致死亡率升高。而且 Vanwagner 等系列研究发现，NASH 患者肝移植后 1 年内不良心血管疾病发病率高于酒精性肝病患者[11]。心律失常和心脏停搏占心脏并发症的 50% 以上，总死亡率为 50%。大多数恶性事件（70%）发生在围手术期。大约 77% 的术前心电图显示 QT 间期延长，而胰岛素抵抗和代谢综合征是 QT 间期延长的独立危险因素。QT 间期延长也是肝硬化性心肌病的心脏电生理特点，这会引起术后早期心血管疾病发病率增加。目前，需要进一步研究来评估术前使用已经被证实能够保护移植后患者心脏的 β 受体阻滞剂，来强化术前心血管疾病管理对患者带来的潜在益处[12]。他汀类药物还可能有利于术前胆固醇水平的控制[13]。

肾损伤的发生

肥胖是造成糖尿病 NAFLD 患者慢性肾损伤的已知独立因素，Houlihan 等在一项单中心的比较研究中，对 48 例移植后的 NASH 患者和非 NASH 患者的远期影响进行观察[14]。他们对 MELD 评分、GFR 评估等进行严格的变量控制，发现在移植术后 3、6、12 和 24 个月时这些指标在 NAFLD 患者中显著降低。2 年内 31.2% 的 NASH 患者罹患 III 期慢性肾损伤，而非 NASH 组的患者只有 8.3%。手术后早期肾功能障碍已经被证实是造成远期慢性肾损伤的观测指标，并且发现延迟或者低剂量使用钙调磷酸酶抑制剂西罗莫司会减少术后慢性肾损伤进展的可能。

肥胖对非 NASH 适应证肝移植术后长期结果的影响

尽管一些报道显示对肥胖患者进行移植是可以接受的，但是在 AASLD 指南上，病态肥胖仍被认为是进行肝移植的禁忌证。肥胖患者肝脂肪变性的存在使得其他包括酒精肝，乙型肝炎、丙型肝炎以及遗传疾病如血色病等在内的肝脏疾病严重程度增加，这也大大影响了肝脏移植的效果。

与肥胖患者移植术前评估有关的 BMI 测量结果中，肝功能失代偿性腹水是一个影响因素。来自加拿大的纳入 507 例因 HCV、PBC 和 HCC 而进行肝移植患者的单中心研究中，通过将 BMI 与血清白蛋白相乘来弥补因腹水和其他损失来调整 BMI 的值[15]。BMI 处于极限范围外（$> 40 kg/m^2$ 和 $< 18.5 kg/m^2$）的患者，移植后生存率和移植物存活

率明显下降。然而,在这些极端情况中,糟糕的结果更可能与一般健康水平不佳有关,高 MELD 评分和 ITU 主要因为移植而非肥胖和营养不良而产生。对整个研究系列而言,调整后的 BMI 对患者的生存率并无显著影响。

无论原发疾病是什么,由于移植后患者体重增加,肝脂肪变性是不可避免的。Dumortier 及其同事在一项 599 例成人非 NASH 肝移植系列研究中发现,在那些没有原发病复发的患者中,有 31% 的患者组织学检查存在肝脂肪变性。一项多因素分析指出,7 种因素被证明是移植后肝脂肪变性的高危因素,即肥胖、他克莫司为基础的免疫抑制治疗、糖尿病、高脂血症、高血压、肝硬化和移植前供者肝脂肪变性[16]。

在 2014 年发表的一篇综述中分析了 2 型糖尿病和肥胖对长期预后的影响,这个系列研究中的 85 000 余例移植受体中有 11.2% 受者和 7.9% 供者在移植前有糖尿病史[17]。多因素分析显示,移植前患有糖尿病、移植后患上糖尿病和供者患有糖尿病(可能与肝脂肪变性有关)可能增加移植失败的风险,并且这几种因素与患者高死亡率独立相关。约 65% 的肝移植受者和 53% 的供者是超重或者肥胖患者。不考虑腹水和体内液体潴留的标准 BMI 不能够预测长期不良预后。由于胰岛素抵抗和高 BMI 与骨生理学的复杂相互作用,移植后糖尿病高发患者的额外获益是增加了骨密度和降低了骨质疏松的发病率[18]。

另外一项 2014 年发表文章研究了移植前肥胖和糖尿病对心血管疾病的附加影响以及移植后的结果。该队列研究包括新西兰国家移植中心的 202 例患者[19]。肥胖合并糖尿病是预测移植术后不良事件和住院时间的最强预测因子。肥胖合并糖尿病患者与非肥胖非糖尿病患者的对比研究发现,尽管移植术后早期发病率可能会受到影响,但是对远期生存率尤其是 5 年以上生存率影响不大。Sarno 等的研究发现新发糖尿病(NODM)是非 NASH 患者移植术后生存率低和并发症增多的最有效预测因素之一。主要原因是免疫抑制剂的使用,环孢素、他克莫司和类固醇都能够导致糖尿病,目前使用的其他免疫抑制剂西罗莫司能够造成高三酰甘油血症使代谢恶化,并成为代谢综合征的一部分[20]。

结　论

- 肝移植能够给终末期 NAFLD 患者提供更多益处。与其他疾病一样,5 年生存率能够达到 70% ~80% ,并且 NAFLD 患者的生活质量与别的移植患者一样得到改善。

- 与持续的肥胖相关的 NAFLD 复发和新发 NAFLD 在移植后较为常见,但与其他疾病不同,它们对生存率的影响不大。只有 2% ~5% 的 NAFLD 患者发展为肝纤维化和肝硬化。此外,不同于 HCV、HBV 终末期或者肝癌后肝移植,没有证据表明免疫抑制剂疗法促进 NAFLD 的发展。

- 相反,持久和多变的潜在代谢综合征对患者具有重要的临床意义,使其更易发生心血管疾病、高血压和糖尿病以及可以导致围手术期和移植早期易发生的肾衰竭等并发症。

● 在非 NAFLD 疾病移植后，与肥胖相关的持续的代谢综合征不仅频发而且是术后由 NODM 作为最强预测因子之一的早期和晚期并发症的重要原因。

从这些结论来看，很明显，非酒精性脂肪肝受者术后应当格外关注代谢综合征，尤其是糖尿病。由于移植后身体的活动量增加可能帮助体重减轻。但是无论是什么疾病，移植后体重通常会增加不会减少。目前仍不能确定的是对列入移植患者合并代谢综合征的可接受程度。术前对高脂高糖食品和饮料的严格限制以及对糖尿病和血压的严密控制等管理措施，是获得移植后良好生存率并改善生活质量的关键因素。

致　谢

感谢 Enda O'Sullivan 编辑的帮助。

参考文献

[1] Dyson J, Jaques B, Chattopadyhay D, et al. Hepatocellular cancer: the impact of obesity, type 2 diabetes and a multi-disciplinary team. J Hepatol, 2014, 60: 110 – 117

[2] Afzali A, Berry K, Ioannou GN. Excellent posttransplants survival for patients with nonalcoholic steatohepatitis in the United States. Liver Transpl, 2012, 18: 29 – 37

[3] Charlton MR, Burns JM, Pedersen RA, et al. Frequency and outcomes of liver transplantation for nonalcoholicsteatohepatitis in the United States. Gastroenterology, 2011, 141: 1249 – 1253

[4] Bhagat V, Mindikoglu AL, Nudo CG, et al. Outcomes of liver transplantation in patients with cirrhosis due to nonalcoholic steatohepatitis versus patients with cirrhosis due to alcoholic liver disease. Liver Transpl, 2009, 15: 1814 – 1820

[5] Yalamanchili K, Saadeh S, Klintmalm GB, et al. Nonalcoholic fatty liver disease after liver transplantation for cryptogenic cirrhosis or nonalcoholic fatty liver disease. Liver Transpl, 2010, 16: 431 –439

[6] Kennedy C, Redden D, Gray S, et al. Equivalent survival following liver transplantation in patients with non-alcoholicsteatohepatitis compared with patients with other liver diseases. HPB (Oxford), 2012, 14: 625 –634

[7] Patil DT, Yerian LM. Evolution of nonalcoholic fatty liver disease recurrence after liver transplantation. Liver Transpl, 2012, 18: 1147 – 1153

[8] ElAtrache MM, Abouljoud MS, Divine G, et al. Recurrence of non-alcoholic steatohepatitis and cryptogenic cirrhosis following orthotopic liver transplantation in the context of the metabolic syndrome. Clin Transpl, 2012, 26: E505 – 512

[9] Contos MJ, Cales W, Sterling RK, et al. Development of non-alcoholic fatty liver disease

after orthotopic liver transplantation for cryptogenic cirrhosis. Liver Transpl, 2001, 7: 363 – 373

[10] O'Leary JG, Landaverde C, Jennings L, et al. Patients with NASH and cryptogenic cirrhosis are less likely than those with hepatitis C to receive liver transplants. Clin Gastroenterol Hepatol, 2011, 9: 700 – 704. e1

[11] Vanwagner LB, Bhave M, Te HS, et al. Patients transplanted for nonalcoholic steatohepatitis are at increased risk for post-operative cardiovascular events. Hepatology, 2012, 56: 1741 – 1750

[12] Safadi A, Homsi M, Maskoun W, et al. Perioperative risk predictors of cardiac outcomes in patients undergoing liver transplantation surgery. Circulation, 2009, 120: 1189 – 1194

[13] Lander JS, Coplan NL. Statin therapy in the perioperative period. Rev Cardiovasc Med, 2011, 12: 30 – 37

[14] Houlihan DD, Armstrong MJ, Davidov Y, et al. Renal function in patients undergoing transplantation for nonalcoholic steatohepatitis cirrhosis: time to reconsider immunosuppression regimens? Liver Transpl, 2011, 17: 1292 – 1298

[15] Tanaka T, Renner EL, Selzner N, et al. The impact of obesity as determined by modified body mass index on long-term outcome after liver transplantation: Canadian single-center experience. Transplant Proc, 2013, 45: 2288 – 2294

[16] Dumortier J, Giostra E, Belbouab S, et al. Non - alcoholic fatty liver disease in liver transplant recipients: another story of 'seed and soil'. Am J Gastroenterol, 2010, 105: 613 – 620

[17] Younossi ZM, Stepanova M, Saab S, et al. The impact of type 2 diabetes and obesity on the long-term outcomes of more than 85 000 liver transplant recipients in the US. Aliment Pharmacol Ther, 2014, 40: 686 – 694

[18] Boonchaya-Anant P, Hardy E, Borg BB, et al. Bone mineral density in patients with nonalcoholic steatohepatitis among end-stage liver disease patients awaiting liver transplantation. Endocr Pract, 2013, 19: 414 – 419

[19] Dare AJ, Plank LD, Phillips AR, et al. Additive effect ofpretransplant obesity, diabetes, and cardiovascular risk factors on outcomes after liver transplantation. Liver Transpl, 2014, 20: 281 – 290

[20] Sarno G, Mehta RJ, Guardado-Mendoza R, et al. Newonset diabetes mellitus: predictive factors and impact on the outcome of patients undergoing liver transplantation. Curr Diabetes Rev, 2013, 9: 78 – 85

（步子恒　译，张霄汉　审校）

第五部分
展望篇

第24章 分子拮抗剂、瘦素及其他激素的补充治疗

Jonathan M. Hazlehurst, Jeremy W. Tomlinson

摘 要

- 非酒精性脂肪性肝病(NAFLD)的发病机制是多方面的,其进展为肝纤维化虽不常见但难以预料。
- 单纯脂肪变性、脂肪性肝炎和肝纤维化代表疾病谱的不同时期,需要不同的治疗。
- 目前的研究在设计上同质性差,一些研究仅招募具有脂肪变性的患者或缺乏统一的病程和临床终点。
- 脂肪肝微小的持续改善不一定在临床见效,有效的治疗措施必须聚焦那些更晚期的患者。

引 言

非酒精性脂肪性肝病(NAFLD)包含从脂肪变性到脂肪性肝炎,再到肝纤维化的系列疾病谱。目前没有公认的治疗方法,重在控制心血管风险[1]。NAFLD 是一种涉及多种病因的复杂病症,治疗方法多样。所以,简单的脂肪变性与脂肪性肝炎的治疗策略肯定是不同的。

改善脂肪组织功能

瘦 素

瘦素主要由白色脂肪组织释放,主要控制饱腹感和脂肪量。然而,一项动物实验的意外发现表明,瘦素有助于肝氧化应激和纤维化的进展。对于先天瘦素缺乏的肥胖者补充瘦素无疑是有效的治疗方法[2],但是,大多数肥胖者的瘦素水平是升高的,并与脂肪量的百分比相关。

瘦素水平与 NAFLD 的关系是矛盾的。既往研究表明,瘦素水平在进行性纤维化和

疾病稳定者之间没有差异[3]。也有资料显示，与对照者相比，非酒精性脂肪性肝炎（NASH）患者的瘦素水平更高，与脂肪变性而非纤维化相关[4]，并可能导致肝细胞氧化应激[5]。此外，瘦素缺陷小鼠可免受饮食诱导的肝纤维化，瘦素能逆转这种效应[6]。

瘦素已被认为是一种治疗 NAFLD 的新方法。对单纯肥胖者给予瘦素治疗和限制饮食热量可致其体重和脂肪量的下降[7]，安慰剂组则无此效应[8]。每周两次瘦素制剂 Depot 可实现适度的体重减轻以及热量控制[9]。尚未观察到脂质谱或胰岛素抵抗的明显改善。

瘦素用于治疗具有和不具有 NASH 的脂肪营养不良患者，可改善脂质谱、HbA1c、转氨酶、脂肪变性程度、气球样变和总体 NAFLD 活性评分等[10]。然而，脂肪代谢障碍是脂肪组织功能障碍中一种极端的例子，通常具有低循环瘦素，所以该结论尚不能盲目外推到 NAFLD 患者中。目前正在进行一项 II 期临床试验，对无脂质堆积的 NASH 患者，每日皮下应用重组人甲硫氨酰瘦素（Clincal Trials. gov，NCT00596934），结果尚未出来。

美他多辛

美他多辛（吡哆醇 - L - 2 - 吡咯烷酮 - 5 - 羧酸酯）已在 NAFLD 患者中进行了研究。它除了限制脂肪细胞分化外[11]，对肝脏有直接助益，可减少氧化应激[12]和脂质分配。此外，它减少前胶原和纤连蛋白在动物肝脏纤维化的沉积[13]。在唯一公布的一项随机安慰剂对照研究中，超声检查结果显示美他多辛组患者的脂肪变性减少，但在转氨酶或组织学方面没有改善[14]。

治疗糖尿病和胰岛素抵抗

过氧化物酶体增殖物激活受体激动剂

增加胰岛素的敏感性是一种潜在的治疗策略。因盐酸二甲双胍对改善肝脏胰岛素敏感性有益，已在临床使用。但最近的一项荟萃分析显示，尽管体重和转氨酶有所下降，但组织学没有改善[15]。噻唑烷二酮（TZD）通过激活具有最大特异性的过氧化物酶体增殖物激活受体（PPAR）来改善胰岛素敏感性和脂质代谢。虽有研究显示 TZD 对改善组织学有益[15]，但因为长期使用有致心力衰竭、膀胱癌和骨丢失等安全性问题，临床使用有限[1]。因此，胰岛素信号转导的调节仍然是有吸引力的治疗靶标，但可能需要 PPAR 靶向药或者独立于 PPAR 激活作用的 TZD 如 Blx-1002。在动物模型中，Blx-1002 联合盐酸二甲双胍可减少肝脂肪变性，改善血脂异常并降低血糖[16]。

非诺贝特是用于治疗高三酰甘油血症的 PPARα 激动剂。临床前数据表明它可改善肝胰岛素抵抗和脂肪变性，增加脂肪酸氧化，改善肝脏炎症。由于受限于样本量，尚缺乏设计良好的以组织学为终点的 RCT 研究[17]。

已经开发的其他选择性 PPAR 调节剂（SPPARM），包括双重 PPARα/δ 激动剂 GFT-505。在 NAFLD 的动物模型中，GFT-505 具有免除肝脂肪变性、炎症和纤维化的作用。对代谢综合征患者进行的 Ⅱ 期研究显示，GFT-505 可改善转氨酶[18]，并且现在正在 NASH 患者中进行以组织学为主要终点的为期 52 周的 Ⅱ b 期研究（NCT01694849）。

二肽基肽酶Ⅳ抑制剂

二肽基肽酶Ⅳ（DPPⅣ）广泛表达，具有肠降血糖素分子，特别是对胰高血糖素样肽 1（GLP-1）的降解等多种作用[19]。在肝和血清中表达的 DPPⅣ 与肝脂肪变性及 NASH 的严重性相关[20]，DPPⅣ 缺陷大鼠的脂肪生成减少，β 氧化增加，促炎症和促纤维化细胞因子降低[21]。DPPⅣ 抑制剂已经被允许用于治疗 2 型糖尿病，通过作用于炎症细胞和肝脂肪变性能减少小鼠的脂肪浸润[22]。DPPIV 抑制剂治疗合并 NAFLD 的糖尿病患者有效[23]，可改善 AST、ALT 和 γ-GT，可惜无安慰剂对照[24]，为此，有一项正在进行的随机对照安慰剂双盲研究，在 NAFLD 患者中将 100mg 西格列汀与安慰剂进行比较（NCT01963845）。

胰高血糖素样肽 1（GLP-1）

由小肠 L 细胞分泌的 GLP-1 具有包括增强胰岛素释放和敏感性、延迟胃排空以及增加饱腹感等多种作用。一项纳入无糖尿病的 NAFLD 患者的研究发现，口服葡萄糖耐量试验后 GLP-1 的分泌显著降低[25]。GLP-1 激动剂对高脂饮食的小鼠具有肝脏保护作用，该作用是通过 GLP-1 受体介导的，与体重降低无关[26]。在一项利拉鲁肽治疗 2 型糖尿病的大型荟萃分析中，患者可很好地耐受 1.8mg 的利拉鲁肽，在 26 周时 ALT 下降；然而，当校正了体重下降和糖化血红蛋白（HbAlc）改善后，该作用丧失[27]。在一项非安慰剂对照研究中，使用 0.9mg 的利拉鲁肽治疗可改善转氨酶、血糖控制和内脏脂肪。96 周时 10 例行肝活检的患者中 6 例显示组织学改善[28]。LEAN 研究（Clinical Trails. gov，NCT01237119）是一项随机双盲安慰剂对照研究，观察了对 NASH 患者每日使用 1.8mg 利拉鲁肽的安全性和有效性[29]。患者已招募完毕，目前正在等待研究结果。

脂质和饮食调控

ω-3 多不饱和脂肪酸

多不饱和脂肪酸可以激活 PPAR，抑制肝脏脂肪生成，且可能有抗炎作用。NAFLD 动物模型中 PUFA 的饮食管理可改善胰岛素敏感性，抑制肝脏脂肪生成[30]。

荟萃分析显示：PUFA 对肝脏脂肪和 AST，而非 ALT 有益，但研究之间存在显著的异质性[31]。20 例患 NAFLD 的儿童使用 18 个月的二十二碳六烯酸（DHA）（250mg）可使组织学改善，这部分获益是通过表达增加的 GPR120 的抗炎作用所介导的[32]。然而，在一项双盲随机安慰剂对照试验中，分别对 NASH 和糖尿病患者给予持续 48 周的 DHA（1440mg）和二十碳五烯酸（EPA）（2160mg），在干预组中未看到组织学的改善和胰岛素抵抗的加剧[33]。在一项单独的研究中，103 例 NAFLD 患者随机接受 Omacor 4g（DHA1520mg 和 EPA1840mg）或安慰剂（橄榄油 4g），持续时间长达 18 个月[34]。MRS 检测显示，Omacor 治疗组患者的肝脏脂肪有改善的趋势。

胆汁酸

胆汁酸在肝脏中由胆固醇氧化合成，并且通过肠道细菌的部分脱羟基进一步修饰而成。胆汁酸经由缩胆囊素在膳食刺激下分泌，并溶解肝内循环释放吸收的膳食脂质[35]。另外，胆汁酸是作用于几种受体的重要信号分子，这些受体包括胆固醇 X 受体（FXR）和 G 蛋白偶联受体 TGR5。

FXR 是调节胆汁酸、脂质和葡萄糖内稳态的核受体，在肝脏上广泛表达[351]。FXR 敲除小鼠发展为 NASH，且在高胆固醇血症的 LDL 受体敲除模型中，胆固醇和三酰甘油清除受损[36]。此外，FXR 的活化可改善脂质代谢，抑制糖尿病小鼠肝葡萄糖异生[37]。TGR5 在肝、棕色脂肪和肠的组织中表达。TGR5 在肠内的激活诱导 GLP-1 的释放，这改善了高脂饮食小鼠的葡萄糖耐量和肝脂肪变性[38]。

胆汁酸多价螯合剂形成不溶的缀合物，其在粪便中排出，这使得血脂障碍得到改善。2 型糖尿病患者葡萄糖代谢有其他的改善，尽管对该作用是否部分是通过 GLP-1 的分泌所介导的存在争议[39-40]。已经在 NASH 患者中进行了胆汁酸螯合剂 Colesevelam 的试验，除了低密度脂蛋白胆固醇稍有改善，胰岛素抵抗、人体测量指数或肝活检均无改善，磁共振波谱测量肝内脂肪反有增加[41]。

熊去氧胆酸是次级胆汁酸，用于治疗原发性胆汁性肝硬化和胆结石。其作为 NAFLD 患者的单一疗法或与其他治疗联合使用，已成为最近系统研究的主题。8 项研究进行了剂量为 13~15mg /（kg·d）至 28~35mg/（kg·d）的单一疗法，持续 2~24 个月。5 项研究显示转氨酶有改善，2 项研究显示脂肪变性和纤维化有改善[42]。

芳香烃是脂肪酸-胆汁酸缀合物。当服用 3 个月时可较好地耐受 300mg 的剂量，通过 MRS 测量发现肝脏脂肪显著减少，而转氨酶改善不明显[43]。

人们已经开发了几种 FXR 受体激动剂，包括 INT-747。INT-747（obeticholic acid）已与安慰剂进行了 6 周的比较研究，研究显示胰岛素敏感性有显著改善。25mg 的INT-747 使肝纤维化和 ALT 的非侵入性测量显著减少，并使体重下降[44]。一项在 NASH 患者中进行的持续 72 周的Ⅱb 期研究，以组织学改变为主要临床结局（NCT01265498）。

他汀类药物及其他

他汀类药物是 3-羟基-3-甲基戊二酰辅酶 A（HMG-CoA）还原酶抑制剂，催化胆固醇合成中的速率限制步骤。尽管有所保留，他汀类药物在 NAFLD 患者中应用是安全的[1]，在 NAFLD 患者中应用已成为 Cochrane 评价的主题[45]。在转氨酶或组织学方面没有改善[45]。在一项回顾性研究中，他汀类药物的使用与肝活检中脂肪变性的减少有关[46]。一项正在进行的 Ⅱ 期阶段研究，比较了阿托伐他汀与盐酸二甲双胍（NCT01544751）以及阿托伐他汀与维生素 E（NCT01720719），两者都关注对肝脂肪变性的影响。

依泽替米贝抑制胃肠道中胆固醇的吸收，并被批准用于无法耐受他汀类药物或者对他汀类控制不佳的血脂异常者的辅助治疗[47]。一项最近开放的 RCT 研究显示使用 6 个月的依泽替米贝（10mg/d），可改善胆固醇，而非三酰甘油，在配对肝活检患者中，纤维化分期和气胀分数有所改善。然而，肝基因表达预示氧化应激的增加。这项研究因在依泽替米贝治疗组中 HbA1c 的升高而被终止[48]。

二酰基甘油酰基转移酶（DGAT）有两种异构体，其催化三酰甘油合成中的最后步骤。在高脂饮食的动物，DGAT2 敲减动物肝内脂质量下降，脂肪酸氧化增强和肝胰岛素敏感性改善[49]。然而，DGAT 敲减动物模型发现，抑制三酰甘油的合成可能会增加氧化应激、炎症和纤维化，表明三酰甘油积累可能部分是一种保护机制[50]。尽管如此，一项正在进行的 Ⅱ 期研究，旨在探讨 LCQ-908——DGATI 抑制剂——在 NAFLD 患者中的安全性和有效性（NCT01811472）。

肝脏氧化应激

维生素 E 作为一种抗氧化剂已被广泛讨论。Pentoxyphylline 在血液流变性能、增强糖酵解、氧消耗和非特异性磷酸二酯酶抑制剂方面具有广泛的影响[51]。在最近的一项纳入 5 项血管异质性研究的荟萃分析中，共纳入了 147 例 NAFLD 患者，pentoxyphylline 降低了体重，改善转氨酶、小叶炎症和 NAFLD 活动评分的组织学参数。

有新的试验研究了水飞蓟素——一种可能用于治疗 NAFLD 的植物提取物——的作用。动物数据表明了参与纤维化的肝星状细胞活化的改善以及 TNF-α 的减少[52]。然而，迄今为止的临床研究可证明转氨酶的改善，但没有来自肝活检的可靠数据[53]。正在进行的一项为期 12 个月的研究，采用组织学指标作为主要终点（NCT00680407）。

巯乙胺是氨基酸半胱氨酸的降解产物，具有抗氧化性。在一项非安慰剂对照的儿科研究中，在 24 周时患者转氨酶改善[54]。现在已转为以儿童 NAFLD 为受试者，以组织学指标为主要终点的随机安慰剂对照研究（NCT01529268）。

核红细胞 2 相关因子（Nrf2）是另一种抗氧化剂，与单纯脂肪变性的对照组相比，高脂饮食的 Nrf2 敲除小鼠发展为 NASH 的概率增加[55]。Nrf2 激活剂包括奥替普拉可减少动物模型中的 NASH 的组织学进展[56]。然而，可用的人类数据未显示在治疗 24 周时组织学的改善[57]。

结　论

随着糖尿病和肥胖的广泛流行，NAFLD 患者急剧增加，迫切需要靶向、安全和有效的治疗措施。由于 NAFLD 的复杂性和长期性，可能同时需要应用多种治疗策略，以应对不同疾病阶段的不同病理过程。本文列举的治疗策略仍然处于探索阶段，还需要进一步详细的能够覆盖整个疾病谱的临床研究，而不只是针对单纯脂肪变性，因为后者的长期临床结局尚有争议。必须设计有意义的、能够采用非侵入性标记物准确进行疾病分期的临床终点，这就需要肝穿刺活检数据。积极降低心血管风险仍是目前可用的最好措施。然而，本文所讨论的应用领域和前沿进展，让我们对未来充满期待。

致　谢

本文得到了医学研究委员会高级临床研究员 J．W．Tomlinson（G0802765）的支持。

参考文献

［1］Chalasani N，Younossi Z，Lavine JE，et al. The diagnosis and management of non-alcoholic fatty liver disease：practice Guideline by the American Association for the Study of Liver Diseases，American College of Gastroenterology，and the American Gastroenterological Association. Hepatology，2012，55：2005－2023

［2］Farooqi IS，Matarese G，Lord GM，et al. Beneficial effects of leptin on obesity，T cell hyporesponsiveness，and neuroendocrine/metabolic dysfunction of human congenital Leptin deficiency. J Clin Invest，2002，110：1093－1103

［3］Angulo P，Alba LM，Petrovic LM，et al. Leptin，insulin resistance，and liver fibrosis in human nonalcoholic fatty liver disease. J Hepatol，2004，41：943－949

［4］Chitturi S，Farrell G，Frost L，et al. Serum leptin in NASH correlates with hepatic steatosis but not fibrosis：a manifestation of lipotoxicity? Hepatology，2002，36：403－409

［5］Chatterjee S，Ganini D，Tokar EJ，et al. Leptin is key to peroxynitrite-mediated oxidative stress and Kupffer cell activation in experimental non-alcoholic steatohepatitis. J Hepatol，2013，58：778－784

［6］Leclercq IA，Farrell GC，Schriemer R，et al. Leptin is essential for the hepatic fibrogenic response to chronic liver injury. J Hepatol，2002，37：206－213

［7］Heymsfield SB，Greenberg AS，Fujioka K，et al. Recombinant leptin for weight loss in obese and lean adults：a randomized，controlled，dose-escalation trial. JAMA，1999，282：1568－1575

［8］Zelissen PM，Stenlof K，Lean ME，et al. Effect of three treatment schedules of recombinant methionyl human leptin on body weight in obese adults：a randomized，placebo-controlled trial. Diabetes Obes Metab，2005，7：755－761

［9］DePaoli A. Leptin in common obesity and associated disorders of metabolism. J Endocrinol, 2014, 223: T71 - 81

[10] Safar Zadeh E, Lungu AO, Cochran EK, et al. The liver diseases of lipodystrophy: the long-term effect of leptin treatment. J Hepatol, 2013, 59: 131 - 137

[11] Yang YM, Kim HE, Ki SH, et al. Metadoxine, an ion-pair of pyridoxine and L-2-pyrrolidone-5-carboxylate, blocks adipocyte differentiation in association with inhibition of the PKA-CREB pathway. Arch Biochem Biophys, 2009, 488: 91 - 99

[12] Calabrese V, Calderone A, Ragusa N, et al. Effects of Metadoxine on cellular status of glutathione and of enzymatic defence system following acute ethanol intoxication in rats. Drugs Exp Clin Res, 1996, 22: 17 - 24

[13] Arosio B, Santambrogio D, Gagliano N, et al. Changes in expression of the albumin, fibronectin and type 1 procollagen genes in CC14-induced liver fibrosis: effect of pyridoxol L, 2-pyrrolidon-5 carboxylate. Pharmacol Toxicol, 1993, 73: 301 - 304

[14] Shenoy KT, Balakumaran LK, Mathew P, et al. Metadoxine versus placebo for the treatment of non-alcoholic steatohepatitis: a randomized controlled trial. J Clin Exp Hepatol, 2014, 4: 94 - 100

[15] Musso G, Gambino R, Cassader M, et al. A meta-analysis of randomized trials for the treatment of nonalcoholic fatty liver disease. Hepatology, 2010, 52: 79 - 104

[16] Narayanan S, Vijayaraj D, Kulkarni NM, et al. 1272 Efficacy of BLX 1002 in animal models of non-alcoholic fatty liver disease and dyslipidaemia. J Hepatol, 2014, 54: 5502

[17] Kostapanos MS, Kei A, Elisaf MS. Current role of fenofibrate in the prevention and management of non-alcoholic fatty Liver disease. World J Hepatol, 2013, 5: 470 - 478

[18] Staels B, Rubenstrunk A, Noel B, et al. Hepatoprotective effects of the dual peroxisome proliferator-activated receptor alpha/delta agonist, GFT505, in rodent models of nonalcoholic fatty liver disease/nonalcoholic steatohepatitis. Hepatology, 2013, 58: 1941 - 1952

[19] Itou M, Kawaguchi T, Taniguchi E, et al. Dipeptidyl peptidase-4: a key player in chronic liver disease. World J Gastroenterol, 2013, 19: 2298 - 2306

[20] Balaban YH, Korkusuz P, Simsek H, et al. Dipeptidyl peptidase IV (DDP IV) in NASH patients. Ann Hepatol, 2007, 6: 242 - 250

[21] Ben-Shlomo S, Zvibel I, Shnell M, et al. Glucagon-Iike peptide-l reduces hepatic lipogenesis via activation of AMP-activated protein kinase. J Hepatol, 2011, 54: 1214 - 1223

[22] Shirak wa J, Fuju H, Ohnuma K, et al. Diet-induced adipose tissue inflammation and liver steatosis are prevented by DPP-4 inhibition in diabetic mice. Diabetes, 2011, 60, 1246 - 1257

［23］Arase Y, Kawamura Y, Seko Y, et al. Efficacy and safety sitagliptin therapy for diabetes complicated by non-alcoholic fatty liver disease. Hepatol Res, 2013, 43: 1163 - 1168

［24］Fukuhara T, Hyogo H, Ochi H, et al. Efficacy and safety of sitagliptin for the treatment of nonalcoholic fatty liver disease with type 2 diabetes mellitus. Hepatogastroenterology, 2014, 61: 323 - 328

［25］Bernsmeier C, Meyer-Gerspach AC, Blaser LS, et al. Glucose-induced glucagon-like Peptide l secretion is deficient in patients with non-alcoholic fatty liver disease. PLoS One, 2014, 9: e87488

［26］Trevaskis JL, Griffin PS, Wittmer C, et al. Glucagon-like peptide-l receptor agonism improves metabolic, biochemical, and histopathological indices of nonalcoholic steatohepatitis in mice. Am J Physiol Gastrointest Liver Physiol, 2012, 302: G762 - 772

［27］Armstrong MJ, Houlihan DD, Rowe IA, et al. Safety and efficacy of liraglutide in patients with type 2 diabetes and elevated liver enzymes: individual patient data meta-analysis of the LEAD program. Aliment Pharmacol Ther, 2013, 37: 234 - 242

［28］Eguchi Y, Kitajima Y, Hyogo H, et al. Pilot study of liraglutide effects in non-alcoholic steatohepatitis and non-alcoholic fatty liver disease with glucose intolerance in Japanese patients (LEAN-J). Hepatol Res, 2015, 45: 269 - 278

［29］Armstrong MJ, Barton D, Gaunt P, et al. Liraglutide efficacy and action in non-alcoholic steatohepatitis (LEAN): study protocol for a phase II multicentre, double-blinded, randomised, controlled trial. BMJ Open, 2013, 3: e003995

［30］Sekiya M, Yahagi N, Matsuzaka T, et al. Polyunsaturated fatty acids ameliorate hepatic steatosis in obese mice by SREBP-l suppression. Hepatology, 2003, 38: 1529 - 1539

［31］Parker HM, Johnson NA, Burdon CA, et al. Omega-3 supplementation and non-alcoholic fatty liver disease: a systematic review and meta-analysis. J Hepatol, 2012, 56: 944 - 951

［32］Nobili V, Carpino G, Alisi A, et al. Role of docosahexaenoic acid treatment in improving liver histology in pediatric non-alcoholic fatty liver disease. PLoS One, 2014, 9: e88005

［33］Dasarathy S, Dasarathy J, Khiyami A, et al. Double-blind randomized placebo-controlled clinical trial of omega 3 fatty acids for the treatment of diabetic patients with non-alcoholic steatohepatitis. J Clin Gastroenterol, 2015, 49: 137 - 144

［34］Scorletti E, Bhatia L, McCormick KG, et al. Effects of purified eicosapentaenoic and docosahexaenoic acids in nonalcoholic fatty liver disease: results from the *WELCOME study. Hepatology, 2014, 60: 1211 - 1221

［35］Li Y, Jadhav K, Zhang Y. Bile acid receptors in non-alcoholic fatty liver disease. Biochem Pharmacol, 2013, 86: 1517 – 1524

[36] Kong B, Luyendyk JP, Tawfik O, et al. Farnesoid X receptor deficiency induces nonalcoholic steatohepatitis in low-density lipoprotein receptor-knockout mice fed a high-fat diet. J Pharmacol Exp Ther, 2009, 328: 116 – 122

[37] Zhang Y, Lee FY, Barrera G, et al. Activation of the nuclear receptor FXR improves hyperglycemia and hyperlipidemia in diabetic mice. Proc Natl Acad Sci U S A, 2006, 103: 1006 – 1011

[38] Thomas C, Gioiello A, Noriega L, et al. TGR5-mediated bile acid sensing controls glucose homeostasis. Cell Metab, 2009, 10: 167 – 177

[39] Smushkin G, Sathananthan M, Piccinini F, et al. The effect of a bile acid sequestrant on glucose metabolism in subjects with type 2 diabetes. Diabetes, 2013, 62: 1094 – 1101

[40] Hofmann AF. Bile acidsequestrants improve glycemic control in type 2 diabetes: a proposed mechanism implicating glucagon-like peptide 1 release. Hepatology, 2011, 53: 1784

[41] Le TA, Chen J, Changchien C, et al. Effect of colesevelam on liver fat quantified by magnetic resonance in nonalcoholic steatohepatitis: a randomized controlled trial. Hepatology, 2012, 56: 922 – 932

[42] Xiang Z, Chen YP, Ma KF, et al. The role of ursodeoxycholic acid in non-alcoholic steatohepatitis: a systematic review. BMC Gastroenterol, 2013, 13: 140

[43] Safadi R, Konikoff FM, Mahamid M, et al. The fatty acid-bile acid conjugate aramchol reduces liver fat content in patients with nonalcoholic fatty liver disease. Clin Gastroenterol Hepatol, 2014, 12: 2085 – 2091. e1

[44] Mudaliar S, Henry RR, Sanyal AJ, et al. Efficacy and safety of the farnesoid X receptor agonist obeticholic acid in patients with type 2 diabetes and nonalcoholic fatty liver disease. Gastroenterology, 2013, 145: 574 – 582

[45] Eslami L, Merat S, Malekzadeh R, et al. Statins for non-alcoholic fatty liver disease and non-alcoholic steatohepatitis. Cochrane Database Syst Rev, 2013, 12: CD008623

[46] Ekstedt M, Franzen LE, Mathiesen UL, et al. Statins in non-alcoholic fatty liver disease and chronically elevated liver enzymes: a histopathological follow-up study. J Hepatol, 2007, 47: 135 – 141

[47] Charles Z, Pugh E, Barnett D. Ezetimibe for the treatment of primary (heterozygous-familial and non-familial) hyper-cholesterolaemia: NICE technology appraisal guidance. Heart, 2008, 94: 642 – 643

[48] Takeshita Y, Takamura T, Honda M, et al. The effects of ezetimibe on non-alcoholic fatty liver disease and glucose metabolism a randomised controlled trial. Diabetologia, 2014, 57: 878 – 890

[49] Choi CS, Savage DB, Kulkarni A, et al. Suppression of diacylglycerol acyltransferase-2 (DGAT2), but not DGAT1, with antisense oligonucleotides reverses diet-induced hepatic steatosis and insulin resistance. J Biol Chem, 2007, 282: 22678 – 22688

[50] Yamaguchi K, Yang L, McCall S, et al. Inhibiting triglyceride synthesis improves hepatic steatosis but exacerbates liver damage and fibrosis in obese mice with nonalcoholic steato-hepatitis. Hepatology, 2007, 45: 1366 – 1374

[51] Du J, Ma YY, Yu CH, et al. Effects of pentoxifylline on non- alcoholic fatty liver disease: a meta-analysis. World J Gastroenterol, 2014, 20: 569 – 577

[52] Kim M, Yang SG, Kim JM, et al. Silymarin suppresses hepatic stellate cell activation in a dietary rat model of non-alcoholic steatohepatitis: ananlysis of isolated hepatic stellate cells. Int J Mol Med, 2012, 30: 473 – 479

[53] Solhi H, Ghahremani R, Kazemifar AM, et al. Silymarin in treatment of non-alcoholic steatohepatitis: a randomized clinical trial. Caspian J Intern Med, 2014, 5: 9 – 12

[54] Dohil R, Schmeltzer S, Cabrera BL, et al. Enteric-coated cysteamine for the treatment of paediatric non-alcoholic fatty liver disease. Aliment Pharmacol Ther, 2011, 33: 1036 – 1044

[55] Wang C, Cui Y, Li C, et al. Nrf2 deletion causes "benign" simple steatosis to develop into nonalcoholic steatohepatitis in mice fed a high-fat diet. Lipids Health Dis, 2013, 12: 165

[56] Shimozono R, Asaoka Y, Yoshizawa Y, et al. Nrf2 activators attenuate the progression of nonalcoholic steatohepatitis-related fibrosis in a dietary rat model. Mol Pharmacol, 2013, 84: 62 – 70

[57] Kim SG, Kim YM, Choi JY, et al. Oltipraz therapy in patients with liver fibrosis or cirrhosis: a randomized, double-blind, placebo-controlled phase II trial. J Pharm Pharmacol, 2011, 63: 627 – 635

（谢利芳 译，王全楚 审校）

第 25 章   抗纤维化治疗对非酒精性脂肪性肝病的近期与远期疗效

Natasha McDonald，Jonathan Fallowfield

摘 要

- 抗纤维化治疗非酒精性脂肪性肝病（NAFLD）的总体目标是预防或减少其进展为肝硬化，从而减少肝源性不良结局和死亡。
- 目前，在临床应用中尚无有效的抗纤维化剂。现有药物和（或）维生素补充剂的试验结果令人失望。
- NAFLD 的临床试验设计面临许多挑战，例如缺乏对疾病的自然病史的了解，在患者选择、疾病进展无创性监测以及如何定义合适的临床终点方面存在困难。
- 目前大部分新兴的抗纤维方案、聚焦于非酒精性脂肪性肝炎（NASH）的靶向驱动因子或针对纤维化级联的特定组分以及一些新药物，尚处于 I 期或 II 期临床试验。
- 可能需要针对两种途径的整合方法来对抗脂肪性肝炎并解决累积的纤维化。

由于肥胖的流行，非酒精性脂肪性肝病（NAFLD）正成为全世界慢性肝病最常见的原因。抗纤维化治疗的总体目标是预防或减少其进展为肝硬化，以减少肝源性不良后果甚至死亡。最重要的治疗对象是患有非酒精性脂肪性肝炎（NASH）和显著纤维化的患者或者具有轻度纤维化和存在 NASH 纤维化进展高风险的患者。尽管在过去的 20 年中，进行了大量的人体试验，但在目前的临床应用中仍无有效的抗纤维化药物。本章中，我们将回顾肝纤维化治疗的潜在靶点，研究 NAFLD 试验设计面临的挑战，总结迄今为止的抗纤维化试验结果，并研究 NAFLD 抗纤维化治疗领域中最有可能的未来候选药物。

NAFLD 的抗纤维化靶点

目前，在临床前研究中已经确定了大量潜在的抗纤维化靶点，有许多已经在临床试验中进行了评估（图 25.1）。因为用于理论研究的动物模型不能精确地再现人体 NASH 的病理生理环境[1]，导致其中某些（例如 PDE4 抑制剂）有前景的临床前试验数据无法转化为临床效果。大体上，目前的药物主要针对 NASH 的靶向驱动因子（胰岛素抵抗、脂毒性和细胞损伤）或纤维化级联的特定组分（肝星状细胞行为退化和基质降解）的驱动剂。这种区别非常重要，因为不同的试验设计、研究群体和终点要取决于治疗目标的选择。

NAFLD 临床试验设计面临的挑战

对疾病自然史认识尚不充分

尽管患病率不断攀升，临床意义日益显著，NAFLD 仍然是缺乏自然史数据的疾病。主要是由于其症状不明显，病程长，通常始于青春期甚至童年。在没有与疾病分期相关的非侵袭性生物标志物的情况下，肝活检患者的纵向随访需要在组织学和分子水平上评估疾病严重程度和疾病表征的变化[1]。此外，NAFLD 的恶化和改善与疾病种类和严重程度并非呈线性相关，并且无法充分预测疾病的衰退和进展。

患者选择的困难

在 NASH 患者中，晚期纤维化（但不是脂肪变性、小叶炎症或气球样变性的等级）预示肝脏相关死亡的风险增加。由于缺乏无创标记物，肝组织活检成为必需，从而加大了研究成本和风险。在试验初始，必须仔细考虑 NAFLD 患者复杂的治疗史和用药史，因为某些药物可能与试验药物相互作用，妨碍患者受试。由于一些与 NAFLD 病程加速相关的变异基因（例如 PNPLA3，TM6SF2）已经确定，未来的临床试验可能要根据患者的遗传风险进行分层统计。

无创监测疾病进展/回归的困难

目前，在 NAFLD 领域亟需一种用于病理组织学分层的分子标记物。目前的生物标记物因缺乏特异性和灵敏度无法广泛应用。并且，无法对细胞凋亡、气球样变和细胞损伤的过程进行图像识别从而把 NASH 患者从 NAFLD 患者中区别出来[2]。

同样，肝组织活检作为金标准一致性较差，导致无创评估纤维化分级仍然是一个难以攻克的目标[3]。弹性成像技术识别早中期的纤维化能力有限，其对于 NAFLD 诊断的重现性尚未得到充分验证，且在临床试验中纵向监测纤维化的表现尚未被评估。

利用用于肝组织表征的新型磁共振方案来量化肝纤维化、脂肪变性和铁沉着在随机纳入的成年患者中取得了令人满意的结果，这些患者需要肝活检作为其常规处理的一部分[4]。作为真正的定量、无创性技术，该方法具有安全的纵向评估以及预测疾病进展和（或）对治疗的反应的潜力，正在进一步研究中。

定义适当试验终点的困难

NAFLD 通常进展缓慢，往往需要数十年。这是一个重大的挑战，因为非肝硬化患者的临床事件是比较罕见的，并且尚无一个"能合理预测临床获益"的标准作为有效的替代终点。目前，旨在改善肝硬化或者降低其分级来减轻 NAS 的临床试验一般需要持续 1~2 年时间。

迄今，我们从 NAFLD 抗纤维化试验中学到了什么？

迄今，NASH 的干预试验尚未取得令人满意的成果。尽管在 NAFLD 治疗中推荐生活方式干预的方案，但是很少有足够大的随机对照试验以支持其功效，特别是没有令人信服的证据表明纤维化的组织学改善；且受试者的动机和依从性仍然是显著障碍[5]。此外，有关 NAFLD 已发表的肝纤维化是主要终点或次级终点的临床研究相对较少（总结于表 25.1 中）。这些试验聚焦于使用现有的药物和（或）维生素补充剂，希望它们有效地改善肝纤维化。

NAFLD 最有前景的新兴抗纤维化治疗是什么？

胰岛素抵抗可能是 NAFLD 的主要驱动因素，亦在 NASH 的起始、进展和纤维化的进展中起重要作用[25]。然而，单纯纠正胰岛素抵抗不足以有效地治疗大多数 NASH[26]，这表明需要更广泛的具有抗纤维化作用的护肝疗法。

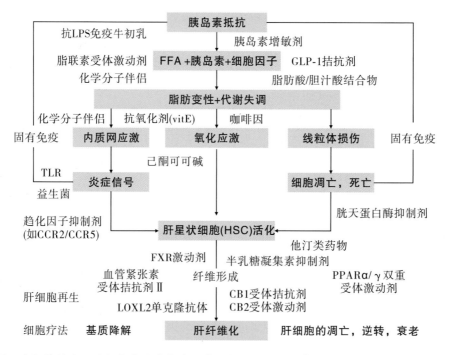

图 25.1 非酒精性脂肪性肝炎中的潜在药理学靶点。CB = 大麻素受体。CCR = CC 趋化因子受体。FFA = 游离脂肪酸。FXR = 法尼酯 X 受体。GLP = 胰高血糖素样肽。LOX = 赖氨酰氧化酶。LPS = 脂多糖。PRAR = 过氧化物酶体增殖物激活受体。TLR = toll 样受体。vitE = 维生素 E

表 25.1 非酒精性脂肪性肝病抗纤维化治疗方法总结

治疗	研究设计	试验分期	患者种类	数量	结果	参考文献
胰岛素增敏剂						
二甲双胍	48 周, ol, nr	–	NAFLD	15	无效	[6]
	48 周, ol, nr	–	NASH	28	无效	[7]
	6 个月；r, db	–	NAFLD	48	无效	[8]
	12 个月；r, ol	–	NASH 及 IR	19	无效	[9]
	96 周；r, db	–	NAFLD(8 ~ 17 岁)	175	无效	[10]
吡格列酮	6 个月；r, db	4	NASh, T2MD 或 IR	55	无效	[11]
	12 个月；r, db	–	NASH, 非糖尿病	74	纤维减少	[12]
	96 周；r, db	3	NASH, 非糖尿病	247	无效	[13]
抗氧化剂/细胞保护剂						
维生素 E	6 个月；r, db	–	NASH	49	无效	[14]
	2 年；r, db	–	NASH, 非糖尿病	247	无效	[13]
	96 周；r, db	–	NAFLD(8 ~ 17)	173	无效	[10]
Pentoxifeyline	1 年；r, db	2	NASH	55	无效, 改善 NAS	[15]
	12 个月；r,	–	NASH	30	无效	[16]
熊去氧胆酸	2 年；r, db	2	NASH	166	无效	[17]
	2 年；r, db	–	NASH	48	无效	[18]
	12 个月；r, db	3	NASH	126	Fibro 测试评分减少	[19]
Orlistat						
Orlistat	36 周；r, ol	4	NAFLD	52	无效	[20]
	36 周；r	4	NASH	50	无效	[21]
多不饱和脂肪酸						
ω-3 脂肪酸	12 个月；r, db	2b	NASH	243	无效	[22]
血管紧张素受体阻滞剂						
替米沙坦 *vs* 氯沙坦	20 个月；r, db, 无安慰剂		NASH + 高血压	54	纤维化减少	[23]
氯沙坦钾 + 罗格列酮	48 周；r, db		NASH	137	无效	[24]

db = 双盲。IR = 胰岛素抵抗。r = 随机。nr = 非随机。db = 双盲。ol = 开放试验。T2MD = 2 型糖尿病

奥贝胆酸(INT747，6α-乙基脱氧胆酸)

奥贝胆酸(OCA)是一种原代人胆汁酸鹅脱氧胆酸，法尼酯 X 受体(FXR)的天然激动剂的半合成衍生物，参与调节葡萄糖、脂质代谢和免疫应答的核激素受体。HSC 中 FXR 的活化促进动物模型中纤维化的改善[27-28]。OCA 还可结合嗜铬细胞系统 L 细胞上的 TGR5 受体，并且可以通过增加胰高血糖素样肽(GLP)的产生而发挥作用(见下文)。在包括 NAFLD 和轻度至中度或中度肝纤维化的 2 型糖尿病患者的 Ⅱ 期试验中，25mg OCA 组与安慰剂相比，增强肝纤维化(ELF)平均评分显著降低[29]。基于本研究中显示的功效和安全性以及 OCA 在 NAFLD /NASH 中的潜在有益效果的新临床前证据[30]，在肝活检证实的 NASH 患者中，OCA 与安慰剂双盲对照的 72 周 Ⅱb 期临床试验已经开始(FLINT；NCT01265498)并因中期分析的良好疗效而被提前终止了。此外，最近公布的动物研究提示 OCA 对于降低门静脉压力也有一定的效果[31]。

双过氧化物酶体增殖物激活受体激动剂 α/δ(GFT505)

过氧化物酶体增殖物激活受体(PPAR)是在调节代谢稳态、炎症、细胞生长和分化中起关键作用的核心受体。PPAR-α 在肝细胞中高水平表达，在调节脂肪酸转运和 β-氧化以及调节糖异生和炎症反应中起主要作用[32-33]。与 PPAR-α 类似，PPAR-δ 也调控着肝葡萄糖利用和脂蛋白代谢，并通过对肝实质和非实质细胞的作用发挥着重要的抗炎功能[34]。GFT505 是一种新型 PPAR 调节剂，对 PPAR-α 具有优先活性，对 PPAR-δ 具有伴随活性。在 NASH 的动物模型中，用 GFT505 治疗能调节血脂，减少促炎和促纤维化基因的表达[35]。虽然 GFT505 没有使 NASH 模型中适度肝纤维化显著降低，但它在四氯化碳(CCl₄)大鼠肝纤维化模型中确实显示出预防和治疗效果[35]。受到临床前研究结果的鼓舞，目前已进入 NASH Ⅱb 期试验，验证 GFT505 对活检证实 NASH 的患者的临床疗效(NCT01694849)。

抗赖氨酰氧化酶(LOX)L2 单克隆抗体

赖氨酰氧化酶(LOX)L2 是催化作为纤维化主要基质成分纤维胶原 Ⅰ 相交联的酶，并且被认为是肝脏和其他组织纤维化发展重要和潜在的"核心途径"。在小鼠 CCl₄ 模型中，用 LOXL2 特异性单抗治疗可以显著减少肝纤维化并提高生存率[36]。96 周安慰剂对照 Ⅱ 期试验目前正在评估 simtuzumab(GS-6624，LOXL2 特异性单抗)在代偿性 NASH 肝硬化(NCT01672879)和晚期 NASH 纤维化(NCT01672866)中降低肝胶原含量的效果。

调节肠道菌群

改变肠道菌群与宿主之间的相互作用可能会加剧脂肪肝等代谢综合征相关异常的进展，包括葡萄糖耐受不良和肥胖。在甲硫氨酸和胆碱缺乏的饮食诱导的 NASH 小鼠模型中，使用 VSL#3(8 种益生菌菌株的混合物)降低了肝纤维化的进展，但没有脂肪变性或炎症的显著减轻[37]。不幸的是，迄今为止，还没有临床研究证明益生菌治疗肝纤维化的疗效。最近发表的一项关于 VSL#3 在儿童 NALFD 中的疗效的研究表明，其能降低 BMI 和活化血浆 GLP-1 水平，从而观察到超声下脂肪肝的改善[38]。已经完成了合生素（前益生元和益生菌的组合）在 NASH 中的作用的小型安慰剂对照试验，结果尚未公布（NCT0179l959）。

脂联素受体激动剂

脂联素是一种抗炎细胞因子，可以降低体脂肪，改善胰岛素抵抗，具有肝脏保护作用[39]。来自人类研究的证据表明，当校正年龄、性别和 BMI 的影响后，与慢性病毒性肝炎相比，NASH 中脂联素的水平降得更低[40]。此外，NASH 患者的脂联素水平显著低于单纯脂肪变性或无 NAFLD 的肥胖者[41]。脂联素受体（AR）在 HSC 中大量表达，并且最近的研究提出了它能通过破坏黏附复合物来防止活化的 HSC 和细胞外基质之间的串扰，从而发挥其抗纤维化作用的新机制[42]。虽然在临床试验中使用合成脂联素的成本令人望而却步，但是正在努力利用模拟脂联素作用的小肽或使用小分子 AR 激动剂来替代它[43]。

GLP-1 类似物

胰高血糖素样肽 1（GLP-1）是由远端小肠和近端结肠的 L 细胞分泌的肠降血糖素激素，并被二肽基肽酶Ⅳ（DPPⅣ）降解，防止肽在喂食后刺激胰腺胰岛素分泌。治疗性 GLP-1 类似物（利拉鲁肽和艾塞那肽）对 DPPⅣ酶的切割具有抗性，而 DPPⅣ抑制剂（格列汀）将延长内源性 GLP-1 的半衰期。除了增强 B 细胞分泌胰岛素外，GLP-1 通过调节食欲中枢中的大脑活动延迟胃排空而具有厌食作用。同时有学者认为它能通过结合肝细胞 GLP-1 受体直接参与降低肝脏游离脂肪酸以及三酰甘油储存，从而直接改善两个 NAFLD 进展中的关键因素——肝细胞胰岛素抵抗和降低脂毒性[44]。通过为期 48 周随机、双盲、安慰剂对照Ⅱ期试验来评估利拉鲁肽在 NASH（LEAN）中的功效，判断其对伴或不伴 2 型糖尿病的 NASH 肥胖患者肝脏组织学改善的影响（NCT01237119）。

半乳糖凝集素抑制剂

半乳糖凝集素 3 蛋白似乎在器官纤维化中发挥关键作用，因为半乳糖凝集素 3 敲除小鼠对实验性肝、肺和肾纤维化具有抗性[45-47]，半乳糖凝集素抑制剂 GR-MD-02 可以显著改善小鼠模型的 NASH 活性并降低纤维化[48]，而且静脉注射半乳糖凝集素 3 拮抗剂的Ⅰ期试验（NCT01899859）目前正在招募中。

CC 趋化因子受体 2、5 拮抗剂

CC 趋化因子受体 2、5（CCR2/5）在单核细胞、巨噬细胞和 HSC 上表达，促进其在肝损伤期间的募集和迁移。CCR2/5 信号通路促进小鼠模型中的肝纤维化[49]。Cenicriviroc 是一种口服 CCR2/5 双拮抗剂，在 NASH 小鼠模型中表现出明显的抗纤维化活性[50]，有关其对 NASH 纤维化成年受试者的安全性和有效性的 Ⅱ 期临床研究（CEN-TAUR，NCT02217475）已开放。

其他新兴疗法

最后，值得一提的是其他潜在的抗纤维疗法。在 10 例活检证实的 NASH 患者小型开放性研究中发现，口服抗 LPS 超免疫牛初乳（Imml24-E）可以改善胰岛素抵抗，提升血清 GLP-1 和脂联素水平[51]。此外，一项通过抑制 11β-羟基类固醇脱氢酶 1 型（11β-HSD1）（一种在肝脏中高度表达的酶）来评价阻断糖皮质激素作用的效果的 Ⅰb 期试验，已经监测（MR 光谱法）到肝脏脂肪含量减少[52]。

近年来，肝内源性大麻素系统在肝病发病机制中的重要作用已在动物和人类研究中证明。CB1 受体拮抗作用甚至可以在慢性肝损伤进展阶段通过对肝肌纤维母细胞的抗增殖和促凋亡作用来抗纤维化，而 CB2 受体激动则减轻炎症和抗纤维化[53-54]。利莫那班，一种有前景的 CB1 受体拮抗剂，因其具有厌食性，且增加抑郁和自杀的倾向而被撤回。现在研究工作集中于外周限制性 CB1 受体拮抗剂（或 CB2 受体激动剂）的发展，以利用内源性大麻素信号的抗纤维化性质而没有多余的中枢作用。

结　论

由于 NAFLD 患者在全球日益增多，积极探索 NASH 纤维化的潜在原因有了新的紧迫性，并且产生了一些有前景的转化靶点。虽然目前还没有 NAFLD 的合适疗法，但可以通过改善短期的饮食和生活方式来促进其恢复，并且多个有前景的抗炎、抗肝纤维化药物的临床试验正在进行。有趣的是，许多新的治疗策略，集中于升高 GLP-1 来调节肝脏胰岛素抵抗和脂肪酸代谢。综合的、针对不同炎性纤维化途径的治疗方案很有可能解决脂肪沉积和纤维化的问题。

致　谢

感谢 Arun Sanyal 设计、制作表 25.1。

参考文献

[1] Ratziu V，Bedossa P，Francque SM，et al. Lack of efficacy of an inhibitor of PDE4 in phase inhibitor of PDE4 in phase 1 and 2 trials of patients with nonalcoholic steatohepatitis. Clin Gastroenterol Hepatol，2014，12(10)：1724-1730. e5

[2] Castera L，Vilgrain V，Angulo P. Noninvasive evaluation of NAFLD. Nat Rev Gastroen-

terol Hepatol，2013，10(11)：666－675

［3］ Ratziu V，Charlotte F，Heurtier A，et al. Sampling variability of liver biopsy in nonalcoholic fatty liver disease. Gastroenterology，2005，128(7)：1898－1906

［4］ Banerjee R，Pavlides M，Tunnicliffe EM，et al. Multiparametric magnetic resonance for the non-invasive diagnosis of liver disease. J Hepatol，2014，60(1)：69－77

［5］ Promrat K，Kleiner DE，Niemeier HM，et al. Randomized controlled trial testing the effects of weight loss on nonalcoholic steatohepatitis. Hepatology，2010，51(1)：121－129

［6］ Nair S，Diehl AM，Wiseman M，et al. Metformin in the treatment of nonalcoholic steatohepatitis：a pilot open label trial. Aliment Pharmacol Ther，2004，20(1)：23－28

［7］ Loomba R，Lutchman G，Kleiner DE，et al. Clinical trial：pilot study of metformin for the treatment of nonalcoholic steato-hepatitis. Aliment Pharmacol Ther，2009，29(2)：172－182

［8］ Haukeland JW，Konopski Z，Eggesbo HB，et al. Metformin in patients with non-alcoholic fatty liver disease：a randomized，controlled trial. Scand J Gastroenterol，2009，44(7)：853－860. m

［9］ Shields WW，Thompson KE，Grice GA，et al. The effect of metformin and standard therapy versus standard therapy alone in nondiabetic patients with insulin resistance and nonalcoholic steatohepatitis (NASH)：a pilot trial. Therap Adv Gastroenterol，2009，2(3)：157－163

［10］ Lavine JE，Schwimmer JB，Van Natta ML，et al. Effect of vitamin E or metformin for treatment of nonalcoholic fatty liver disease in children and adolescents：the TONIC randomized controlled trial. JAMA，2011，305(16)：1659－1668

［11］ Belfort R，Harrison SA，Brown K，et al. A placebo-controlled trial of pioglitazone in subjects with nonalcoholic steato-hepatitis. N Engl J Med，2006，355(22)：2297－2307

［12］ Aithal GP，Thomas JA，Kaye PV，et al. Randomized，placebo-controlled trial of pioglitazone in nondiabetic subjects with nonalcoholic steatohepatitis. Gastroenterology，2008，135(4)：1176－1184

［13］ Sanyal AJ，Chalasani N，Kowdley KV，et al. Pioglitazone，vitamin E，or placebo for nonalcoholic steatohepatitis. N Engl J Med，2010，362(18)：1675－1685

［14］ Harrison SA，Torgerson S，Hayashi P，et al. Vitamin E and vitamin C treatment improves fibrosis in patients with nonalcoholic steatohepatitis. Am J Gastroenterol，2003，98(11)：2485－2490

［15］ Zein CO，Yerian LM，Gogate P，et al. Pentoxifylline improves nonalcoholic steatohepatitis：a randomized placebo-controlled trial. Hepatology，2011，54(5)：1610－1619

［16］ Van Wagner LB，Koppe SW，Brunt EM，et al. Pentoxifylline for the treatment of nonalcoholic steatohepatitis: a randomized controlled trial. Ann Hepatol, 2011, 10(3): 277 – 286

[17] Lindor KD, Kowdley KV, Heathcote EJ, et al. Ursodeoxycholic acid for treatment of nonalcoholic steatohepatitis. Results of a randomized trial. Hepatology, 2004, 39(3): 770 – 778

[18] Dufour JF, Oneta CM, Gonvers JJ, et al. Randomized placebo-controlled trial of ursode-oxycholic acid with vitamin e in nonalcoholic steatohepatitis. Clin Gastroenterol Hepatol, 2006, 4(12): 1537 – 1543

[19] Ratziu V, de Ledinghen V, Oberti F, et al. A randomized controlled trial of high-dose ursodeoxycholic acid for nonalcoholic steatohepatitis. J Hepatol, 2011, 54(5): 1011 – 1019

[20] Zelber-Sagi S, Kessler A, Brazowsky E, et al. A double-blind randomized placebo-con-trolled trial of orlistat for the treatment of nonalcoholic fatty liver disease. Clin Gastroen-terol Hepatol, 2006, 4(5): 639 – 644

[21] Harrison SA, Fecht W, Brunt EM, et al. Orlistat for overweight subjects with nonalco-holic steatohepatitis: a randomized, prospective trial. Hepatology, 2009, 49(1): 80 – 86

[22] Sanyal AJ, Abdelmalek MF, Suzuki A, et al. No significant effects of ethyl-eicosapen-tanoic acid on histologic features of nonalcoholic steatohepatitis in a phase 2 trial. Gas-troenterology, 2014, 147(2): 377 – 384. el

[23] Georgescu EF, Ionescu R, Niculescu M, et al. Angiotensin-receptor blockers as thera-py for mild-to-moderate hypertension-associated non-alcoholic steatohepatitis. World J Gastroenterol 2009, 15(8): 942 – 954

[24] Torres DM, Jones FJ, Shaw JC, et al. Rosiglitazone versus rosightazone and metformin versus rosiglitazone and losartan in the treatment of nonalcoholic steatohepatitis in hu-mans: a 12-month randomized, prospective, open- label trial. Hepatology, 2011, 54(5): 1631 – 1639

[25] Fracanzani AL, Valenti L, Bugianesi E, et al. Risk of severe liver disease in nonalco-holic fatty liver disease with normal aminotransferase levels: a role for insulin resistance and diabetes. Hepatology, 2008, 48(3): 792 – 798

[26] Ratziu V, Pienar L. Pharmacological therapy for non-alcoholic steatohepatitis: how effi-cient are thiazolidinediones? Hepatol Res, 2011, 41(7): 687 – 695

[27] Fiorucci S, Antonelli E, Rizzo G, et al. The nuclear receptor SHP mediates inhibition of hepatic stellate cells by FXR and protects against liver fibrosis. Gastroenterology, 2004, 127(5): 1497 – 1512

[28] Fickert P, Fuchsbichler A, Moustafa T, et al. Farnesoid X receptor critically determines

the fibrotic response in mice but is expressed to a low extent in human hepatic stellate cells and periductal myofibroblasts. Am J Pathol, 2009, 175(6): 2392 – 2405

[29] Mudaliar S, Henry RR, Sanyal AJ, et al. Efficacy and safety of the farnesoid X receptor agonist obeticholic acid in patients with type 2 diabetes and nonalcoholic fatty liver disease. Gastroenterology, 2013, 145(3): 574 – 582. e1

[30] Adorini L, Pruzanski M, Shapiro D. Farnesoid X receptor targeting to treat nonalcoholic steatohepatitis. Drug Discov Today, 2012, 17(17 – 18): 988 – 997

[31] Mookerjee RP, Mehta G, Balasubramaniyan V, et al. Hepatic dimethylarginine-dimethylaminohydrolasel is reduced in cirrhosis and is a target for therapy in portal hypertension. J Hepatol, 2015, 62: 325 – 331

[32] Lefebvre P, Chinetti G, Fruchart JC, et al. Sorting out the roles of PPAR alpha in energy metabolism and vascular homeostasis. J Clin Invest, 2006, 116(3): 571 – 580

[33] Zambon A, Gervois P, Pauletto P, et al. Modulation of hepatic inflammatory risk markers of cardiovascular diseases by PPAR-alpha activators: clinical and experimental evidence. Arterioscler Thromb Vasc Biol, 2006, 26(5): 977 – 986

[34] Odegaard JI, Ricardo-Gonzalez RR, Red Eagle A, et al. Alternative M2 activation of Kupffer cells by PPAR delta ameliorates obesity-induced insulin resistance. Cell Metab, 2008, 7(6): 496 – 507

[35] Staels B, Rubenstrunk A, Noel B, et al. Hepatoprotective effects of the dual peroxisome proliferator-activated receptor alpha/delta agonist, GFT505, in rodent models of nonalcoholic fatty liver disease/nonalcoholic steatohepatitis. Hepatology, 2013, 58(6): 1941 – 1952

[36] Barry-Hamilton V, Spangler R, Marshall D, et al. Allosteric inhibition of lysyl oxidase-like-2 impedes the development of a pathologic microenvironment. Nat Med, 2010, 16(9): 1009 – 1017

[37] Velayudham A, Dolganiuc A, Ellis M, et al. VSL#3 probiotic treatment attenuates fibrosis without changes in steatohepatitis in a diet-induced nonalcoholic steatohepatitis model in mice. Hepatology, 2009, 49(3): 989 – 997

[38] Alisi A, Bedogni G, Baviera G, et al. Randomised clinical trial: the beneficial effects of VSL#3 in obese children with non-alcoholic steatohepatitis. Aliment Pharmacol Ther, 2014, 39(11): 1276 – 1285

[39] Tsochatzis E, Papatheodoridis GV, Archimandritis AJ. The evolving role of leptin and adiponectin in chronic liver diseases. Am J Gastroenterol, 2006, 101(11): 2629 – 2640

[40] Tsochatzis E, Papatheodoridis GV, Hadziyannis E, et al. Serum adipokine levels in chronic liver diseases: association of resistin levels with fibrosis severity. Scand J Gastroenterol, 2008, 43(9): 1128 – 1136

[41] Jarrar MH, Baranova A, Collantes R, et al. Adipokines and cytokines in non-alcoholic fatty liver disease. Aliment Pharmacol Ther, 2008, 27(5): 412 – 421

[42] Kumar P, Smith T, Rahman K, et al. Adiponectin modulates focal adhesion disassembly in activated hepatic stellate cells: implication for reversing hepatic fibrosis. FASEB J, 2014, 28(12): 5172 – 5183

[43] Okada-Iwabu M, Yamauchi T, Iwabu M, et al. A small-molecule Adipo Ragonist for type 2 diabetes and short life in obesity. Nature, 2013, 503(7477): 493 – 499

[44] Mells JE, Anania FA. The role of gastrointestinal hormones in hepatic lipid metabolism. Semin Liver Dis, 2013, 33(4): 343 – 357

[45] Henderson NC, Mackinnon AC, Farnworth SL, et al. Galectin-3 expression and secretion links macrophages to the promotion of renal fibrosis. Am J Pathol, 2008, 172(2): 288 – 298

[46] Henderson NC, Mackinnon AC, Farnworth SL, et al. Galectin-3 regulates myofibroblast activation and hepatic fibrosis. Proc Natl Acad Sci U S A, 2006, 103(13): 5060 – 5065

[47] Mackinnon AC, Gibbons MA, Farnworth SL, et al. Regulation of transforming growth factor-betal-driven lung fibrosis by galectin-3. Am J Respir Crit Care Med, 2012, 185(5): 537 – 546

[48] Traber PG, Zomer E. Therapy of experimental NASH and fibrosis with galectin inhibitors. PLoS One, 2013, 8(12): e83481

[49] Seki E, de Minicis S, Inokuchi S, et al. CCR2 promotes hepatic fibrosis in mice. Hepatology, 2009, 50(1): 185 – 197

[50] Oral Presentations. Hepatology, 2013, 58(Sl): 36A-91A. doi: 10. 1002/hep. 2672

[51] Mizrahi M, Shabat Y, Ben Yaacov A, et al. Alleviation of insulin resistance and liver damage by oral administration of Imm124-E is mediated by increased Tregs and associated with increased serum GLP-l and adiponectin: results of a phase I/II clinical trial in NASH. J Inflamm Res, 2012, 5: 141 – 150

[52] Stefan N, Ramsauer M, Jordan P, et al. Inhibition of 11beta-HSDl with R05093151 for non-alcoholic fatty liver disease: a multicentre, randomised, double-blind, placebo-controlled trial. Lancet Diabetes Endocrinol, 2014, 2(5): 406 – 416

[53] Teixeira-Clerc F, Julien B, Grenard P, et al. CBl cannabinoid receptor antagonism: a new strategy for the treatment of liver fibrosis. Nat Med, 2006, 12(6): 671 – 676

[54] Giannone FA, Baldassarre M, Domenicali M, et al. Reversal of liver fibrosis by the antagonism of endocannabinoid CBl receptor in a rat model of CCl(4)-induced advanced cirrhosis. Lab Invest, 2012, 92(3): 384 – 395

（程　龙　译，王全楚　审校）

第26章　非酒精性脂肪性肝病的发育程序化

Jiawei Li, Paul Cordero, Jude A. Oben

摘　要

● 发育程序化理论认为营养和环境刺激在塑性发育期间，例如围生期，可能导致后代的生理学和代谢变化，增加他们在生命中后期发展某些疾病的风险。

● 来自人类研究的强有力的证据表明，母体肥胖将会导致后代体重增加和脂肪堆积，发展为非酒精性脂肪性肝病（NAFLD）。

● 同样，动物饮食干预模型提示，孕妇肥胖和围生期致胖饮食将会导致后代患NAFLD。

● NAFLD发育编程的机制可能涉及由DNA的表观遗传修饰配合的分子机制。最近的研究结果还表明先天免疫系统在NAFLD的发育编程中的作用。

早期发育阶段是营养和环境等多种因素影响后代的可塑期。在这个关键时期，永久的结构和生理变化可能会影响后代的代谢并增加疾病的风险[1]，这种现象称为"发育程序化"，这个概念也被称为巴克假说，源于英国流行病学家Barker的观察，他发现新生儿的低出生体重与后期的心血管疾病风险密切相关[2]。Barker等进一步提出了"节约表型假说"，其核心思想是发育期间表观遗传学的改变可能作为一种生存机制而发生。在生命中晚期产生疾病的根源是子宫内外条件之间的不匹配[3-4]。此外，在胎儿发育早期发生的细胞分化支持着发育程序化的概念[5]。

非酒精性脂肪性肝病（NAFLD）本质上是代谢综合征在肝脏的表现，以肝脂肪变性、炎症、纤维化，甚至肝癌为特征[6]。虽然已知肥胖和胰岛素抵抗在其发病过程中起主要作用，但潜在的发病机制仍不明确。"二次打击假说"认为NAFLD分为两阶段。第一次发病是由于肥胖引起的肝脏脂肪沉积和胰岛素抵抗，使肝脏容易受到内质网应激、活性氧（ROS）或细胞因子反应的第二次打击[7-9]。近来，有新的观点提示发病可能涉及线粒体功能障碍、炎症和肠道菌群[10]。Stewart等认为，NAFLD的第一次打击可能早在子宫内就开始了，胚胎的可用性脂质过剩，导致脂质毒性环境和过量的氧化应激[11]。此外，儿童NAFLD的临床病例表明，NAFLD的发病机制可能确实具有子宫内源性[12]。

人体研究

已经证实，孕期肥胖可影响妊娠代谢，促进胎盘异常[13]。母体体重指数（BMI）和后代肥胖之间的正相关性也已被证明[14]，母体肥胖的后代易出现动脉壁高脂肪蓄积、胰岛素抵抗和糖代谢异常。在出生前减轻母体体重显著降低了后代患代谢性疾病的风险。研究表明肥胖孕妇在怀第二胎减肥后，所生的第二个孩子体重相关参数和肥胖代谢风险均较第一个孩子减少[15]。同时，磁共振成像显示母亲的 BMI 与婴儿肝脏脂质分布存在相关性[16]。尸检结果的回顾性研究表明，发生 NAFLD 的死胎与在糖尿病母亲母体内发育过程有关[17]。脂肪变性只发现于肝脏，这暗示着在胚胎时期脂肪更倾向于在肝脏堆积。

动物模型

啮齿类动物模型

鉴于围生期人体介入研究的伦理困境，围生期干预的啮齿类动物模型是该领域最常用的方法。此外，啮齿类动物生命周期短允许研究围生期干预后效应，成为跨代研究的有用工具。

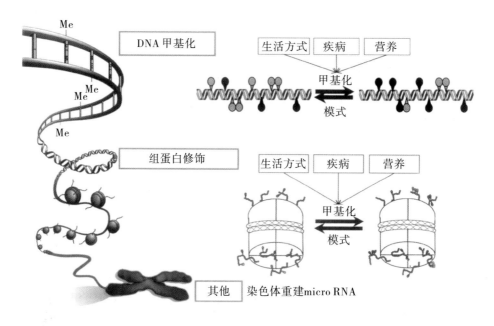

图 26.1 主要的表观遗传反应是 CpG 位点的甲基化和组蛋白的氨基酸性尾部的修饰，例如甲基化、乙酰化或磷酸化。这些反应可能受到生活方式、疾病和饮食等因素的影响，并且 DNA 的最终构象可以促进转录因子的连接（经 Nature Publishing Group 许可，左图引自 Qiu[40]，右图引自 Cordero 等[41]）（见彩插）

White 等的一项研究表明肥胖小鼠的后代会出现体重增加、高瘦素血症和胰岛素抵抗[18]。进一步的研究还表明，妊娠期母体肥胖增加了后代肥胖的风险[19]。由于肥胖和胰岛素抵抗与 NAFLD 密切相关，因此提出母体肥胖可能使后代发生 NAFLD 也是合乎逻辑的。

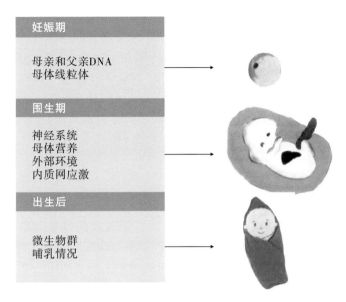

图 26.2　可能影响后代非酒精性脂肪性肝病发展的因素

Guo 等首次观察到母亲肥胖对子代肝表型的作用。他们发现，在大鼠孕期及哺乳期给予高脂饮食会导致其后代在断奶前出现身体脂肪和肝脏重量的增加[20]。Oben 等的后续研究探讨母亲肥胖对后代肝表型的长期影响，宫内和宫外期的相对重要性及其机制。这项研究表明子宫内期和产后期即影响后代成年行为，断奶后的致肥饮食进一步恶化了肝表型[21]。这些发现在 Bouanane 等的类似实验中得到证实[22]。交叉育种技术表明，虽然妊娠期在后代代谢分布中起作用，但是哺乳期在后代的发育过程中可能具有更重要的作用[21]。Bayol 等的一项单独研究也支持哺乳期可能在后代发育中占主导地位[23]。最近的一项研究强调了哺乳期喂养的重要性，母亲的高脂饮食促使早期子代体重增加和肝脏脂肪蓄积[24]。

非人类灵长类动物模型

围生期干预非人类灵长类动物模型是最接近人类的动物模型。日本恒河猴模型研究表明，独立于母体的肥胖，其胰岛素谱也在后代发育中起作用。此外，尽管受试者断奶后改变为健康的饮食，脂肪生成谱的异变仍是不可逆的，这暗示着发育期的影响是长期的[25]。

细胞和亚细胞机制

既往研究指出，肥胖母体母乳中含有更多的瘦素，作用于新生儿丘脑食欲中心使其表型在成年后通过抑制瘦素轴出现耐瘦素状态。这与交叉培育的结果一致——哺乳期是发育过程中最关键的一个时期[21]。

发育过程也可能通过线粒体相关机制介导。线粒体遗传是母系遗传[26]。已经证实，线粒体电子传递链在啮齿类动物模型中会因母体高脂饮食而改变，其后代会出现与肝脂肪增多相关的 NAFLD 进展[27]。同样，在母体喂养诱导的 NAFLD 后代中观察到线粒体功能改变。Alfaradhi 等的研究发现，母体肥胖导致啮齿类动物线粒体复合体Ⅰ和Ⅱ的活性增强，肝细胞色素 C 水平降低[28]。此外，母体肥胖会影响线粒体膜电位、氧化磷酸化水平和卵母细胞的功能[29]。肥胖大鼠的后代也表现出线粒体中的蛋白质含量、电子传递链的效应和肝乙酰化酶的减少[30]，因为 SIRT3 定位于线粒体并负责脂肪酸氧化。

神经系统

孕妇高脂饮食也可以改变后代的神经回路，导致食欲过盛和高脂饮食偏好[31]。Oben 等[32]和 Soeda 等[33]提出交感神经系统（SNS）参与肝脏祖细胞的再生。门静脉的神经支配产生于子宫内，而肝实质的神经支配和成熟发生于出生后。非人类灵长类动物模型显示，母体高脂饮食减少了肝脏的 SNS 神经支配，并加剧了肝脏细胞凋亡[34]。

表观遗传机制

表观遗传学是指 DNA 序列中包含的遗传信息的转录变化，而核苷酸序列没有变化[35]。表观遗传变化涉及基因表达调控，主要包括 DNA 甲基化、组蛋白氨基酸尾部修饰和微小 RNA 介导的反应。一般认为表观遗传谱在发育早期建立，并且母体营养对后代表型谱起重要作用[36]。有证据表明，母体的高脂饮食可以影响胎儿肝脏组蛋白的修饰[37]。在高脂饮食诱导的啮齿类动物模型中，NAFLD 的发生与调节脂肪生成的基因上调相关，如 Fas、Instig、LXRα、Pgc1α 或 Pparα，同时伴有肝 DNA 的甲基化[38]。Dudley 等[39]也有类似的发现。其他有关哺乳期和 NAFLD 的研究描述了母体饮食宏观和微营养素的组成对于子代肝脏脂肪蓄积、DNA 甲基化和心血管风险的重要性[24]（图 26.1）。

在妊娠期间高脂饮食的灵长类动物模型中，出生后代肝内三酰甘油的沉积增多与组蛋白 H3 基因乙酰化相关[42]。Chen 等进一步描述了大鼠在妊娠期和哺乳期在母体饮食中限制甲基供体是如何导致启动子区域 14 981 个基因中的 1032 个 DNA 甲基化发生改变。这些基因主要参与葡萄糖和脂质代谢、内质网应激、线粒体功能[43]。微小 RNA 似乎也在围生期肝脏发育和编程中发挥重要作用。母体高脂饮食影响后代肝脏脂质代谢和微小 RNA 密度细胞模式[44-45]。

免疫机制

肝脏是重要的免疫器官，其有表达 Toll 样受体（TLR）的库普弗细胞（KC）的常驻巨噬细胞。NAFLD 的发病机制可能是由于 TLR 的活化导致了肝脏炎症和纤维化的细胞因子和趋化因子的产生[46]。Mouralidarane 等提出了先天免疫在 NAFLD 发病机制中的作用，在啮齿类动物模型中发现，母体肥胖的后代库普弗细胞和 ROS 增多但吞噬能力却受损[47]，同时自然杀伤细胞也是减少的[47]。

肠道微生态环境

已经发现，肥胖个体的拟杆菌相对比例比瘦人低，且随着低热量饮食和体重减轻，其比例会有所升高[48]。也有证据表明，新生儿的微生物群落受分娩方式影响，阴道分娩的婴儿具有类似于母亲阴道微生物的微生物群，剖宫产的婴儿具有类似于母亲皮肤的微生物群[49]。到童年期间，其菌群变化又类似于母体模式[50]，这暗示着母系遗传和发育的影响。然而母体对后代微生物的影响在 NAFLD 发病中的作用尚未明确。

结　论

总之，宫内环境、产后饮食和 NAFLD 的进展之间存在一定的相互作用。然而，确切的机制尚未明确。先天免疫系统和肠道微生物群可能通过表观遗传机制参与 NAFLD 的遗传发育过程。可能影响遗传发育效应的因素总结在图 26.2 中。

参考文献

［1］Alfaradhi MZ, Ozanne SE. Developmental programming in response to maternal overnutrition. Front Genet, 2011, 2：27

［2］Barker DJ, Osmond C. Infant mortality, childhood nutrition, and ischaemic heart disease in England and Wales. Lancet, 1986, 1(8489)：1077 – 1081

［3］Hales CN, Barker DJ, Clark PM, et al. Fetal and infant growth and impaired glucose tolerance at age 64. BMJ, 1991, 303(6809)：1019 – 1022

［4］Armitage JA, Khan IY, Taylor PD, et al. Developmental programming of the metabolic syndrome by maternal nutritional imbalance：how strong is the evidence from experimental models in mammals？J Physiol, 2004, 561(Pt 2)：355 – 377

［5］Wells JC. The thrifty phenotype：an adaptation in growth or metabolism？Am J Hum Biol, 2011, 23(1)：65 – 75

［6］Bugianesi E, Leone N, Vanni E, et al. Expanding the natural history of non-alcoholic steatohepatitis：from cryptogenic cirrhosis to hepato-cellular carcinoma. Gastroenterology, 2002, 123(1)：134 – 140

［7］Day CP, James OF. Steatohepatitis：a tale of two "hits"？Gastroenterology, 1998, 114

(4): 842 - 5

[8] Lake AD, Novak P, Hardwick RN, et al. The adaptive endoplasmic reticulum stress response to lipotoxicity in progressive human nonalcoholic fatty liver disease. Toxicol Sci, 2014, 137(1): 26 - 35

[9] Ma KL, Ruan Xiong Z, Powis SH, et al. Inflammatory stress exacerbates lipid accumulation in hepatic cells and fatty livers of a polipoprotein E knockout mice. Hepatology, 2008, 48(3): 770 - 781

[10] Tilg H, Moschen AR. Evolution of infammation in nonalcoholic fatty liver disease: the multiple parallel hits hypothesis. Hepatology, 2010, 52(5): 1836 - 1846

[11] Stewart MS, Heerwagen MJ, Friedman JE. Developmental programming of pediatric nonalcoholic fatty liver disease: redefining the "first hit". Clin Obstet Gynecol, 2013, 56(3): 577 - 590

[12] Alisi A, Cianfarani S, Manco M, et al. Non-alcoholic fatty liver disease and metabolic syndrome in adolescents: pathogenetic role of genetic background and intrauterine environment. Ann Med, 2012, 44(1): 29 - 40

[13] King, JC. Maternal obesity, metabolism, and pregnancy outcomes. Annu Rev Nutr, 2006, 26: 271 - 291

[14] Reynolds RM, Labad J, Strachan MW, et al. Elevated fasting plasma cortisol is associated with ischemic heart disease and its risk factors in people with type 2 diabetes: the Edinburgh type 2 diabetes study. J Clin Endocrinol Metab, 2010, 95(4): 1602 - 1608

[15] Smith J, Cianflone K, Biron S, et al. Effects of maternal surgical weight loss in mothers on intergenerational transmission of obesity. J Clin Endocrinol Metab, 2009, 94(11): 4275 - 4283

[16] Brumbaugh, DE, Tearse P, Creegreen M, et al. Intrahepatic fat is increased in the neonatal offspring of obese women with gestational diabetes. J Pediatr, 2013, 162(5): 930 - 936. e1

[17] Patel KR, White FV, Deutsch GH. Hepatic steatosis is prevalent in stillborns delivered to women with diabetes. J Pediatr Gastroenterol Nutr, 2015, 60: 152 - 158

[18] White CL, Purpera MN, Morrison CD. Maternal obesity is necessary for programming effect of high-fat diet on offspring. Am J Physiol Regul Integr Comp Physiol, 2009, 296(5): R1464 - 1472

[19] Shankar K, Harrell A, Liu X, et al. Maternal obesity at conception programs obesity in the offspring. Am J Physiol Regul Integr Comp Physiol, 2008, 294(2): R528 - 538

[20] Guo F, Jen KL. High-fat feeding duringpregnancy and lactation affects offspring metabolism in rats. Physiol Behav, 1995, 57(4): 681 - 686

[21] Oben, JA, Mouralidarane A, Samuelsson AM, et al. Maternal obesity during pregnancy

and lactation programs the development of offspring non-alcoholic fatty liver disease in mice. J Hepatol, 2010, 52(6): 913 - 920

[22] Bouanane S, Merzouk H, Benkalfat NB, et al. Hepatic and very low-density lipoprotein fatty acids in obese offspring of overfed dams. Metabolism, 2010, 59 (12): 1701 - 1709

[23] Bayol, SA, Simbi BH, Fowkes RC, et al. A maternal "junk food" diet in pregnancy and lactation promotes nonalcoholic Fatty liver disease in rat offspring. Endocrinology, 2010, 151(4): 1451 - 1461

[24] Cordero, P, Milagro FI, Campion J, et al. Maternal methyl donors supplementation during lactation prevents the hyperhomocysteinemia induced by a high-fat-sucrose intake by dams. Int J Mol Sci, 2013, 14(12): 24422 - 24437

[25] Thorn, SR, Baquero KC, Newsom SA, et al. Early life exposure to maternal insulin resistance has persistent effects on hepatic NAFLD in juvenile nonhuman primates. Diabetes, 2014, 63(8): 2702 - 2713

[26] Camus MF, Clancy DJ, Dowling DK. Mitochondria, maternal inheritance, and male aging. Curr Biol, 2012, 22(18): 1717 - 1721

[27] Bruce, KD, Cagampang FR, Argenton M, et al. Maternal high-fat feeding prunes steatohepatitis in adult mice offspring, involving mitochondrial dysfunction and altered lipogenesis gene expression. Hepatology, 2009, 50(6): 1796 - 1808

[28] Alfaradhi MZ, Fernandeztwinn DS, Martingronert MS, et al. Oxidative stress and altered lipid homeostasis in the programming of offspring fatty liver by maternal obesity. Am J Physiol Regul Integr Comp Physiol, 2014, 307(1): R26 - 34

[29] Igosheva, N, Abramov AY, Poston L, et al. Maternal diet-induced obesity alters mitochondrial activity and redox status in mouse oocytes and zygotes. PLoS One, 2010, 5 (4): e10074

[30] Borengasser, SJ, Lau F, Kang P, et al. Maternal obesity during gestation impairs fatty acid oxidation and mitochondrial SIRT3 expression in rat offspring at weaning. PLoS One, 2011, 6(8): e24068

[31] Sullivan EL, Smith MS, Grove KL. Perinatal exposure to high-fat diet programs energy balance, metabolism and behavior in adulthood. Neuroendocrinology, 2011, 93 (1): 1 - 8

[32] Oben JA, Roskams T, Li Z, et al. Sympathetic nervous system inhibition increases hepatic progenitors and reduces liver injury. Hepatology, 2003, 38(3): 664 - 673

[33] Soeda J, Mouralidarane A, Ray S, et al. The β-adrenoceptor agonist isoproterenol rescues acetaminophen-injured livers through increasing progenitor numbers by Wnt in mice. Hepatology, 2014, 60(3): 1023 - 1034

[34] Grant WF, Nicol LE, Thorn SR, et al. Perinatal exposure to a high-fat diet is associated with reduced hepatic sympathetic innervation in one-year old male Japanese macaques. PLoS One, 2012, 7(10): e48119

[35] Bird A. Perceptions of epigenetics. Nature, 2007, 447(7143): 396 - 398

[36] Waterland RA, Jirtle RL. Early nutrition, epigenetic changes at transposons and imprinted genes, and enhanced susceptibility to adult chronic diseases. Nutrition, 2004, 20 (1): 63 - 68

[37] Suter MA, Chen A, Burdine MS, et al. A maternal high-fat diet modulates fetal SIRTl histone and protein deacetylase activity innonhuman primates. FASEB J, 2012, 26 (12): 5106 - 5114

[38] Pruis MG, Lendvai Y, Bloks VW, et al. Maternal western diet primes non - alcoholic fatty liver disease in adult mouse offspring. Acta Physiol(Oxf), 2014, 210(1): 215 - 227

[39] Dudley KJ, Sloboda DM, Connor KL, et al. Offspring of mothers fed a high fat diet display hepatic cell cycle inhibition and associated changes in gene expression and DNA methylation. PLoS One, 2011, 6(7): e21662

[40] Qiu J. Epigenetics: unfinished symphony. Nature, 2006(441): 143 - 145

[41] Cordero P, Yoldi FIM, Zabalza JC, et al. Nutritional epigenetics: akey piece in the o-besity puzzle (Spanish). Rev Esp Obes, 2010, 8(1): 10 - 20

[42] Aagaard-Tillery KM, Grove K, Bishop J, et al. Developmental origins of disease and de-terminants of chromatin structure: maternal diet modifies theprimate fetal epigenome. J Mol Endocrinol, 2008, 41(2): 91 - 102

[43] Chen G, Broséus J, Hergalant S, et al. Identification of master genes involved in liver-keyfunctions through transcriptomics andepigenomics ofmethyl donor deficiency in rat: relevance to non-alcoholic iver disease. Mol Nutr Food Res, 2015, 59: 293 - 302

[44] Zhang J, Zhang F, Didelot X, et al. Maternal high fat diet during pregnancy and lacta-tion alters hepatic expression of insulin like growth factor-2 and key microRNAs in the a-dult offspring. BMCL Genornics, 2009, 10: 478

[45] Benatti RO, Melo AM, Borges, FO, et al. Maternal high-fat diet consumption modu-lates hepatic lipid metabolism and microRNA-122 (miR-122) and microRNA-370 (mlR-370) expression in offspring. Br J Nutr, 2014, 111(12): 2112 - 2122

[46] Farrell GC, Rooyen DV, Gan L, et al. NASH is an inflammatory disorder: pathogenic, prognostic and therapeutic implications. Gut Liver, 2012, 6(2): 149 - 171

[47] Mouralidarane A, Soeda J, Visconti-Pugmire C, et al. Maternal obesity programs off-spring nonalcoholic fatty liver disease by innate immune dysfunction in mice. Hepatolo-gy, 2013, 58(1): 128 - 138

[48] Ley RE, Turnbaugh PJ, Klein S, et al. Microbial ecology: human gut microbes associated with obesity. Nature, 2006, 444(7122): 1022 - 1023

[49] Dominguez-Bello MG, Dominguez-Bello MG, Gordon JI, et al. Delivery mode shapes the acquisition and structure of the initial microbiota across multiple body habitats in newborns. Proc Natl Acad Sci U S A, 2010, 107(26): 11971 - 11975

[50] Palmer C, Bik EM, Digiulio DB, et al. Development of the human infant intestinal microbiota. PLoS Biol, 2007, 5(7): e177

（程　龙　译，王全楚　审校）

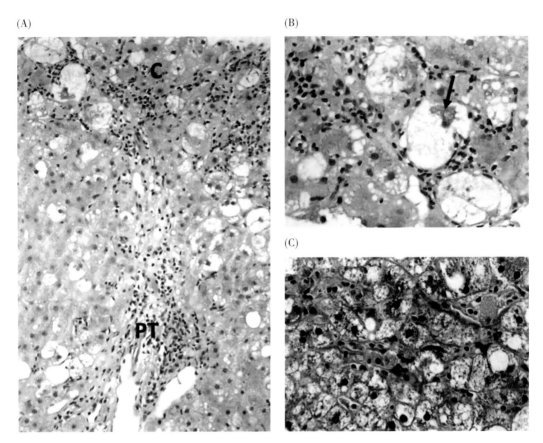

图 5.1 典型的非酒精性脂肪性肝炎（NASH）。A. 脂肪变性，肝细胞气球样变，炎症（最轻的脂肪性肝炎的组织学变化三联症）在小叶中心区明显（C）。B. 肝细胞气球样变和肝细胞内马洛里小体（箭头所指）在高倍镜下所示。C. 三色染色法可见围绕着肝小叶中心肝细胞的特征性细胞/窦状小管周围网状"鸡笼样纤维化"（A 和 B 为苏木精–伊红染色；C 为马森三色染色）

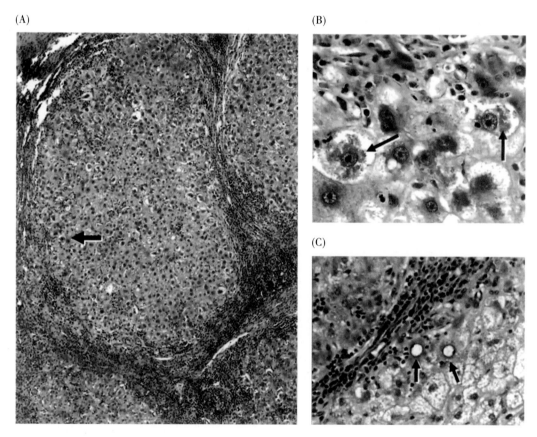

图 5.2 非酒精性脂肪性肝病引起的"隐源性肝硬化"。A. 低倍镜下肝硬化切片中未见脂肪。汇管区纤维间隔有轻度至中度慢性炎性细胞浸润,外观表现出与慢性肝炎相似的特征。然而,仔细检查位于肝小叶外围的肝细胞(箭头所指)仍能认出残留的非酒精性脂肪性肝炎特征(见高倍镜图像 B)。B. 图像 A 中箭头所指区域肝组织的高倍镜下图像,肝细胞有大小不等的气球样变和活跃的马洛里小体形成(箭头所指)。C. 偶见汇管区/纤维间隔区肝细胞内肝糖原核(箭头所指)(A、B、C 为苏木精 – 伊红染色)

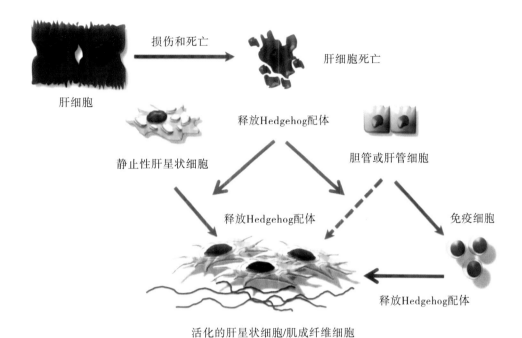

损伤和死亡

肝细胞死亡

肝细胞

释放Hedgehog配体

静止性肝星状细胞

胆管或肝管细胞

释放Hedgehog配体

免疫细胞

释放Hedgehog配体

活化的肝星状细胞/肌成纤维细胞

图 8.1　细胞死亡与纤维化的肝脏修复之间的联系。肝细胞损伤或毒性死亡、氧化应激和免疫失衡导致信号因子(如 Hedgehog 配体)释放,从而促进胆管祖细胞和肝周细胞(肝星状细胞)的增殖,其作为修复反应的一部分。刺激的肝星状细胞转变成胶原产生的肌成纤维细胞,并且胆管祖细胞分泌高水平的细胞因子和生长因子进而招募免疫细胞进入肝脏。反过来,招募的免疫细胞分泌更多的细胞因子和生长因子,导致持续的炎症和纤维化反应。胆管祖细胞也可能通过直接分化成为瘢痕产生的肌成纤维细胞

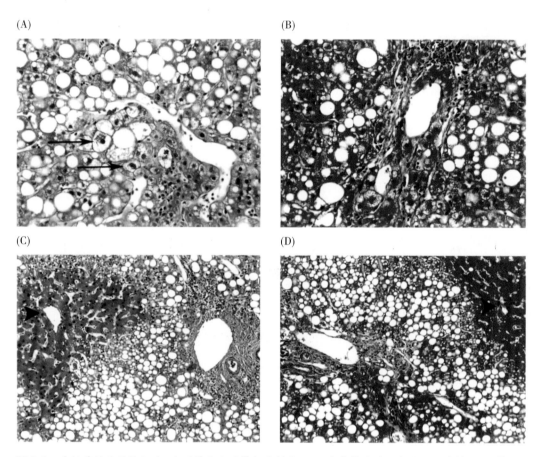

图 9.1 非酒精性脂肪性肝病，3 区带和 1 区带损伤模式。A. 伴有静脉周围炎症和气球样变性(箭头)的典型的脂肪性肝炎。B. 同病例马森三色染色显示 3 区带窦周细小纤维化。C. 伴有汇管区周围脂肪变性和门静脉炎症的 1 区带交界性模式，中央静脉周围无损伤(箭头头)。D. 同病例马森三色染色显示汇管区纤维化，但没有静脉周围纤维化(箭头头)

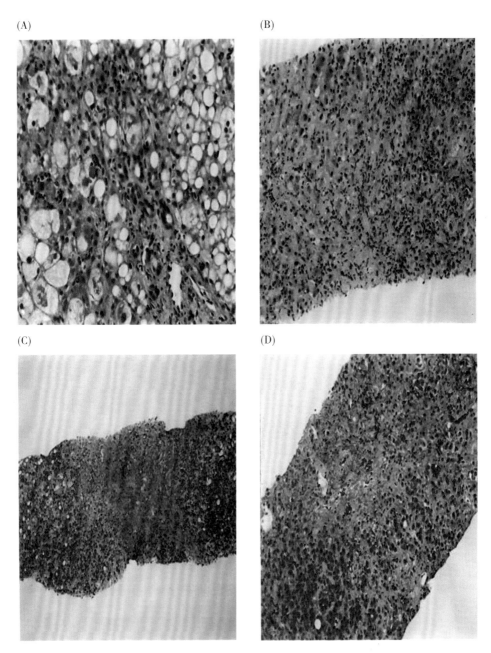

图 9.2 酒精性肝病。A. 酒精脂肪性肝炎，右边脂肪变性很明显，左边肝细胞内显著的气球样变性和马洛里小体，还可见到卫星样炎症和小胆管反应。B ~ D 的图片来自一个患者，该患者有静脉回流受阻的症状和体征。B. 酒精性肝炎，可看到脂肪变性很少，但在所有闭塞静脉附近，包括中央静脉和汇管区静脉，可见到炎症浸润的主要细胞是中性粒细胞，仔细检查，还可见到含马洛里小体和胆汁的肝细胞。可见硬化性透明性坏死，此坏死在 NAFLD/NASH 中看不到。C. 低剂量马森三色染色显示小叶中心区域的闭塞性纤维化，这种类型和程度的纤维反应，在 NAFLD/NASH 中是看不到的。D. 高倍镜下的马森三色染色清晰地显示出小叶中心剩余的肝静脉终末支和致密的肝窦纤维化。在酒精性肝病中，如果毛细血管化到这种程度，即使没有硬化的组织学特征，也可以引起门静脉高压

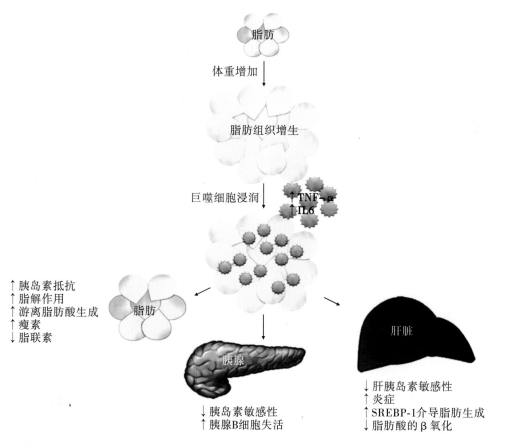

图 10.1 体重增加导致脂肪组织增生与炎症，释放炎症因子引起肝脏炎症与胰岛素抵抗，后者导致胰腺 B 细胞失活、肝脏脂肪变性

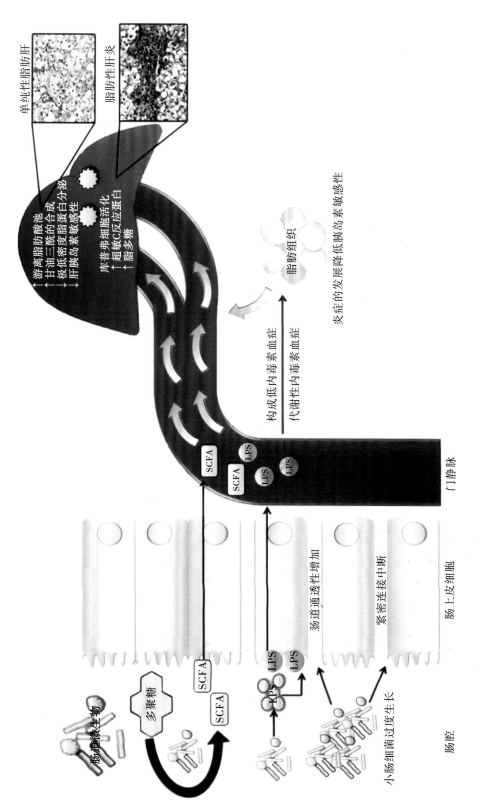

图10.2 非酒精性脂肪性肝病与小肠细菌过度生长（SIBO）有关。肠道微生物多糖分解成短链脂肪酸（SCFA），并增加细菌产物（如脂多糖），很容易被吸收到门静脉循环中。这些消化和肠道微生物的副产物影响胰岛素抵抗和肝脏甘油三酰合成，损害肝脏三酰甘油的合成，导致肝脏脂肪变性。

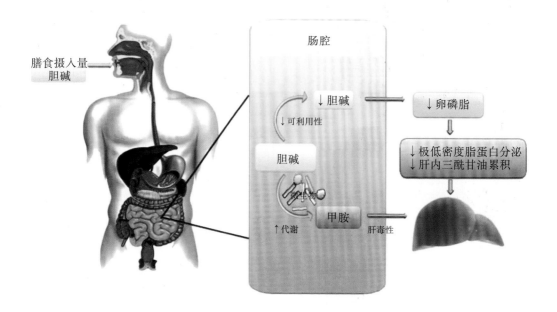

图 10.3 肠道微生物催化膳食胆碱转化为甲胺，后者进入门静脉循环并促进肝细胞损伤。胆碱向甲胺的转化也降低了胆碱的生物利用度，导致磷脂酰胆碱缺乏，这将损伤极低密度脂蛋白分泌并促进脂肪变性

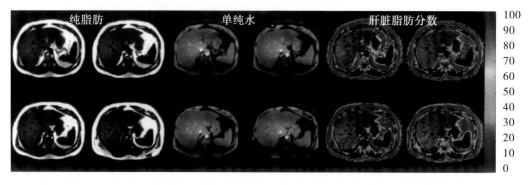

图 16.7 采用水和脂肪分离 GRE 图像计算出的肝脏脂肪分数（HFF）分布图，右侧刻度显示的是 HFF 的百分数

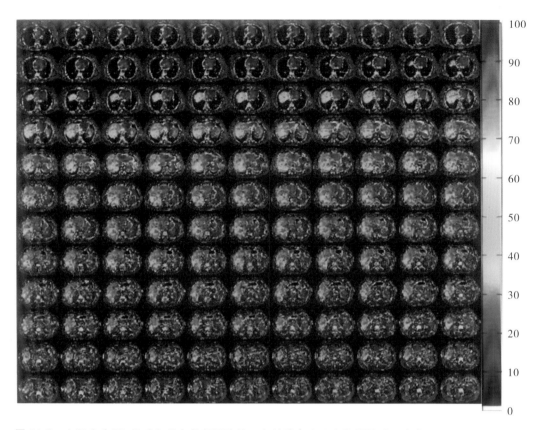

图 16.8 全肝脏的 PD-肝脏脂肪分数（HFF）图。右侧刻度显示的是 HFF 的百分数

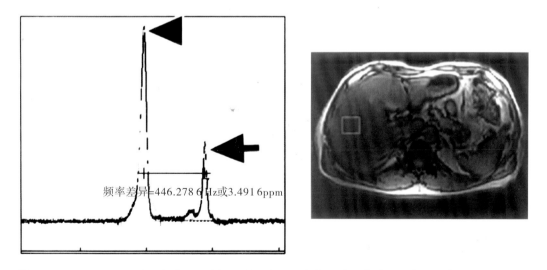

频率差异=446.278 6 Hz或3.491 6ppm

图 16.10 1.5T 脂肪肝单体素质子磁共振波谱研究。注意在取样的薄壁组织中放置在肝脏右叶和水（箭头头）和显性脂肪（亚甲基）（箭头）峰的小红色体素

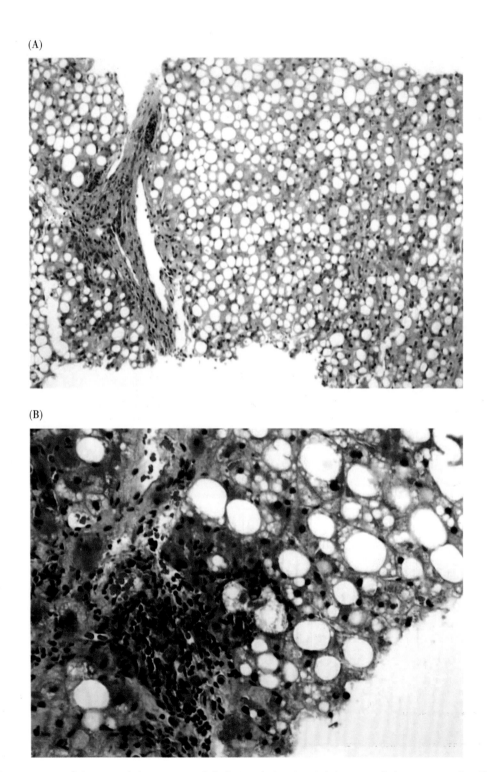

图 17.1 A. 肝穿组织 HE 染色，×200，严重的脂肪变性。B. 肝穿组织 HE 染色，×400，非酒精性脂肪性肝炎肝细胞气球样变、马洛里小体、糖生成核、肝小叶门静脉炎等（图片引自 Dr. Eve Fryer，牛津大学医院 NHS 基金信托机构）

呼吸系统
阻塞性睡眠呼吸暂停
哮喘

皮肤
多毛症
出汗
银屑病

消化系统
胆结石
非酒精性脂肪肝
结肠癌
胃食管反流
食管癌
牙周病

妇产科
不孕不育
子宫、乳腺、子宫颈癌
妊娠并发症

中枢神经系统
颅内高血压
偏头痛
卒中
心理/精神疾病
痴呆

心血管系统
高血压
缺血性心脏病
心力衰竭
血栓栓塞

代谢系统
糖尿病
血脂异常
高胰岛素血症

肌肉骨骼
骨关节炎
痛风

男性
性腺功能减退
前列腺癌

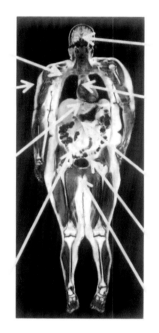

图 19.1 与超重和肥胖相关的疾病谱(引自科学图片馆 C007/2245,肥胖女性,MRI 扫描)

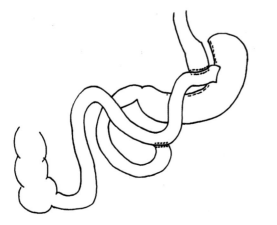

图 22.1 胃旁路手术

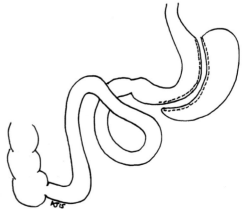

图 22.2 袖状胃切除术

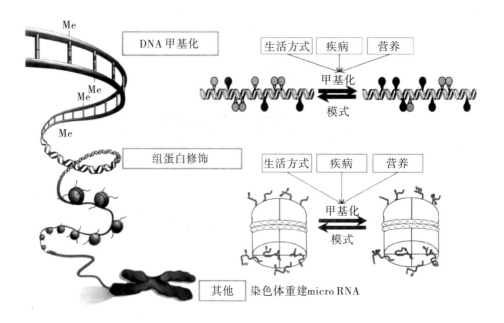

图 26.1 主要的表观遗传反应是 CpG 位点的甲基化和组蛋白的氨基酸性尾部的修饰，例如甲基化、乙酰化或磷酸化。这些反应可能受到生活方式、疾病和饮食等因素的影响，并且 DNA 的最终构象可以促进转录因子的连接(经 Nature Publishing Group 许可，左图引自 Qiu[40]，右图引自 Cordero 等[41])